脳と睡眠

北浜邦夫 著

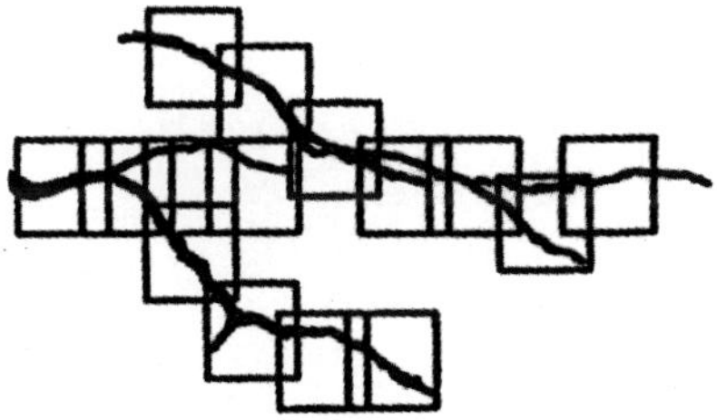

朝倉書店

刊行に寄せて

著者は「眠りと脳」の研究のパイオニアであるフランスの睡眠研究者，ジュベー教授の下へ留学し，その後30年以上にわたってフランスで活躍されている気鋭の研究者である．そのような研究環境に支えられて得られた広い視野で「睡眠のしくみ」について紹介されている．大変な力作である．

日本でも睡眠研究が活発であるが，「眠りのしくみ」に関する解説書が少ない．それは日本では「眠りと脳」の研究者が多くないからであろうか．その意味でもこの本は貴重である．但し，著者も述べておられるように，大学生以上の方々を念頭において書かれているので，かなり読みごたえがある．しかし，睡眠の大脳生理学研究の成果が手際よくまとめてあるし，睡眠物質に関する最新情報も紹介されていて，大変参考になるだろう．

これから睡眠研究を志す方々には，この本を読んでから始められることをお勧めする．

鳥居鎮夫
東邦大学名誉教授

はじめに

読者は今，目が覚めていて，この文章を読んでいる．そのうち眠くなって居眠りをしてしまうかも知れない．あるいは布団にもぐり込んで眠ってしまうかも知れない．そして朝，目が覚める．朝，ご飯を食べて仕事や勉強をする．夕食のあとくつろいで眠る．われわれは毎日このような繰り返しをして生きている．それが規則正しくても不規則であってもである．そしていくら仕事がはかどっていようと，眠らなくてはならない．眠らないでいようと思っても，眠気がやってきて眠らざるをえなくなる．

寝入りばなに考えが混乱してきて，ときどき明るい太陽が見えたり，人の声が聞こえてきたりする．やがて，実際には暗い寝室で眠っているのに，その事実は気がつかないで，明るい場所で，いつものように仕事をしたり遊んでいたりする自分に気がつく．そして空を飛ぼうと大地を足で蹴ると鳥のように飛ぶことができる．死んだ友人があらわれる．しかし，それを変だとは思ってもみない．目覚まし時計が鳴って気がつくと，自分は布団の中にいるだけで，どこにも行かなかったことがわかり，「夢だったのか」と思うが，そのすぐ後に，自分が夢で空を飛んだり，死者と話をしていたことなど，すっかり忘れて，いつもの生活に戻るのである．

このように毎晩繰り返してあらわれる睡眠や夢，裏返していえば，覚醒という現象はわれわれの生活でもっとも基本的なものである．しかし，いったい脳のどこが働くと覚醒が引き起こされ，あるいは睡眠や夢が引き起こされるのかについては，19 世紀から地道でたゆまぬ研究が続けられてきてはいても，現在でも完全にわかっているわけではない．脳という小さな空間の中の大きな宇宙を探索するのには時間がかかる．それでも，「眠るシステム」「夢をみるシステム」について，また「覚醒そのもの」についても最近の数多くの研究によって少しずつ解明されてきた．そしてさらなる研究の進展のために，日本学術会議でも「睡眠学の創設と研究推進」を2002（平成14）年に提言している．

本書では，睡眠や夢，覚醒の脳内メカニズムの研究が現在どこまで進んでいるのかを，小さな空間の中の大きな宇宙の旅先案内人として，眠りと夢と覚醒の研究空間に長年身を置いた当事者として，その断片を読者にご紹介したい．本書は教科書ではなく，あくまでもガイドブックであって，現在何が知られて，何が知られていないか，どこに矛盾があるのかなどの疑問を読者に提供し，これらの問題を読者らが将来解決してくれることを望んでいる．

それというのも，最近の研究によって今まで信じられてきたいくつかの定説がくつがえされてきたし，また，今まで考えてもみなかった物質や技術が登場して，常に新しいデータが数多く絶え間なく発表され，個々の問題では理路整然とした説明ができても，他のデータを考慮すると，とたんにうまく説明ができないような事態になり，定説の作れない戦国時代が現在だからである．

反対に考えてみれば，睡眠学が過去にとらわれずこれからどんどん発達していくよい時代になっている．それに昔のように生理学だけの範囲ではとうてい睡眠・覚醒・夢は理解できなくなっている．あらゆる分野の学問領域が必要になっている．しかし，過去のデータはデータとして正確であるし，研究の歴史的流れの理解も必要なので，温故知新にもつとめた．その意味で，本書では現在賛否両論で解決のついていない問題，これから解明しなければならない疑問や矛盾などを正直に紹介することに比重をおいている．また著者自身が抱いている素朴な疑問も明記した．

本書に一貫して流れているテーマはもちろん，覚醒や睡眠，レム睡眠（逆説睡眠）についての最新の知識紹介であるが，それとともに，脳には可塑性があって睡眠・覚醒に重要と考えられる部位が破壊されても他の部位によって覚醒や睡眠，レム睡眠が存続され，生体の生存に重要なメカニズムがあらゆる方法で修復されることを理解していただきたい．すなわち，睡眠・覚醒発生メカニズムは，ある特定の部位に存在する一つの中枢としてではなく，いくつかの部品として他の脳内システムとネットワークを形成して，連動して機能している．そこで，どのように連動しているかも考えなくてはならない．

臨床研究については他の良書に譲り，簡略化した．基礎睡眠学のここ数年の最新の基礎知識のさらに詳細を知りたい方のために，また専門家の研究にも耐えられるように，また疑問にも直接答えられるようにデータブックとして原著論文および総説をなるべく多く参考文献として引用した．直接そちらに当たっていただいて，さらに詳しいことを知っていただきたい．

本書は，生理学，薬理学，解剖学の3分野から構成されていて，相互に有機的に関連している．対象を大学1年生以上と想定して，なるべく平易な文章を心がけ，第1章にあらすじや，各章の最初に問題点をわかりやすく掲げたので，そのまま本文に入っていけることと思う．しかし，読者にとって理解が困難な章では飛ばして読んでくださっても，他の章で困ることがないように編集したので，興味のある章から先に読んでくださって結構である．

2009年1月

北浜邦夫

目　　次

1. 睡眠という現象—本書のあらすじ

われわれは普通目覚めたり眠ったりしてその日を暮らしている．眠っているヒトを観察すると寝息がスヤスヤと静かだったり，グーグーといびきをかいていたりする．ところが一見眠っているようにみえても実はタヌキ寝入りかもしれないし，また一晩中他人の睡眠を観察するのは，自分が眠らないことになるから，とうてい無理な話である．そこで，脳の活動や筋電図，眼球運動や呼吸，心拍などを計測する機械を使用すると，眠りの深さ・浅さも一目でわかるし，記録ものちのちまで保存しておける．

眠りには浅い，深いのほかに急速な眼球運動がみられる時期があり，そのときに起こしてみると夢を見ていたという報告が多い．覚醒，睡眠，夢をともなう睡眠の発生の仕組みについて紹介するのが本書である．普通の眠りでは脳波の周波数がゆっくりしているので徐波睡眠とよび，急速眼球運動（rapid eye movements：REM）をともなう睡眠をレム睡眠とよんでいる．脳のエネルギー消費は覚醒時には高く，徐波睡眠に低下する．しかし，脳の一部は眠っていても働いている（2章）．

眠るのはヒトだけではなく，動物も眠る．とくに，脳が発達していて体温が一定な哺乳類と鳥類では覚醒・徐波睡眠・レム睡眠が観察される．しかし，その眠り方はさまざまである．イルカのようにいつも目覚めているようにみえる動物もいれば，シロイタチのようにいつも眠っているようにみえる動物もいる．体重の小さい動物ほど覚醒・睡眠の周期が短いのは，代謝速度の違いによる．脳波は視床—新皮質回路から発生する電圧の変化を記録するので，新皮質のない動物では当然のことながらきちんとした脳波を記録できない．だからといって睡眠がないかというと，そうではなくて，神経系のある動物ならば，神経系を活動させている状態と休ませている状態がある（3章）.

さて，われわれヒトは眠らないわけにはいかない．それはほかの動物も同じである．明日のために神経系を休養させる必要があるからだ．強制的に覚醒させ続けていると，いろいろな不具合が出て，（動物実験では）最後には死んでしまう．したがって，不具合が起こる前に，睡眠信号が発せられる．覚醒時に蓄積する睡眠物質である．さまざまな物質が同定された．これらが，睡眠中枢に働きかけて，あるいは覚醒中枢を抑えて，睡眠に導くことがわかってきた（4章）.

覚醒や睡眠に影響を与えるのは睡眠物質だけにはかぎらない．覚醒を促進するあるいは抑制する神経伝達物質が脳内に多く存在していて，神経細胞のネットワーク内で情報を伝える役目をしている．その代表的な物質はノルアドレナリンやセロトニン，アセチルコリン，ヒスタミン，グルタミン酸，ギャバ（GABA）などで，脳内のさまざまな神経細胞にふくまれている（5章）.

われわれが目覚めているときには，外界からいろいろな感覚情報が入ってくる．それを大脳が処理することで，見えたり聞こえたりするわけだが，それに対応して，すぐに，あるいは，少し考えてから反応する．場合によっては反応しないこともある．たとえば本を読めば，活字がいつのまにか脳の中では景色や情景に変わり，壮大なロマンが作り上げられ，泣いたり感動したりする.

図1.1のように，脳に流入してきた感覚（たとえば点線）は感覚中継基地である視床で中継される．視床は視覚情報をはじめ多くの情報をとりまとめて新皮質に送り込んでいる．その情報は感覚野で受信され，かたちや色や音の高さ，味などが分析されて，さらに他の感覚と混ざり，前頭葉に送られて事態が把握され，どのようにしたらよいかが決められる．したがって，見えたり聞こえたりし，正確な判断ができる（6章）.

視床から新皮質へ送られた情報はまた視床に戻ってくるが，感覚刺激が流入しすぎたり，大脳新皮質が興奮しすぎても困るわけで，そのために視床の周囲に存在する視床網様核（RT）の細胞が視床から新皮質間の情報のやりとりを水門のように調節している.

このようなことができるのには，視床や大脳新皮質が働きやすい状態になっ

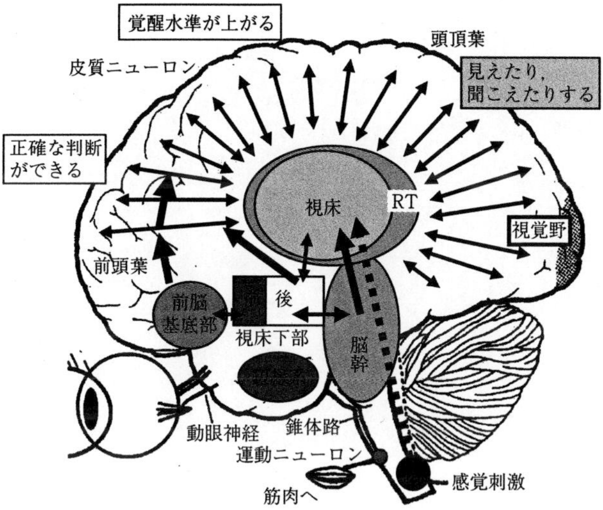

図 1. 1　覚醒時の脳の働き
体内時計などからの信号で，後部視床下部・前脳基底部(覚醒系)が脳幹・視床・皮質などを活性化し，覚醒を発現・維持する．RT：視床網様核．

ていることが必要で，そのためには多くの皮質下の神経構造が機能している．視床や大脳新皮質が活動水準を維持するには外界からの感覚刺激だけでは不十分で，脳幹網様体や視床下部や前脳基底部からの覚醒・睡眠命令が必要とされる（6～10 章）．

夜になったり，眠らないでいると眠くなってくる．図 1. 2 に示すように，視床下部にある体内時計，あるいは脳内に増えた睡眠物質が睡眠中枢に信号を伝えると，今度は（前部視床下部にある）睡眠中枢が命令を出して視床と脳幹の活動を低下させる．視床の周囲の網様核細胞（RT）が視床の活動を抑えると，視床と新皮質の間での情報のやりとりが抑えられるから，意識が薄れてきて，周囲に関心がなくなる．見えない，聞こえない状態になり，判断ができなくなり，考えることもできなくなる．

この視床と新皮質を活性化させる組織が何であるか，長い間の研究と討論があった．脳幹網様体に流入する感覚刺激が上行して視床と新皮質を刺激する説がもっとも考えやすかった．なぜならば，脳幹網様体と視床を切り離してしまうと，昏睡があらわれるからである．ところが，手術後時間が経過するとまた

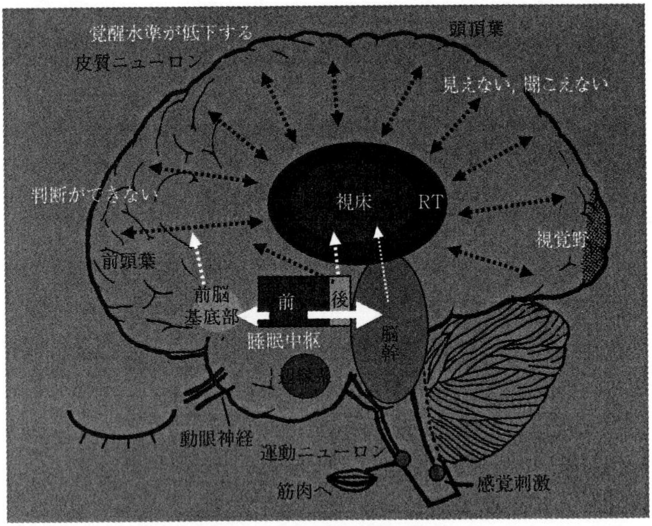

図 1. 2　徐波睡眠時の脳の働き
体内時計・睡眠物質などからの信号で前部視床下部にある睡眠中枢が覚醒系を抑制して徐波睡眠を発現・維持する.

覚醒が戻ってくることがわかった．すなわち，切断箇所より前方に覚醒中枢があることになる（7 章）．それは何か.

第一次世界大戦の頃，脳炎が流行し，炎症が視床下部の後部にあれば嗜眠が，前部にあれば不眠が引き起こされることが知られていた．そして，電流でそれらを破壊すると同じ現象がみられたから，後部に覚醒中枢が，前部に睡眠中枢があると考えられた．著者らが，通過線維を損なわないように細胞だけを薬物で死滅させても結果は同じだった.

それでは「前後のどちらに支配力があるのか」について調べてみると，前部の睡眠中枢が破壊された不眠ネコの後部の細胞の活動を薬物で低下させると眠ることから，前と後ろで互いにシーソーのように睡眠と覚醒を作り出していることがわかった．睡眠中枢には抑制性の GABA 細胞が，覚醒中枢には興奮性のヒスタミン細胞があることも知られた．しかし，長期的にみれば後部視床下部の細胞だけを薬物で破壊された動物でもヒスタミンを作れない動物でも覚醒は存在する（8 章）.

最近，新たにオレキシンという食欲を調節している物質が後部にあり，この物質が欠損すると，ナルコレプシーという睡眠過多の疾患があらわれることがわかった．この物質は覚醒を安定維持するのに必要と考えられている（9 章）．

さらに，覚醒中枢は視床下部のさらに前方にもあることもわかってきて，その詳細が報告されている．それは前脳基底部で，アセチルコリン細胞やGABA 細胞がこの部位に密集している．この部位を破壊すると他の部位が健常でも徐波が引き起こされる．したがって，覚醒・睡眠に関与する組織には，網様体，視床下部，前脳基底部があり，これらが連動して覚醒・睡眠が作り出されている．その日内リズムを作り出す組織は視交叉の上に存在する視交叉上核で，この部位を破壊すると覚醒・睡眠のリズムが消失する．時計遺伝子によってこの組織の活動が調節され，作られたリズム信号は間接的に覚醒・睡眠発生システムへ送られている．地球が太陽の周囲を回っているかぎり，そして自転しているかぎり，季節があり，昼夜がある．地上に生きている生物はこの自然のサイクルの中に暮らしているのであり，覚醒・睡眠もその影響を受けている（10 章）．

一方，夢は人類始まって以来興味ある現象として語られてきた．現在でははっきりした夢はレム睡眠時にみられることが明らかにされている．また，レム睡眠はほかの哺乳類や鳥類にも存在することが知られている．レム睡眠にみられる特徴は急速眼球運動のほかに新皮質の活性化，筋肉の弛緩，自律神経系機能の不安定化などである．レム睡眠時には脳内でのエネルギー消費が高まるが，脳の部位によってかなりむらがみられる，つまり，ある部位の機能が高まっても別な部位が低下しているから，新皮質の活動が不完全になり，情報をまとめることができなくなり，夢の内容は支離滅裂となる（11 章）．

図 1.3 に示すように，レム睡眠の発生源（星印）は下位脳幹の橋の背側部にあって，この部位を破壊するとレム睡眠が消失する．覚醒中はレム睡眠細胞を抑制しているノルアドレナリン細胞やセロトニン細胞が，徐波睡眠に入ると次第に活動が低下してきて，さらに沈黙すると，抑制されていたレム睡眠発現細胞が活性化してレム睡眠が出現すると考えられている．ノルアドレナリン細胞やセロトニン細胞，アセチルコリン細胞あるいは興奮性と抑制性のアミノ酸細胞による調節システムが現在詳細に研究されつつある（12 章）．

レム睡眠時には身体中の筋肉が弛緩する．夢の中で物をつかんだり歩いた

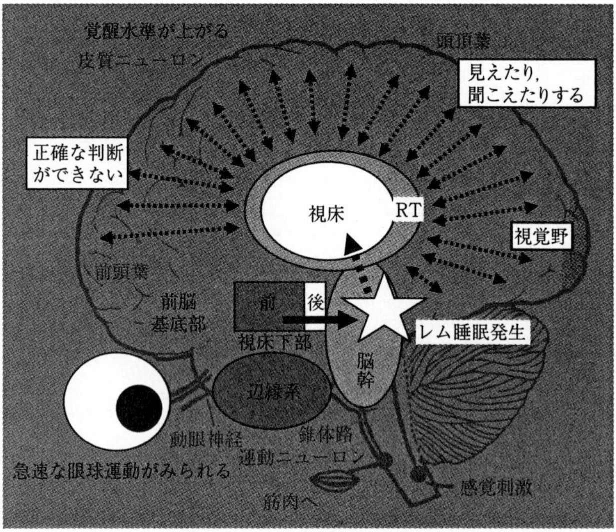

図 1.3　レム睡眠時の脳の働き
徐波睡眠がある程度持続すると，アミン細胞などからの抑制がとれた脳幹に存在する組織（星印）がレム睡眠を発現させる．視床—皮質回路が不完全ながら活性化し，急速眼球運動などがみられる．

り，何かの運動をするときには，新皮質運動野での活動が高まっている．その運動命令は手や足にいくはずであるが，実際はそのようにはならない．なぜならば，運動命令は途中で抑制されて，手や足に伝わらないようになっているからである．そのメカニズムもだんだん解明されてきた（13 章）．

活動しているときには交感神経系の働きが活発で，血圧も体温も高く筋肉に力も入り，環境の変化に反応できる状態にある．安静にしているとき，さらに眠っているときには副交感神経系の働きが優勢になり，血圧も体温も筋力も低下している．心拍や血圧，呼吸などが不規則になるのはレム睡眠時の特徴である．本来の自律的で安定した活動が，レム睡眠時に不規則な活動をする脳によって影響されるらしい．陰茎の勃起のメカニズムにも視床下部の関与があることが知られている．

寒い環境におかれると寒冷ストレスによって睡眠は一時的に減少するが，慣れてくるともとに戻る．これは，視床下部の温度検知装置が骨格筋をふるえさせて体温を一定に保つからである．視床下部をふくむ前脳を摘出した動物では，脳温が35.5℃を超えるとレム睡眠は消失するが，脳温が低下するにつれてレム睡眠が増加する（14章）.

レム睡眠は胎児や新生児に多いことが知られている．つまり，脳神経系が成長する時期にあたっていて，生まれてから新しい人生の経験を積んでいく，つまり多くを記憶する時期に多い．赤ちゃんは，遺伝情報に従って脳神経系を発達させながら，外界からの情報を少しずつ自分の脳に組み込んでいく．すなわち神経回路の再編成をしている．そのときに外界から情報が入らない状態の方が好ましいためである.

大人になるとレム睡眠量は一晩に90分ほどになって安定する．レム睡眠時に環境順応や記憶などに関する神経回路の再編成が効率よく行われており，睡眠中に脳はたんに休息しているだけではなく，必要に応じてさまざまな働きをしていると考えられている．そして，脳が老化するとともにこの機能が低下してきて，認知や記憶に障害があらわれてくる．加齢とともにレム睡眠量が減少していくのは，神経系の可塑性の低下のあらわれと考えられる（15章）.

そして大切な結論を先にいっておこう．さまざまな実験が行われてきて，いくつかの重要な覚醒・睡眠中枢が見つけられたが，ネットワークを構成する線維連絡を切断しないかぎり，どの細胞群を破壊しても一定の時間が経過すると，覚醒・睡眠メカニズムは正常に回復する．これは覚醒・睡眠が生体にとって非常に重要だからである．すなわち，普通目覚めたり，眠ったりできるのは，システム全体が均衡を保って正常に機能しているからである．しかし，ある特定の部分を破壊したり機能させないようにすると，その部分が異常をきたし，ひいては全体が異常をきたす．したがって不眠になったり，嗜眠になったりする.

しかし，あるひとつのシステムが壊されても，脳の可塑性によってネットワークが修復されたり，編成が変更されたりして，残った他のシステムによってある程度正常な覚醒・睡眠状態が回復される．それが不可能な状態になると覚醒できない，あるいは死亡にいたるということである.

以上に，本文に詳細に述べることを概説した．これらの事実をつねに念頭においていただければ，脳と睡眠についての理解が容易になると思う．なるべく原著を引用したが，紙面の都合上，筆頭著者が同一の場合，その著者の総説で代表する場合もあり，総説は左肩に*で示した.

本文中の細胞はとくに断らないかぎり神経細胞（ニューロン）を意味する. 図 1. 4 に本書に述べられる最小限の主な神経組織（ネコ）を図解したので，各章を読まれる場合に参照していただきたい.

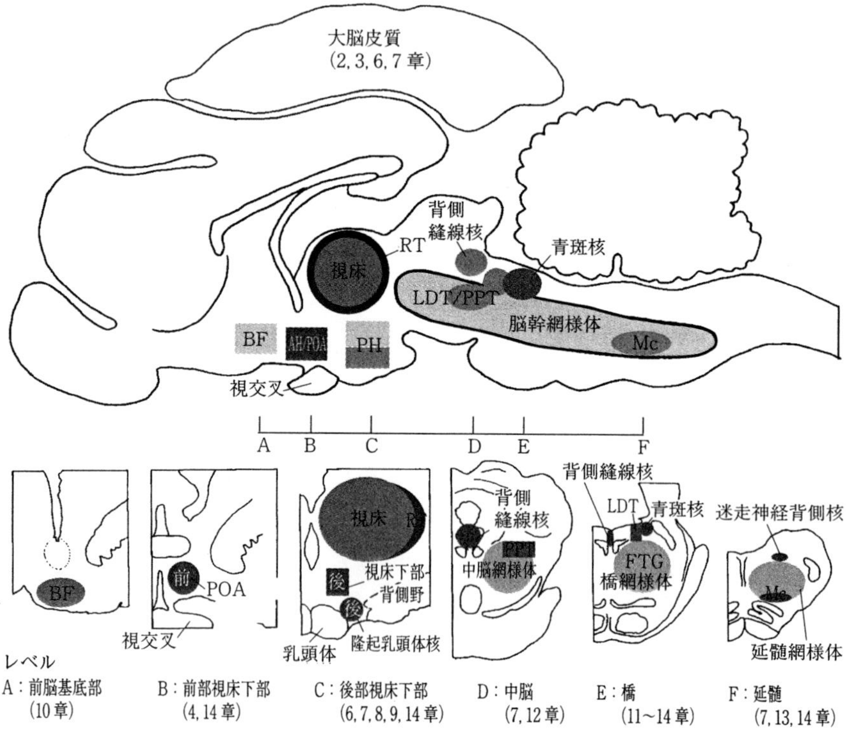

図 1. 4　睡眠に関与するネコ脳の主な組織（上：矢状断，下：前額断）

A～F は各前額断面の矢状断に対応する位置を示す．脳解剖組織名（日本解剖学会による翻訳に準拠）は本文参照のこと．なお，睡眠中枢も覚醒中枢もそれぞれ多くの領域にまたがるため，本書では視索前野＋視床下部前野その他をふくむ視床下部前半部領域を「前部視床下部」，そして視床下部後野，同背側野，隆起乳頭体核その他をふくむ後半部領域を「後部視床下部」と便宜的によんでいる（正式用語ではない）.

AH：前部視床下部，BF：前脳基底部，FTG：橋網様体巨大細胞部，LDT：外背側被蓋核，POA：視索前野，PPT：脚橋被蓋核，Mc：延髄網様体大細胞部，PH：後部視床下部，RT：視床網様核.

2. ヒトの睡眠

2.1 脳波像からみたヒトの睡眠

ヒトをふくめた哺乳類や鳥類でははっきりとした睡眠・覚醒がみられる．それならば，どのように，眠りが浅いか深いか，あるいは夢を見ていることが，傍らにいる人にわかるのだろうか．ただ目をつぶって静かにしているだけなのかもしれない．かつては手に小さな石をもたせて，石が落下したときを入眠時とした．意識の水準は刺激を与えたときの反応である程度わかるが，それ以上のことはわからなかった．現在では大脳新皮質から発生する脳波の波形によってより客観的に判定することができる．すなわち興奮状態，安静状態，入眠期，浅い睡眠，深い睡眠，昏睡および脳死についても他の生理学的指標と組み合わせて判定できる（堀 *2008）．

そのためには，脳や筋肉などの活動を調べる必要がある．脳の活動を測るのには，頭皮に電極をいくつか貼り付けて，その間の電位差を増幅して計測すると脳波像が得られるし，筋肉や眼球や心臓の周囲にもやはり電極をいくつか貼り付けておくと，筋電図が得られ，眼球運動や心拍を調べることができる（図2.1）（Rechtschaffen 1968）．筋肉が緊張すると振幅が大きく成分の速い波が得られるし，眼球を左右に動かすと，その運動にあわせた波形が得られるから，目を動かしたり，身体を動かしたりすると，記録者が隣の部屋にいてもそれとわかるのである．

大脳は多くの神経細胞とグリア細胞で構成されている．神経細胞はその軸索

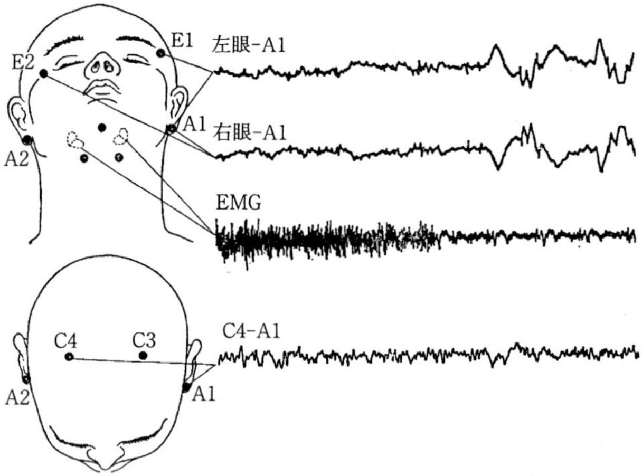

図 2. 1　上から左右の眼球運動，筋活動，脳波のポリグラフによる記録 [Rechtschaffen 1968]
上図は眼球運動を記録するための電極（E1, E2, A1, A2）の位置と，オトガイ筋—オトガイ下筋から持続的な筋電図を記録する二つの方法を，下図は脳波記録のための電極（C3, C4, A1, A2）の位置を示している．そして右側の記録はレム睡眠の始まりを示している．比較的低電位で，さまざまの周波数の混在する脳波，速い眼球運動の出現と持続性筋電図の著しい低下に注目されたい．

を通じて他の多くの神経細胞と連絡しあって，神経回路を作っているが，この回路に信号が流れるときに，たとえば，ものを考えることができる．何かを見たときには，視神経からの信号が視床で中継されて大脳新皮質の視覚野に達し，さらに視覚系の回路を信号が流れることで，見たものが何であるかを知ることができる．

一つ一つの神経細胞は一種の蓄電池で，細胞膜をへだてて細胞の内側と外側の間に電位差が存在している．電位差の実体はカルシウム，ナトリウム，カリウムなどの陽イオンと塩素などの陰イオンで，それらの膜内外への移動で電位が変化する．神経細胞への刺激流入によって電位が変化すると，その変化は信号として長い軸索を伝わり，その終末のシナプスに達する．終末のシナプスからは物質が放出されて別な神経細胞の樹状突起上の受容体に伝えられる．細胞の電気活動は直接単一の細胞内外に電極をおくことでシングル・ユニット活動として，多くの細胞の間に電極をおくことでマルチ・ユニット活動として観察し記録できる.

大脳新皮質の電気活動については, 新皮質の神経細胞から直接脳波を記録するとよいが, ヒトでは頭皮に貼り付けられた電極から記録するほかはない. 靴の上から足を掻くように, 脳膜, 脳脊髄液, 電気抵抗の大きい厚い頭蓋骨を通して電位を測定するので, 微弱な信号しか取り出せないが, 感度のよい脳波計によって脳のおおまかな活動状態の変化を記録することができる.

新皮質からの脳波の発生については以下のように考えられている. 新皮質の最外層部には細胞体はなく, それより深い層に錐体細胞が規則正しく並んでおり, そこから最外層へ向けてほぼ垂直に樹状突起が伸びている. 樹状突起には興奮性あるいは抑制性の無数の終末ボタンが接合していて, つねに小さな電位変動があるが, 総和としては大きな電位変動になる. 外層部の樹状突起と神経細胞体との関係は極性の絶えず変化する双極子のようなもので, その間に＋－の電位差が交替することで, 1サイクルが成立し, 1秒あたりのサイクル (Hz) は細胞の活動によって変化する. 多くのニューロンが構成する機能集団をコラムとよんでいるが, 1コラム単位の電位は微弱で, 数億単位のコラムの細胞活動の増減が集積して合計され, 脳波計で測定可能な 10～300 μV 幅の電位差をもった速波や徐波として測定される. したがって皮質やそれと同等の神経構造物がない (たとえば多くの爬虫類やそれ以下の) 動物では徐波を検出することができない.

前章図 1.1 のように, 覚醒状態では新皮質と視床の間でのこの信号の交換が頻繁で, 多数の神経細胞が活発に働いている (6章, 図 6.2 参照). 安静覚醒時に目を開けていると, 低振幅の速い波 (13 Hz 以上のベータ (β) 波) がみられるが, 目を閉じると, 50 μV ほどの低振幅で 8～13 Hz ほどのやや規則正しいリズムを示すようになる. これがアルファー (α) 波で, リラックスしている状態である (図 2.2 A).

うとうとと眠りはじめると, 意識が遠のき, 外界への関心がなくなる. この状態では手足の末梢血管が拡張して皮膚温は上昇し, 外部に放熱して深部体温を低下させる. この時期に振幅の小さい少し遅い 4～7 Hz のシータ (θ) 波とよばれる脳波像がみられ (図 2. 2 C), 入眠時特有の幻覚を見ていることが多い. 刺激を与えると容易に目を覚ますことができるが, この幻覚の記憶はほと

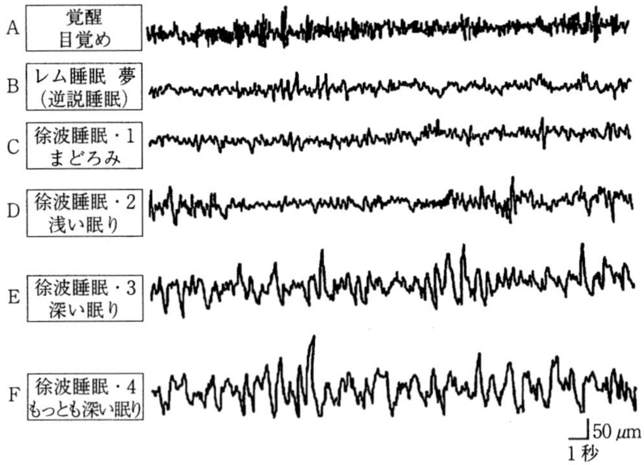

図 2.2 ヒトの意識段階を示す脳波図［Rechtschaffen 1968］

んど消失していて，想起は困難である．

少し経って，軽い睡眠に入ると呼吸は規則正しくなり，脳波像はデルタ（δ）波とよばれる中振幅のゆっくりとした波（徐波）を示すが，そのために，この状態の睡眠は徐波睡眠（slow wave sleep，あるいはアメリカでは急速眼球運動（レム）のみられない Non REM sleep（ノンレム睡眠））とよばれている．その波に，糸巻きに似ているので紡錘波（spindle）とよばれる低振幅の速い波（7～14 Hz）が頻繁に混入するようになる（図 2.2 D）．

紡錘波がどのようなメカニズムで発生するかは 6 章に譲るとして，紡錘波の発生は皮質—視床回路の活動が低下した状態でもあるので，外界からの情報処理がうまくできなくなる．すなわち新皮質と外界とが隔離される．また自己を意識する部位の機能も低下するから，自己についての意識も消失する．考えたり，記憶したりする能力も低下する．この状態で被験者を目覚めさせて意識状態を報告させると，ほとんどの場合「よくわからない」あるいは「何か考えていた」などの答が得られるが，内容を憶えていることは少ない．

深い睡眠に入ると，主として 1～4 Hz ほどの高振幅の徐波が優勢になり（図 2.2 E, F）（6 章），揺すって覚醒させることはむずかしい．行動的にもっとも深い眠りである．そして覚醒させたときにも，自分のおかれた状態の認識，すなわち見当識が欠如している場合が多く（ねぼけ），そのあとにまた眠りに入ると朝になって，起こされたことも話したことも記憶にないことが多い．しかし，深い徐波睡眠中に脳活動は低下しただけで消失したわけではないし，高い活動を維持し続ける部位もある．以下に述べるように，徐波睡眠時の脳活動は脳イメージング法によって明らかになってきた．

2.2 徐波睡眠時の脳の活動

恒温（温血）動物は体温，とくに脳温を恒常的に高く維持しているから，環境温度の変化にかかわらず，適切な行動反応ができるが，そのために多大なエネルギーを消費している．脳の消費するエネルギーは血中のグルコースに依存しているが，そのグルコースを運ぶ血液量を調べることで脳の活動量を知ることができる．

近年の科学技術の進歩にともなって，脳の活動を可視化する方法が進歩した．一つは半減期が非常に短く，人体に影響を及ぼさない超短時間半減期の放射性元素，たとえば［^{15}O］を組み入れた水（H_2O）の分子がどの組織に流れたかを調べることができる．PET とよばれるこの技術の発展によって，ヒト脳あるいは動物脳で，ある与えられた条件でのデータをコントロール・データと比較することで脳の機能変化を研究することができるようになった．そして覚醒時と徐波睡眠時の血流量の差を調べることによって次のようなことがわかった（Kajimura 1999 ; Nofzinger 1997, 2005, 2006 ; Braun 1997）.

Kajimura （1999） は，ヒトで $H_2{}^{15}O$-PET を用いて，覚醒と睡眠および深い睡眠時の血流量を測定し，状態依存的に，局所血流量の脳内部位に差がみられることを報告している．

徐波睡眠を段階 1, 2 の浅い睡眠状態と段階 3, 4 の深い睡眠状態に分けて，それぞれの局所血流量を安静覚醒時と比較すると，図 2.3 右に示すように，浅い睡眠状態ですでに低下を示す領域（Type 1）と深くならないと低下を示さない領域（Type 2）があるのがわかる．またその中間を示す領域も認められた（Type 3）．中間を示す領域は視床と下位脳幹にある橋で，睡眠が深くなるにつれて血流量が低下している．

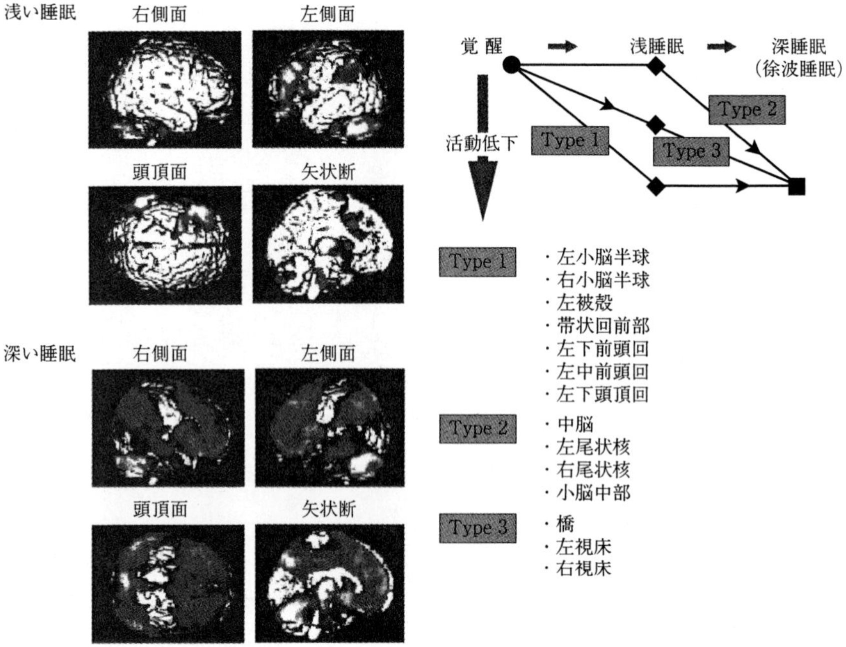

図 2. 3　濃い灰色部分は覚醒時とくらべて浅い，あるいは深い徐波睡眠に血流低下を示した部位（左）および徐波睡眠時の脳活動低下の 3 タイプ（右）［Kajimura 1999 より改変］

すなわち浅い睡眠状態に入ると，橋，小脳，視床，被殻，帯状回前部の血流量は低下し，深い睡眠状態に入ると，これらの領域に加えて，中脳，視床下部，前脳基底部，尾状核，帯状回後部で著明な低下がみられるようになる（図 2. 3 左上）．すなわち，浅い睡眠では，指を曲げるなど精細な運動はできなくなるが，寝返りなどの粗大な運動は残る．あるいは深い睡眠状態では寝返りなどの粗大な運動も少なくなる，などの現象を説明できる．

大脳新皮質では，浅い睡眠時には，中前頭回後部，下前頭回後部，縁上回で，左脳のみが血流低下を示し，深い睡眠時では，中心前回，中心後回，後頭葉をのぞく全領域で左右脳ともに血流低下がみられる（図 2. 3 左下）．

また徐波が優勢になるほど前頭前野の血流量は低下している（Dang-Vu * 2007）．したがって，前頭葉と左脳に機能が集まる言語野の活動性が低下し，眠りはじめるとすぐに話せなくなり，また考えもまとまらなくなることが理解できるだろう．深い睡眠時でも感覚連合野や運動連合野の活動はそれほど低下しないから，何らかの精神活動が行われている可能性がある．後頭葉が活動をそれほど低下させていない事実は，Hubel の睡眠中の視覚領の細胞発火頻度が高かったという報告に一致する．

Hofle ら（1997）も Kajimura らと同じ結果を出している．睡眠深度 3, 4 段階の大徐波がみられるとき，および紡錘波が優勢なときに，視床の血流量が低下しても，第 1 次視覚野と左側の第 2 次聴覚野の活動は減少しない．1960 年代の研究では，視神経を刺激して視床や皮質での反応をみると，徐波睡眠時には覚醒時に比較して視床では減弱しているが，皮質では増大しており，実際徐波睡眠中に閉じた眼に閃光を与えると脳は反応する（Okuma 1963）．

視床の活動が低下しても活動が低下しないことから，皮質の一部は視床以外の組織によっても駆動され反応性を維持していると考えられる（6, 10 章）．視床—皮質回路と前頭葉の機能低下によって，主観的な意識は消失するが，感覚野は機能しているので限定されていても情報処理ができる可能性がある．

また，著者の想像だが，深い睡眠時から強制的に覚醒させても，すぐに目が見えるわけで，視覚系がすぐに機能できることもこの事実に関係するかもしれない．それに対して，覚醒させたときに見当識が欠如している（ねぼけている）場合が多いのは，前頭連合野がすぐには機能できないからだろう．脳イメージングの結果からも，睡眠第 2 段階で覚醒させて，前頭前野で活動増大する容積を覚醒 5 分後と 20 分後でくらべると，前者は有意に小さく，前頭葉全体が活動性を上げていないことがわかっている（Balkin 2002）．

他の PET による研究でも入眠時から浅い睡眠段階での脳血流については，小脳，頭頂葉後部，右の運動前野，左の視床で減少し，後頭葉で増加していて，Kajimura らと同様の結果であった（Kjaer 2002）．後頭葉での活動性の増大は何らかの視覚機能が存続することを考えさせる．増加がみられるのが視覚連合野であることを考えると，外界からの刺激に反応するのではなく，視覚連合野が皮質間の内部情報から幻覚像を形成すると考えられる．たとえば覚醒時でもイメージ形成中では感覚連合野と頭頂葉の活動が上がり，運動実行系の領域が活動低下している．したがって，入眠時における幻覚中の脳活動は覚醒中のイメージ形成中と同等であり，また覚醒中とは異なり，睡眠中に活動が低下している運動野は，認知される視覚像に目標指向性に反応することがないから，つまり視覚像にフィードバックがかからないので，幻覚像の目的性が失われ，とりとめのないイメージになると Kjaer らは考えている．覚醒中のイメージ形成と異なり，入眠期の幻覚にとりとめがないのは視床のコントロールがきかなくなっていることも加わっていると著者は想像する．

2.3 レ ム 睡 眠

徐波睡眠がある程度持続すると，身体の筋肉の緊張がとれ，覚醒に似た脳波像が持続してあらわれる．そして間歇的に急速な眼球運動がみられ，指先がピクピクと動き，攣縮する．この状態で被験者を目覚めさせると，ほとんどの場合「夢を見ていた」という報告が得られる（Dement 1958a, b）（11 章）．

この状態は「深く眠っているのに，脳は目覚めた状態」なので，不思議な睡眠，逆説的な睡眠という意味でヨーロッパでは paradoxical sleep と名づけられ（Jouvet 1962），逆説睡眠と邦訳されている．この状態で急速な眼球運動（rapid eye movements）がみられるので，その頭文字をとってアメリカでは REM sleep と名づけられた（Dement 1958a, b）．邦訳ではレム睡眠である．しかし，この状態では急速眼球運動以外にもさまざまな現象があらわれるし，急速眼球運動も絶え間なく観察されるわけではない．フクロウなどに代表されるように，種によっては眼球運動の認められない脳活動の上昇した睡眠もあるので，著者は逆説睡眠の方が正しい命名と考えるが，時代の趨勢とグローバリゼーションとアメリカ化に逆らえないので，本書でもレム睡眠とよぶことにする．そして，前述の徐波睡眠はこれに対応して non REM sleep（ノンレム睡眠，急速な眼球運動のみられない眠り）とよばれるが，レム睡眠の命名者の一人 Dement も認めているように否定形は不自然なので，本書では徐波睡眠に統一する．

図 2. 4 にヒトの一晩の睡眠経過図を示す．ヒトの典型的なレム睡眠は，入眠後，約 60～80 分で短い第 1 回目があらわれ，第 2 回目は約 90 分の徐波睡眠を挟んであらわれるが，その持続時間は次第に長くなり，第 4 回目あるいは第 5 回目に 30～50 分ほどの長いレム睡眠を経たあとに覚醒する．一晩のレム睡眠

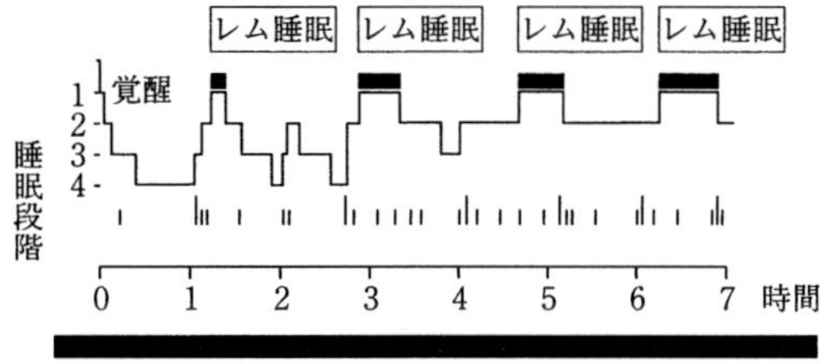

図 2. 4　正常な成人の一晩の睡眠経過図［Dement 1957］

量は成人で合計約 90～100 分となる．ヒトの朝方のレム睡眠が長いのは，体温の低下に従って持続時間が長くなるため，と考えられる．実験室で外部環境の影響を受けず自分の好きなようなリズムで生活してもらうと，レム睡眠のリズムは体温のリズムにやや遅れる．すなわち，体温が低下してやや時間経過するとレム睡眠があらわれ，レム睡眠中に体温が上がりはじめるとレム睡眠が減少しはじめる（Czeisler 1980）．ネコでは視床下部の体温調節部位をふくめて前脳を摘除すると，自己の体温調節はできなくなり，環境温温度が低下するとレム睡眠が増加する（Jouvet 1989a）．体温と睡眠の関係も本書のテーマである（14 章）．

これらの「覚醒，徐波睡眠，レム睡眠の 3 状態の存在」は大脳皮質の発達した恒温動物の哺乳類や鳥類に特徴的である．次章にこれらの種差について説明する．

3. 睡眠・覚醒の系統発生

3.1 脳の進化と睡眠

「生きている」「たくましく生きていく」「うまく良く生きていく」という人間をふくめた動物の生存様式の分類は，時実利彦（1966）（図 8. 2）が脳幹・脊髄系，大脳辺縁系，新皮質の機能分類についてわかりやすく説明したものである.「たくましく生きていく」「うまく良く生きていく」ことには基本の「生きている」ことが必要であり，「生きている」の中に覚醒・睡眠調節が入る. 覚醒がなければ「たくましく，うまく良く生きていく」ことができないし，また睡眠がなければ，やはり生きていけない.

すべての動物は眠りに，あるいは不動の状態に一日のかなりの時間を費やしている. たとえ危険な状況にあってもである. それほどに眠りや不動の状態は必要なのである. とくに，魚類をはじめとして攻撃捕食性の脊椎動物は，鋭敏な感覚と迅速な筋肉運動体制を進化の過程で獲得してきた. その反面，これらの動物の筋運動に消費するエネルギーは莫大であって，どこかで節約する必要がある.

また体制の複雑化にともない，脳も複雑化しかつ拡大してきた. 活動中はさまざまな刺激に反応できるように，交感神経系が優位に働き，血圧が高く，血流量が多く，エネルギー消費が盛んであるが，いつまでもこの状態を維持はできない. したがって副交感神経系の活動を優位にさせ，代謝速度を低下させ，心血管系などの交感神経系，運動および知覚を制御する神経系の活動を低下させ，あるいは修復する必要がある．これは魚類から哺乳類まで同じシステムを使用している．

恒温動物と異なり，変温動物の行動は環境温度に依存していて，行動にとって最適温が必要とされる．トカゲは寒い朝には太陽熱で体温を上げてから行動に移る．温度勾配のある細長い水槽にメダカを入れるとどの個体もある一定の水温のあたりに集まるようになるのは，変温動物にも温度感受性システムがあるからで，メダカに発熱物質のプロスタグランジン E_2（4章）を与えるとどの個体もさらに高い水温の場所に移動するから，メダカも発熱することがわかる．しかし，かなりの低温下では脳温も下がり，細胞も活動できなくなる．それはいくらかの例外をのぞいては，ほとんどの化学反応の速度が温度に依存しているからである．したがって，活動が困難になる気温の下がる夜間，寒冷地，冬季は変温動物にとって不利である．

一方，有酸素呼吸はグルコースを有効に燃焼させて，長時間の筋肉運動を可能にする（たとえばジョギングやマラソン）．すなわち，安定したエネルギー消費が可能であり，骨格筋や内臓筋を常時緊張させて，体温を一定に維持することができる．この機能をもつようになった種が哺乳類や鳥類のような恒温動物である．恒温維持には主として骨格筋の連続的なふるえが関与している．それは前後の視床下部（8章）によって調節されている．変温動物では，筋肉は瞬発力には富むが，長時間緊張し続けることはできないので体温を維持できないのである．

低温下でも細胞活動を低下させることなく安定維持できるようになったために，大型の爬虫類が高温の昼間に占めていたテリトリーを低温の夜間に使用できるようになり，低温下で動けない昆虫や爬虫類をも攻撃し，その卵などを餌にすることもできるようになったと想像される．

トガリネズミ，オポッサムなどは恐竜が地上を支配していた時代から現在にいたるまで生存しているが，体重に対する脳重は，初期の哺乳類の一種である三錐歯類などと変わらない．キノドンから哺乳類へ移行する時代に前脳が体重比にして大きくなり，終脳が特殊化して新皮質が拡大した．爬虫類以下では未発達であった終脳の一部が，哺乳類にあっては6層構造の新皮質として発達し，さらに脳温が一定に維持されることで，常時機能できるようになり効率が上がった．新皮質は乳腺，中耳骨，横隔膜などとともに哺乳類のみの特徴である．鳥類では線条体が発達して新線条体となり，視床との回路を形成している．

しかし不利な面もあり，脳の活動には最適温度が必要とされる．ヒトでは36〜37℃の狭い帯域の脳温によって思考，判断，行動などが効率よく行われるが，この帯域以外の脳温では新皮質の作業効率ははなはだしく低下する．それはインフルエンザで発熱して脳温が上昇したり，冬山で遭難して脳温が低下すると，考えることすら困難になることでわかる．

もう一つの不利な面は，ウロコが羽や毛に変化し皮下脂肪をたくわえて体温の散逸を防ぐことができるようになっても，体温の維持には莫大なエネルギーが必要とされることである．そのうち体重の2%にすぎない脳は全体の20%のエネルギーを消費するから，エネルギーを摂食によって補うか，節約が要求される．とりわけエネルギーを要求する新皮質の活動を低下させなければならない．体温調節は主として視床下部で行われているが，睡眠調節中枢と部位を共有あるいは隣接しており，機能的に連動しているようである．

このように，発達した新皮質の活動が可逆的に低下する状態が，体温や脳温のわずかな低下をともなう徐波睡眠である．さらに，恒温動物は覚醒し活動し続けて眠くなるのを待つわけではなく，むしろ積極的に睡眠をとることで脳神経系の機能劣化を防いでいる．積極的に睡眠をとる方法は，たとえば，体内時計によるものと睡眠物質（4章）によるものである．前者の生物リズムは10億年ほど前の単細胞生物から受け継がれてきたもので，地球の自転に体内時計が同調して生体を制御している（10章）．

種によって睡眠覚醒リズムのあらわれ方はさまざまであるが，昼行性のヒトの場合，概日周期は25時間が1周期である．ただし，毎朝の光によって，24時間リズムに同調する．哺乳類の場合，視交叉の背側に位置する視交叉上核によって生体リズムが発振されており，視交叉上核を破壊すると睡眠覚醒リズムも破壊される（10章）．そのほかに一日に数回以上振動するウルトラディアン周期も存在するが，その実体も近年明らかにされつつある（石田・本間 2008）．

3.2　哺乳類と鳥類の睡眠

イヌやネコが眠っている姿は日常よくみられることである．イヌは人間の社会生活にあわせて日中にも覚醒しているが，先祖のオオカミは夜行性である．夜行性といっても夜間ずっと覚醒しているわけではなく，眠ったり起きたりしていて，夜間の覚醒量が多いだけである．それはネコもネズミ（以下ラット）も同じである．ネコとラットは両者とも多相性の睡眠・覚醒パターンをとるが，違いは，1回あたりの睡眠あるいは覚醒の持続時間が異なることである．

このように，持続時間や発現周期といった睡眠パターンは種間で異なり，種内では似通っている．すなわち遺伝的要因がみられる．ヒトでは個人差（個体差）が大きいが，それでも平均するとヒトは昼行性で夜間6～8時間の睡眠をとる．また一卵性双生児の場合，そうでない場合にくらべればかなり似通っている（Linkowski 1999）．睡眠に関する遺伝子があるかどうかは不明であるが，あるとすれば，単一遺伝子ではなく複数の遺伝子（polygenes）であろう（Franken 2001）．睡眠・覚醒は脳内の神経組織，それらの間のネットワーク，化学物質の交互作用によって成立するわけで，遺伝子情報によって物質および構造が作られ，その結果睡眠・覚醒が成立することを考慮すると，話は簡単ではない．最近になって，特定の遺伝子の抹消（knock out：以下KO）や組み

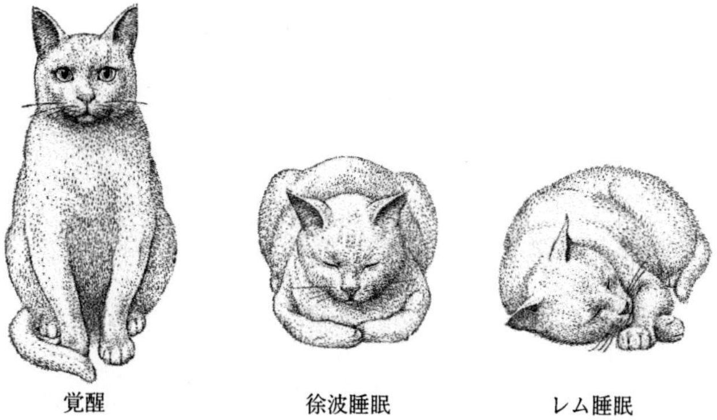

図3.1　ネコの覚醒と睡眠とレム睡眠時の姿勢［Jouvet＊1979より改変］

込み挿入などによる修飾（transgenic：TG）によってネットワーク内の特定の部分を変更することが可能になり，研究に進展がみられている．

3.3　エネルギーバランス

覚醒・睡眠・レム睡眠の割合の種差は顕著で（Zepelin *1994），サイズの小さい動物ほど睡眠・覚醒の位相の変化が速い．睡眠・覚醒の位相の変化速度は，上述の生物時計のウルトラディアン周期によって決定されると同時に，体重と代謝速度が反比例することにもよる．体重が小さいほど代謝が速く，睡眠・覚醒の位相の変化も大きい．体表面積が体重に比して相対的に大きく，体熱を失いやすいから，体温の低下してしまう睡眠中にかなり頻繁に覚醒して体温を上げる必要がある．すなわち，大動物では体熱が安定していて，1回あたりの覚醒あるいは睡眠持続時間は長く，覚醒・睡眠の周期も長い．小動物ではその反対である．

とくにレム睡眠は脳温が一定程度低下すると発現し，その後脳温は低下し続けるから，視床下部の寒冷感受細胞が筋肉のふるえを引き起こし，覚醒機構を機能させて脳温を上昇させ，覚醒あるいは徐波睡眠に導く（8, 14章）．小動物ほど脳温が低下しやすいから，レム睡眠1回あたりの持続時間は短く，覚醒回数は多い．環境温度を上げると睡眠量は増加する（Roussel 1984）（14章）．

一般に肉食動物の方が睡眠時間が長くて深く，草食動物では睡眠時間が短くて浅い，という報告が多い．肉食動物は襲われる不安がないし，草食動物は肉食獣に襲われる危険性が大きいからと考えられている．しかし，象のような敵のない種でも睡眠時間は短い（Tobler 1996）．

草食動物，たとえばキリンは脚を曲げて座り，首をやや上げて徐波睡眠をとる．レム睡眠時には首は完全に横になる．昼はあまり眠らず，夜間，非常に短い持続の睡眠を何回も繰り返しとる．その平均値は1時間あたり20分にすぎない．レム睡眠は明け方にやや多いだけで，1時間あたり1～2分である（Tobler 1996）．

このようにキリンやウマ，ヒツジ，ウシのような，草などのカロリーが低く，タンパク質の少ない餌をとる動物では，消化・吸収に時間がかかり，大量の餌を食べるために覚醒が必要である（9章）．反芻胃をもつ草食動物では徐波睡眠中でも反芻が続けられている（反芻はレム睡眠時にはみられない）．草食動物にグルコースやアミノ酸を静脈注すると睡眠時間がやや長くなるという報告がある（Danguir 1980）．このように睡眠・覚醒システムは，個々の生物の生存に最適になるように仕組まれている．

3.4 眠らないように見える動物

ところが，まったく眠らない哺乳類が存在すると報告されている．たとえば，イルカは水族館の大きな水槽の中をグルグル泳いでいて休むことがないし，渡り鳥の多くも飛行中はやはり眠らない．

延髄の自律機能によって意志の力によらず自動的に呼吸をしているヒトをふくむほとんどの動物では，水中に深く潜っているときに眠ってしまえば，水を飲んで死んでしまう．イルカは水中に棲息する哺乳類であり，自動能にはよらず意志的に呼吸しているから，深く潜っているときにも呼吸を止めておくことができる．しかし人工的に全身麻酔をかけると自発呼吸も機能停止するから（自発呼吸ができないので）死んでしまう．

イルカの場合，片側の大脳半球が覚醒していても，もう片側の半球が眠っていることがMukhametov（1977）の研究によって明らかになった．図3.2の上段にイルカの子どもと成獣，その下の段に左右半球の脳波図を示すが，左右同時には徐波が認められない（Siegel *2005）．しかし，12時間記録をみると両半球が覚醒している場合と半球が交互に覚醒する時間帯がある．またイルカにレム睡眠は認められていない．レム睡眠に随伴する筋弛緩があれば，たとえ，片側だけであっても海中では致命的である．

クジラも閉眼している反対側の脳が眠るが，半球睡眠・覚醒は数時間ごとに交代している（Lyamin 2002, 2004）．水中生活と陸上生活をしているアザラシでも鯨類と同じように半球睡眠が可能である．水中では半球睡眠をとっているが，陸上では両半球で徐波睡眠とレム睡眠をとる．

鯨類の半球間の活動の差がどのように調節されているのかについては，すなわち両半球をつなぐ脳梁の機能が抑制されているのか，脳幹網様体のレベルで

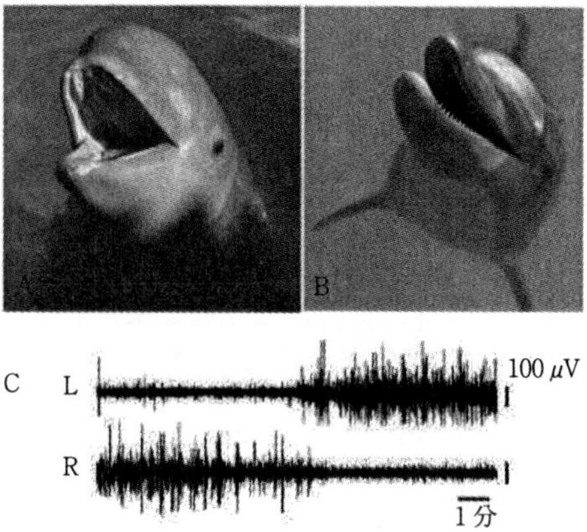

図 3. 2　イルカの子ども（A）と成獣（B）．イルカの覚醒と睡眠のポリグラフ記録．左右交代で覚醒している（C）［Siegel＊2005］．

の細胞活動がどのようになっているのか，徐波睡眠を発生させるシステムが独立しているのか，などの解決困難な問題が山積している．また，脳内を循環し両半球の作用点に働くはずの液性睡眠物質の作用にも疑問が残る．ヒトでもPETの研究結果によって，脳の活動水準に部位の差がみられることは前述したとおりである（2章）．もし半球睡眠がヒトで可能であったとしても，半球間に機能差がみられるので，機能障害，認知障害が引き起こされて，生存に不利である．

鳥類にも脳波上で定義できる睡眠・覚醒が存在する（Van Twyver 1972）．レム睡眠もみられるが哺乳類にくらべて非常に少ない．鳥類は進化した爬虫類である恐竜の一種で哺乳類とは異なる進化をとげてきたといわれている．6層からなる新皮質はなく，その代わりに線条体のウルストとよばれる部分がよく発達してきて，新線条体となっている．鳥類の古線条体は哺乳類の線条体にあたり，新線条体は新皮質に相当する．脳波上で定義できるというのは，新線条体からの速波や徐波の発生を観察できるからである．

鳥類は，研究されている種にかぎれば片側睡眠もできる．図 3. 3のように，ヒヨコでは半球睡眠・半球覚醒が記録されている（Bobbo 2002）．たとえば右眼だけを閉じている場合，左半球は徐波を，右半球は覚醒脳波を示している．

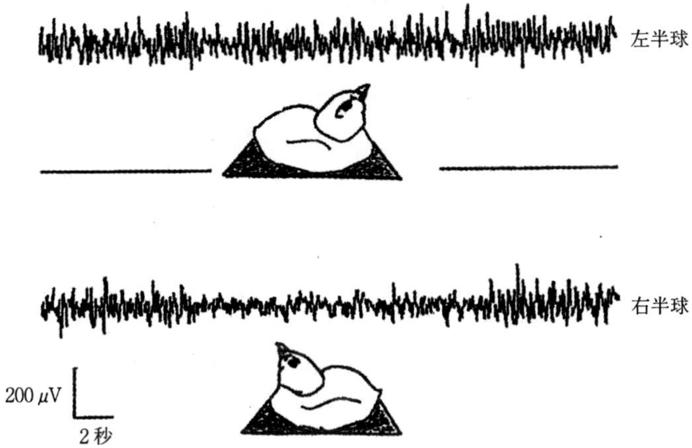

図 3.3 ヒヨコの覚醒と睡眠のポリグラフ記録［Bobbo 2002］
右半球（下）が一過性の覚醒波を示している.

渡り鳥の飛行中の脳活動の報告はないが，マガモを捕らえて調べた報告では，同時に閉眼した場合徐波を，同時に開眼した場合覚醒脳波と筋緊張を示し，右眼を閉じている場合，左半球は徐波を，右半球は覚醒脳波を示す（Rattenborg 2006）．沼などで仮寝をする場合，安全な場所で眠る場合には両半球が眠り，危険が感じられる場所では外側に位置する見張り番は外側の片目を開けて，内側の片目を閉じており，半球睡眠をとっている．

渡り鳥では渡りの季節でなければ，夜間は長い徐波睡眠と少しのレム睡眠をとる．渡りの季節には，夜の始めは徐波睡眠が多いが，後半の 2/3 はほとんど眠らない．数千 km を移動する渡りの期間に不眠で飛行を続けるか，暗期の始めに海面で休むかは不明である．レム睡眠時間はもともと少ないが，やはりレム睡眠時には筋肉の弛緩が起きるので，飛行中はレム睡眠が抑制されていると考えられている．いずれにしてもイルカや鳥類は，半球睡眠をとっているのであって，不眠というわけではない．

3.5 爬虫類以下の脊椎動物

長い間，覚醒・睡眠の研究はヒトや哺乳類でなされ，覚醒・睡眠の基準は脳波がどのような像を示すかによって分類されてきた．脳波は大脳皮質の電気活動の変化をあらわすものであることはすでに述べた．すなわち，ヒトをふくむ哺乳類・鳥類では，覚醒・睡眠状態によって脳波像が明らかに異なる．大脳新皮質の発達していない動物，系統発生的に爬虫類以下の脊椎動物，あるいは無脊椎動物，すなわち節足動物，軟体類などでは当然大脳新皮質の電気活動は記録できないから，睡眠・覚醒時の電気活動の変化は分類できない．（ワニを例外として）爬虫類以下では脳波像は一般的に速波がみられるだけである．したがって，覚醒状態と睡眠状態とは脳波上規定しがたいから，静止状態にあって刺激を加えても反応が低下している状態を，睡眠に等価値な休息状態と定義している．

爬虫類では弛緩したままの状態が多く（中間睡眠），魚類と両生類では外観上区別は付きがたいが，活動期と休息期である「原始睡眠」がみられ，筋肉が外からの力によって変形し，そのままのかたちを保つ，あるいは硬直したまま，あるいは弛緩したままの状態を保つ（Karmanova 1979）．哺乳類や鳥類の徐波睡眠とレム睡眠を真睡眠とよんでいる．

変温動物では，骨格筋の連続的な緊張がないので，環境温によって体温や脳温が影響を受ける．体温や脳温がある程度低下すると神経系の活動が低下して環境刺激への反応が低下する．行動上，不動状態から活動状態へ移る場合，太陽熱や自己の運動によって体温を上げておく必要があるし，とくに小動物では体熱が奪われやすいから，ある一定以上の温度のある環境で睡眠をとらないと覚醒できなくなる．

最近ゼブラフィッシュの脳で覚醒促進物質の一種オレキシン（9章）が同定され，遺伝子操作でオレキシンを増加させると覚醒が増えることがわかった(Prober 2006)．少なくとも魚類以上の脊椎動物はオレキシンやヒスタミン，ノルアドレナリンなど哺乳類のもつほとんどの伝達物質を共有し，またオレキシンは哺乳類の脳と同じように，覚醒に関与する脳内組織に密に分布していることが証明されているから，哺乳類と同じメカニズムで覚醒が調節されていることが考えられる．

進化論的に考えれば，下等脊椎動物で，大脳新皮質がなくても未発達でも，脳波に変化がなくても，覚醒・非覚醒がみられるのは，下位脳幹や視床下部・

前脳基底部に覚醒調節システムがあるためと仮定できるだろう．恒温動物でも基本的にはこの覚醒調節システムによって脳神経系が活性化され，あるいは睡眠調節システムによって不活化されると考えるのがわかりやすい．ヒトでは視床—新皮質回路が賦活されると，意識が成立する（6章）．

レム睡眠については，爬虫類以下ではレム睡眠を認めるのが困難である．レム睡眠の発生源が下位脳幹にあることから，発生学的にレム睡眠はより古い睡眠と考えることもできるが，恒温動物以外では，レム睡眠の脳波以外の特徴である急速眼球運動などが明確に記録されていないから，現在この考えははっきりとは支持されていない．

一方，爬虫類と哺乳類の移行段階であって，胎生ではなく卵生の原始的な哺乳類である単孔類での研究が進められている．単孔類では徐波睡眠は明確に観察されるが，レム睡眠についてはよくわからないことが多い．しかし，カモノハシでは明らかに急速眼球運動が観察され，ハリモグラでも神経活動をみるとレム睡眠様の状態もあるので（Siegel *2005），この段階で原始的レム睡眠があらわれてきたと想像されている．一方，恒温動物の大脳皮質の発達には持続的あるいは間歇的な刺激が必要とされ，そのための新しいシステムとしてレム睡眠があらわれたとする説も有力である（Frank 1999）．

3.6 昆　　虫

昼間にやかましく鳴いていたセミが夜になると静かになることは，すでにファーブルの昆虫記に記載されている．チョウなどは早朝にはあまりうまく飛ぶことができない．チョウの活動も外気温に依存する体温に左右されるから，羽を動かすか，太陽熱で体温を上げるかによって活動を始める（日高敏隆 *2001）．化学反応速度は温度に依存するからである．したがって寒冷環境では昆虫は一般に活動水準が低下する．では，ある一定以上の温度に維持された環境では覚醒した活動状態が長く維持されるだろうか，という疑問が出てくるだろう．

昆虫では「動いている」「止まっている」の二つの状態しかないと考えられてきた．だからといって，「動かない昆虫が眠っている」とはいえないまでも，

「走り回っている昆虫が覚醒していない」とはいえない．動かないでいる昆虫に刺激を与えた場合，どのような反応があるかによって休止状態を調べ，強い刺激にも反応しない場合を「眠っている」と定義している（休眠状態をのぞく）．

ショウジョウバエ（以下ハエ）をガラスの細いチューブに入れるとハエは飛べずに，その中を活発に歩き回るから，活動度測定装置にチューブをセットして赤外線ビームを横切る回数をコンピュータで計測して解析できる．この装置によって昼よりも夜間に活動が低下していることがわかった．そしてチューブを落下させたときのハエの反応を記録すると，じっとしていたハエでも昼にはすぐに反応するのに対して，夜になると，落下に対しては半数ほどのハエが反応したにすぎず，残りは動かない，という結果が報告されている（Kume 2005）．

ハエの脳にもモノアミンやアセチルコリンが存在し，これらの濃度を変えてやると活動水準が影響を受ける．たとえば，餌にカフェインを混入させるとチューブを落下させたときに反応するハエの数が増加する（Kume 2005；粂*2006）．したがって，ハエの活動静止制御は，哺乳類の覚醒睡眠制御と共通の伝達物質やシステムを利用している，と考えることができる（4, 6 章）．

また，ゴキブリが動かない状態に入るたびに刺激を与えて覚醒させ続けると，次第に動かない状態が増加してきて，刺激しても覚醒できない状態になることから，ゴキブリにも不動の状態が必要であると考えられる（Tobler 1983）．このようにゴキブリも眠らせなければ眠ってしまう．正確にいえば，活動を続けていれば，いつか活動を続けていられなくて静止してしまう．

半球睡眠で見かけは眠らないで泳いでいるイルカも，脳活動を記録しながら，眠っている半球を弱い電流で刺激して覚醒させ続けていると，眠りはじめる（Oleksenko 1992）．ヒトでは徹夜をすると朝には眠くなるし，数日眠らないでいると，日中に睡魔が襲ってくる．次章で覚醒時に蓄積してくる睡眠物質について述べることにする．

4. 睡眠物質と神経メカニズム

4.1 眠らないとどうなるか

睡眠は非常に重要である．われわれはイルカのように眠らないでいるわけにはいかない．眠気がくると，注意の集中ができなくなったり，作業能率が低下する．仕事をする気がなくなり，すべてを放り投げたくなってしまう．深夜勤務の場合，あるいは夜間眠れなくて日中に眠気が出る場合，自動車や電車，工場での機械の運転は非常に危険である．居眠りによって引き起こされたアメリカの原子力発電所の事故は有名である．2008 年のフランス政府の発表では交通事故原因の 30%が居眠り運転にあり，濃いコーヒー 2 杯でも事故防止に効果はあるが，それよりも眠くなったら睡眠を十分とってから運転することが奨励されている．

また，時差によって眠気の出る場合がある．たとえば，アメリカに出張旅行する場合，アメリカの日中に仕事をするわけだが，このとき日本時間では眠っている間であるため，作業能率は低下する．以上のように眠くなる理由は，断眠と日内リズムとの二つがある．

「なぜ眠るか」という問題の一つの答として，「脳細胞の休養」あるいは「脳神経系の維持・保全」があげられる．なぜ「脳の休養」なのだろうか？　コンピュータの場合，いつまでも演算し続けることができる代わりに，演算が終わると命令された以上の仕事はしない，あるいは中央演算装置に電気が供給されなければ演算をしない．ハードやソフトウェアに障害が出た場合，自己修復が必ずしもできるわけではなく，人間の手を借りなければならない．脳の働きはこのような受動的なものではなくて，もっと能動的なものである．基本設計は遺伝子に依存するが，状況に応じてハードウェアを修復したり，ソフトウェアを新たに作ることができる．その代わり，いつまでも連続して機能させることができないからときどき細胞の活動を低下させて，老廃物をとりのぞき，栄養を供給し，痛んだ部位を修復する．

恒温動物ではどのような環境でも体内の温度を一定に保つことができるので，脳温も低下せず，脳神経細胞の活動も低下しないから，運動や反応は鈍くならず，あらゆる事態に対処でき有利である．しかし，その分だけエネルギー消費量は高くなる．さらに，体重の2%にすぎない脳は身体全体で消費するエネルギーの20%ほどを消費してしまう．ヒトをふくむ多くの恒温動物の場合，長時間の覚醒に対して脳細胞はダメージを受けやすい．動物で断眠を続けると最後には死亡にいたる．すなわち，睡眠によって脳活動を一時的に低下させて神経系の修復が可能になった生物が生き残ってきたのである．「休養(restoration あるいは recuperation)」とは，受動的な意味合いの濃い「停止(stop)」ではなく，より積極的に脳神経細胞に栄養を与え，修復し，きたるべき活動に備えさせる意味合いがある．

断眠の科学的な研究では，19世紀末に Marie de Manaceine が『睡眠，人生の三分の一』を著し，作業能率の低下などを報告している．ヒトでの長時間断眠の公式記録は Dement らによってポータブル脳波計を使用して客観的に記録された17歳の高校生 Randy Gardner の264時間である．次第に高まってくる睡魔との戦いであったが，断眠後の回復睡眠は14時間40分で十分であった．

ヒトでの断眠の効果はもちろん精神的な効果で，眠くなること，注意が散漫になること，作業能率が低下すること，周囲に関心がなくなること，幻覚が侵入してくることなどである．生理学的な変化として，断眠が200時間を超えると，手がふるえ，発音が不明瞭になり，吐き気をもよおし，痛みに敏感になり，眼瞼が下がってきたりする．α 波が減り，1回の持続時間も断眠後24時間で10秒以内，72時間で6秒，120時間で3秒と次第に短くなる．立っていても遅い脳波の周波成分が混じってきて，いわゆるマイクロスリープが出現する．この状態では瞬間的に意識が欠如するが，意識をモニターする意識がないわけだから，それは気がつかれることはなく，連続的な時間の流れが感じられるだけで，眠ったとは気づかない．したがって運転，危険な作業などでは事故につながる．不眠症の脳イメージングの研究では脳幹網様体，視床，視床下部での活動が夜間高いまま維持されていて，これが不眠の原因となって断眠効果が出るので，患者の日中の新皮質の活動性は低くなり眠気が強くなる（Drummond * 2004；Nofzinger * 2006）．

ヒトではこれ以上の実験をすることができない．動物実験（ラット）では，回転する円盤の上にラットを乗せて，睡眠脳波が出現するたびに強制覚醒させたところ，14 日ほど経過すると皮膚に潰瘍ができ，体温が 2℃ほど低下し，餌は食べていても体重は減少する．この事実はエネルギーが浪費されていることを示唆している．21 日で皮膚に炎症や潰瘍が悪化し，体重減少が続き，28 日の断眠で死亡する（Everson 1989）．活動量や心拍数や血中ノルアドレナリン濃度の増加，血中チロキシン濃度の低下がみられるからストレスが強くかかっている．

断眠を終えた回復期で，体温低下が顕著であったラットは 2〜6 日内に死亡する．体温低下が死亡にいたるほどではなかった動物では，強いレム睡眠反跳（rebound，はねかえり）がまずあらわれ，その後徐波睡眠が増える．断眠後のラットは温度の高い環境（50℃）を好むことから体温のセットポイントに異常をきたしたものと考えられ，主観的には「寒い」と感じているのだろう．

4.2 睡 眠 物 質

ヒトでも動物でも断眠後に睡眠をとると，眠気はとれる．したがって，眠らないでいると，身体に疲労物質がたまるように，脳神経系にも睡眠を誘発する物質が蓄積するはずである．

井上昌次郎（1988）によると，脳を眠らせるには，眠らせるシステムが必要であり，前者が「眠る脳」であれば，後者は「眠らせる脳」ということになる．具体的には「眠る脳」は新しい脳，つまり大脳皮質であり，「眠らせる脳」はその下部構造である間脳，中脳，橋，延髄にあたる．「眠らせる脳」は何らかの信号，つまり「眠気信号」を受け取って活動を始める．神経細胞の活動に

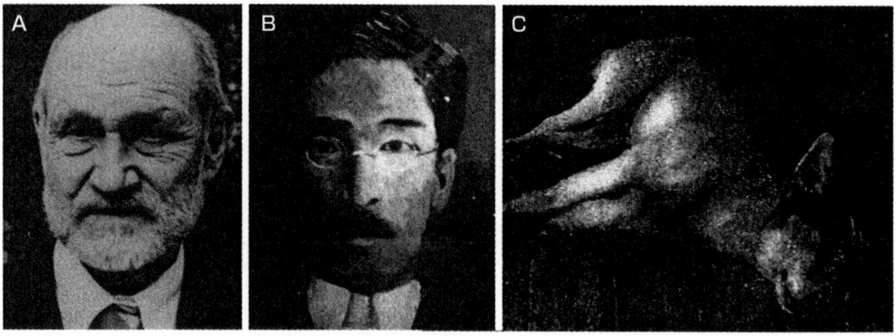

図 4. 1　Henri Piéron（A）と石森國臣（B）の肖像.（C）睡眠毒素によって眠ったイヌ［Piéron *1913］

由来する代謝物や老廃物などが蓄積してくると，何らかのメカニズムによって，睡眠を引き起こす多くの物質が生産され，これら睡眠物質が脳実質あるいは脳脊髄液に蓄積されて，「眠らせる脳」を活動に導くものと考えられる.

睡眠物質の存在とその局在については，Piéron と石森國臣の研究がある（図 4. 1 A, B）. 1913 年に Henri Piéron が実験のまとめである『睡眠の生理学的問題』を刊行した. Piéron はイヌを 30 時間から 500 時間強制覚醒させておくと，イヌは眠り込んで目を覚まさない状態になった，と報告している（Piéron *1913）（図 4. 1 C）. 石森も時を同じくして同様の結果を得ている（1909）. Piéron も石森も，断眠させたイヌの脳脊髄液を他の健康なイヌの脳室内に注入すると睡眠を引き起こすことができたので，断眠によって脳脊髄液に蓄積した「睡眠毒素」が睡眠を誘発すると考えた.

その後，Monnier らによってデルタ睡眠誘発ペプチド DSIP（delta sleep inducing peptide）が，Pappennheimer らによってムラミルテトロペプチドなどが同定された（Inoué 1995；井上 1988）. DSIP は視床内側部の刺激（6 章）によって眠らせたウサギの脳の静脈からの血液を外部に導出し人工腎臓で透析して得られた液から有効成分を抽出されたアミノ酸 9 個からなるペプチドで，ウサギ脳室内への投与で徐波睡眠が増加する.

日本でも内薗耕二，井上昌次郎らが断眠ラットの脳から睡眠を誘発促進する活性物質を抽出し sleep promoting substance（SPS）と名づけた（Inoué 1995；井上 *1988）. ラットで抽出された SPS はマウスでも腹腔内投与で睡眠促進作用をあらわす（Nagasaki 1980）.

SPSの有効成分はウリジン（uridine）と酸化型グルタチオン（glutathione）で，前者はGABA作動性細胞の抑制的な働きをシナプスレベルで促進し，後者はグルタミン酸作動性細胞の興奮的な働きをシナプスレベルで抑制する．したがって，ともに細胞に抑制をかけることになり，睡眠が誘発される．

しかし，有効成分を抽出する場合，抽出精製過程で消失する物質がないとはいえない．もう一つの方法は，生体内に存在する多数の物質の一つ一つについて睡眠導入効果があるかどうか検定していく方法であるが，すべてを検定できるわけではない．したがって，何らかの仮説を立てて数をしぼって研究が進められる．

4.3　プロスタグランジン D_2（PGD_2）

そのよい例が，「プロスタグランジン（prostaglandin）D_2（PGD_2）が睡眠を誘発する」という発見であった（Ueno 1982）．PGD_2は体温低下を引き起こすことが知られていたが，その作用部位を調べるためにサルの視索前野にこの物質を注入すると，事実体温は1℃ほど低下し，同時に睡眠量が有意に増加することが認められた．これらの事実から，早石 修，裏出良博，松村人志らがPGD_2と睡眠に関する一連の詳細な実験を行ってきた（Hayaishi * 2006）．

まず，ストレスを与えないように断眠すると，5〜10時間にわたって脳脊髄液内のPGD_2濃度が上昇すること，覚醒時よりも睡眠時にPGD_2濃度が高くなること，セレンでPGD_2合成を阻害すると睡眠量が減少することが明らかにされた（Hayaishi * 2006）．

PGD_2合成酵素に対する抗体を作成し，免疫組織化学で染色すると，PGD_2合成酵素は脳を包むクモ膜や脳脊髄液の産生にかかわる脈絡叢《そう》，ミエリン形成を担うオリゴデンドログリアに認められ（図4.2），また，PGD_2合成酵素のmRNAも同じ部位に同定され，生化学的測定でも同様な結果が得られている（Urade 1993）．PGD_2合成酵素はヒト脳脊髄液の主要タンパク質として1962年に発見されて以来，その機能や産生部位が不明であった謎のタンパク質であるベータ・トレースとして脳脊髄液に分泌される（Hayaishi * 2006）．

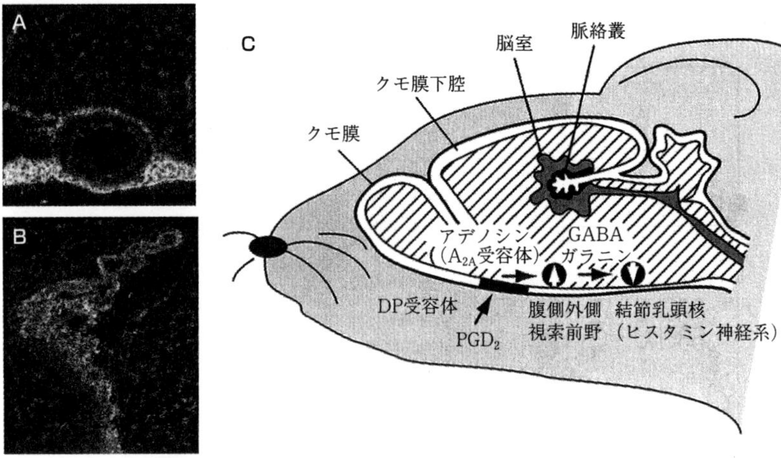

図 4.2　PGD_2 合成酵素（白く見える）はクモ膜やグリア（A），脈絡叢（B）に存在する．PGD_2 は DP_1 受容体を介してアデノシン濃度を変化させ，前脳の睡眠中枢を興奮させて睡眠を誘発する（C）．図 4.3 も参照のこと［裏出＊2006］．

中央アフリカの風土病であるアフリカ睡眠病は，吸血性のツエツエバエによって媒介される原虫トリパノソーマによる感染症で，トリパノソーマの脳内での増加拡散によって患者は昏睡状態におちいる．患者の脊髄液中の PGD_2 濃度は感染の進行にともなって増大するから，この種の昏睡は PGD_2 の過剰生産によるものと考えられている（Pentreath 1990）．

PGD_2 の睡眠誘発作用は強力で，6×10^{-14} モル / 分という極微量の脳内投与で睡眠が誘発される．PGD_2 の受容体には DP_1 と DP_2 の 2 種類があり，DP_1 受容体作動薬の投与で PGD_2 と同じように睡眠が誘発され，拮抗薬（アンタゴニスト）では阻害される．DP_1 受容体を遺伝子操作によって抹消された KO マウスでは効果は消失するから，PGD_2 は DP_1 受容体を介して作用することがわかる．

DP_1 受容体の抗体を作成し，免疫組織化学により DP_1 受容体の脳内局在を調べると，視交叉の両側から後部視床下部に及ぶ帯状の領域のクモ膜細胞の膜に存在すること，そして，この帯状のクモ膜の近傍に PGD_2 を微量投与すると劇的に徐波睡眠が増加することがわかった（Matsumura 1994；Mizoguchi 2001）．

PGD_2合成酵素を遺伝子操作によって抹消したKOマウスやヒト型PGD_2合成酵素を大量発現させたトランスジェニック（以下TG）マウスでは発育や行動パターンには異常がなく，明暗環境下においての自発行動量，徐波睡眠量，レム睡眠量とも野生型マウス（wild mouse，遺伝子操作をほどこしていないマウス）とほぼ同じであった（Eguchi 1999）．このように，PGD_2が欠損していても，多くても，徐波睡眠やレム睡眠は発現するから，PGD_2は多くの睡眠誘発物質の一つであるといえよう．PGD_2遺伝子異常マウスでは睡眠・覚醒システムに何らかの補償がなされていると考えられるが，外部からの攪乱があると，ホメオスタシスが維持できなくなる．たとえば，TGマウスに痛覚刺激を与えるとPGD_2産生量が増加し，刺激後5時間にわたって徐波睡眠が増えること，またKOマウスでは断眠後の徐波睡眠の増加が野生型マウスにくらべて少ないことなどである（Eguchi 1999；Pinzar 2000）．

4.4 PGD_2とアデノシン

さらに研究が進められ，現在では，PGD_2自体が睡眠中枢に直接作用するのではなくて，アデノシン（adenosine）を介して睡眠を促進すると考えられている（図4.3）．それはPGD_2の作用がアデノシンのA_{2A}受容体作動薬によって増強され，拮抗薬によって減弱することが知られたからである（Huang 2005；Hayaishi *2006）．アデノシンはエネルギー代謝にかかわるAMP, ADP, ATPを構成する基本的な物質で，脳の疲労にともなって蓄積し，睡眠を誘導すると考えられている（Basheer *2004；McCarley *2007）．

コーヒーに覚醒作用があるのは，その主成分であるカフェインがアデノシンの生理作用を減弱させるためである．カフェインは脳に存在するアデノシン受容体に結合親和性が高く，A_{2A}受容体に拮抗的に作用して覚醒を誘発する．A_{2A}受容体KOマウスにカフェインを投与しても覚醒作用がみられないことが確認されている（Huang 2005）．ハエもカフェイン投与で活動が増加することは前述した（3章）．

アデノシン受容体にはA_1, A_{2A}, A_{2B}, A_3の4種類が存在する．1980年代の研究ではA_1受容体作動薬が徐波睡眠を増加させるという結果が出ていたが，そ

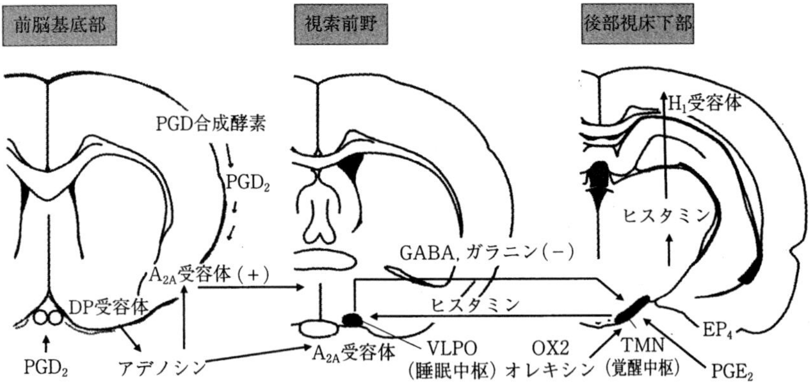

図 4.3 PGD_2, アデノシン, PGE_2 による睡眠覚醒調節における情報伝達と制御系のモデル図 [裏出 * 2006]

の作用部位は知られていなかった. 1980 年代後半に入って, 睡眠中枢が視索前野にあることが知られ (8, 10 章), A_1 受容体作動薬を視索前野に, さらに前脳基底部アセチルコリン細胞の近傍に微量投与すると徐波睡眠を促進すること (Portas 1997), ラット前脳基底部 (10 章) と大脳皮質での細胞外アデノシン濃度が断眠によって増加する結果が得られていた (Strecker * 2000 ; McCarley * 2007).

しかしながら, 脳室への注入では, A_1 受容体作動薬には徐波睡眠への効果がなく, A_{2A} 受容体作動薬には強力な効果がみられ (Urade 2003), さらに A_{2A} 受容体作動薬である CGS21680 を夜間活動状態で吻側前脳基底部に微量持続投与すると徐波睡眠, レム睡眠がともに増加し, 体温低下もみられている (Satoh 1996).

前述のように, PGD_2 を野生型マウスに投与すると, PGD_2 の受容体である DP_1 受容体の存在する前脳基底部クモ膜下腔の細胞外アデノシン濃度が用量依存的に増加するが, DP_1 受容体を抹消された個体では増加しない (Hayaishi * 2006).

すなわち, 長期覚醒によって蓄積した PGD_2 による睡眠情報が前脳基底部のクモ膜下腔の細胞に存在する DP_1 受容体を介してアデノシンに変換され, 睡眠信号として A_{2A} 受容体を介して脳実質に伝達され, 視索前野腹外側核 (ventrolateral preoptic nucleus, 以下 VLPO）（8 章）を活性化し，同時に前脳基底部の覚醒細胞を抑制して，睡眠を引き起こす（裏出 *2006）. 一方，A_{2A} 受容体作動薬は後部視床下部のヒスタミン細胞の活動を抑制してヒスタミン放出を減少させ，GABA の放出を促進して，徐波睡眠を増加させる（Hong 2005）（8 章）.

アデノシンはアデノシン分解酵素（adenosine deaminase）によって不活化される. アデノシン分解酵素は後部視床下部の隆起乳頭体核（あるいは結節乳頭核，tuberomammillary nucleus：TM）（8 章）の細胞内で，ヒスタミン・GABA と共存していて，前脳に線維を送っている（Senba 1985）. すなわち，アデノシンは最終的には覚醒に関与する隆起乳頭体核からの終末で分解される可能性がある.

4.5 プロスタグランジン E_2

PDG_2 と同時に研究された物質にプロスタグランジン E_2（PGE_2）がある. 松村はラット視索前野に PGE_2 を片側性に微量注入して，徐波睡眠とレム睡眠の減少を観察した（Matsumura 1988；松村 *1997）. 微量では体温の上昇がみられなかったから，視索前野の体温中枢に影響を与えずに，睡眠中枢を抑制したものと思われる. 脳室内持続注入によって覚醒増加を確認後，PGE_2 受容体に作用する拮抗物質 AH6809 を投与すると PGE_2 の覚醒効果が減殺される. また AH6809 単独投与でも覚醒が減少し徐波睡眠が増加する（Matsumura 1989）ことが知られ，この PGE_2 の覚醒効果はサルおよびウサギでも確認されている.

視床下部における PGE_2 濃度をマイクロダイアリシス法で調べると，覚醒から徐波睡眠に入る直前に PGE_2 濃度は低下し，徐波睡眠状態ではこの低下が持続するが，時間の経過とともに次第に上昇して覚醒が引き起こされる（Gerozissis 1995）.

PGE_2 受容体には EP_1, EP_2, EP_3, EP_4 の 4 種が存在し，EP_4 受容体作動薬が PGE_2 と同じ効果を示す. PGE_2 を後部視床下部のヒスタミン細胞近傍に投与すると，EP_4 受容体を介して大脳皮質や視索前野での遊離ヒスタミン量が増加してヒスタミン神経系が活性化する（Hayaishi * 2006）.

4.6 睡眠細胞の活性化

では，睡眠が必要とされるときには，どの細胞が機能するのだろうか？ 最初期遺伝子（immediate early gene）の一種である *c-fos* は細胞が活性化されると c-fos タンパク質を発現させる．この性質を利用して，睡眠時にどの細胞が活性化しているかを調べると，ストレスを与えないように断眠するとラットでは VLPO を中心に（Sherin 1996），またネコの場合，視索前野，前部視床下部の細胞に c-fos タンパク質の発現が認められた（Ledoux 1996）.

なるべくストレスのかからないような刺激でネコを覚醒させ続けたときに活動性を高める細胞を図 4.4 に示す．C が 24 時間の強制覚醒をさせた場合，A はネコが眠りそうになったときになでて 24 時間覚醒させた場合，B がコントロールで A と同時になでて覚醒させた場合である．ストレス群 C では広い範囲にわたって細胞の数が増大しているが，無ストレスで 24 時間覚醒させた場合，コントロールと比較して視索前野（内側 MPO と外側 LPO）と分界条（stria terminalis：ST）の細胞だけが活動していることがわかる.

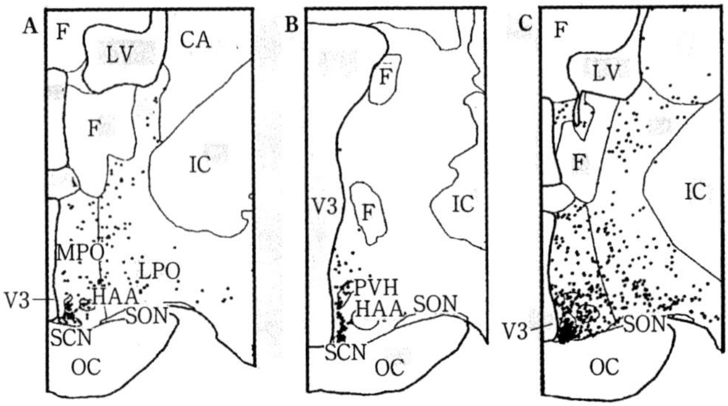

図 4.4 ストレスを与えない断眠（A），コントロール（B），ストレスを与える断眠後（C）にネコの前部視床下部と視索前野の細胞に発現する *c-fos*［Ledoux 1996］

CA：被殻，F：脳弓，HAA：視床下部前野，IC：内包，LPO：外側視索前野，LV：側脳室，MPO：内側視索前野，SCN：視交叉上核，OC：視交叉，PVH：室傍核，SON：視索上核，V3：第 3 脳室.

すなわち，眠くなってくると，ネコでは視索前野の細胞が活動を高めてくる．ラットでも同じようにVLPOの細胞が徐波睡眠中に自発的に活動を高める（Lu 2002）．PGD_2やアデノシンA_{2A}受容体作動薬をマウスの前脳基底部クモ膜下腔に持続的に投与しても同じ現象が観察される（Satoh 1999）．この場合，覚醒に関与する後部視床下部の隆起乳頭体核におけるc-fosタンパク質の発現細胞の減少が観察されている（Scammell 1998）．すなわち，8章に詳述するように，視床下部の前部と後部で覚醒と睡眠の拮抗的なバランスがとられていると考えられる．

4.7 レム睡眠の必要性とレム睡眠誘発物質

以上は主として睡眠量全体の増減についての研究報告であったが，レム睡眠のみの増減についての報告もある．Dementらは，レム睡眠が夢を見ている状態であり，フロイトのいうように，「夢は無意識の王道」であり，何らかの精神安定作用があるならば，夢を見させない，つまりレム睡眠を奪ってしまったら（レム睡眠断眠，REM sleep deprivation），被験者は精神病になるかもしれないと考えた．そしてレム睡眠断眠を実行したが，長期間続けていると次第に覚醒時にレム睡眠時の幻覚が侵入するだけで，何ら精神状態に異常は認められなかった．そのとき，回復睡眠時にレム睡眠量が増えることが観察されたのである．

レム睡眠を奪う古典的な方法として，プールの中央の小さな台の上に動物をおく方法がある．ネコもラットも水が嫌いな動物で，大きなタライに水を浅く張り，中央に植木鉢を逆さまにしておいて，その上に動物を乗せると，レム睡眠時に骨格筋の脱力が起こるために，水に落ちるか，落ちそうになり，覚醒する（プール法）．このようにしておくと，徐波睡眠は正常でも，レム睡眠に入るたびに目を覚ますので，レム睡眠状態に入れない．そして次第にレム睡眠の要求が増大してくる．マウス，ラット，ネコなどで10〜48時間くらいなら確実にレム睡眠を奪うことができる（Kitahama 1980）．

レム睡眠のみを選択的に抑制すると，そのあとにレム睡眠の反跳がみられるが，回復睡眠時での回復量は失われたレム睡眠時間の60%を超えない．この現象を利用して，レム睡眠時の脳内物質の増減の測定や学習・記憶実験がラットで数多く行われた．ただし，この方法はストレスがかかるので，同じような条件でやや大きな植木鉢を使用してレム睡眠がとれるようなコントロール群が必ず必要である．

その後，プール法に代わって，脳内モノアミンを増加させる薬物によってレム睡眠だけを選択的に奪うことができるようになったが，やはり反跳現象がみられ，失われた量の約60%が加算されるだけであった．例外はアンフェタミンで反跳した量は失われた量よりも多い（Kitahama 1980）．このように，レム睡眠は完全に奪うことはできないことから，生体で何らかの機能を果たしていると考えられている．

睡眠物質と同じようにレム睡眠誘発物質（レム・ジュース）があるだろうと考えられたが，いくつかの報告以外には，脳内で増減した物質量を測定した実験は少ない．それはアセチルコリン作動薬であるカルバコールを脳幹に微量投与するとレム睡眠が誘導されて増加する事実のインパクトが大きくて，物質抽出に意味を感じなくなってしまったからだろう（12章）．しかし，いくつかの実験がなされている．

たとえば，有機ブロムをふくんだ低級脂肪酸とアルコールのエステルをネコの静脈内に投与するとレム睡眠だけが増加し，またレム睡眠中のネコ脳脊髄液内の有機ブロム化合物の濃度が増加する（Torii 1973）．また脳脊髄液中に存在するセミコハク酸ブトクタミドは，レム睡眠の少ない高齢者や精神遅滞児童（14章）でレム睡眠を増加させる．10，11章に述べるように前脳を摘出された橋ネコ（pontine cat）では術後次第にレム睡眠が減少していくが，視床下部や下垂体の抽出物を与えるとレム睡眠量が回復するから，アセチルコリン以外にレム睡眠誘発物質があるはずだが，この問題もいまだに解決されていない（12章）．

4.8 問　題　点

断眠によって産生される睡眠物質は単一ではなくさまざまな物質があり，それらの混合体が脳に作用している．これらの物質が脳内の睡眠中枢を興奮させるか，あるいは覚醒中枢を抑制して睡眠が誘導されるものと考えられる．しかし，液性物質の睡眠への効果についてはまだ素朴な疑問が残っている．

多くの人は自分の経験から，夜間は連続して眠っていると思いがちだが，小動物では多相性の睡眠をとっている，つまり覚醒と睡眠が交互にあらわれる．ラットに睡眠物質を投与すると睡眠潜時が短くなったり，睡眠の全体量が増加するが，多相性であることには変わりがなく，覚醒が絶え間なく引き起こされている．睡眠物質の分泌変化は緩徐であり，神経活動の反応のように迅速ではない．すなわち，睡眠物質の増加によって，脳が睡眠モードになっていると考えた方が理屈にあっているだろう．

また，もし，液性物質が脳脊髄液内に均質に拡散すると仮定すれば，両側に効果があるはずであるが，イルカの半球睡眠では実際にはそうならない．片側では覚醒が引き起こされている．これは液性物質への受容体の感度が部位によって異なる可能性があると説明できるかもしれない．過去の実験では，7章に説明するように，左右脳の離断をしたあとに，中脳レベルでの片側離断をすると，健常側で覚醒がみられても切断側では睡眠が引き起こされることが報告されている（Berlucchi 1966）．

以上のような疑問も残っているが，液性要因や体内時計からの信号を感知して睡眠の神経メカニズムが起動する．神経メカニズムは睡眠・覚醒調節のためにさまざまな伝達物質を利用してネットワーク間で信号のやりとりをしている．次に，これらの問題をふまえて，脳内の重要な伝達物質と神経メカニズムに触れていくことにする．

5. 睡眠と脳内の主な神経伝達物質

5.1 神経間の情報伝達について

以上に主として睡眠を誘発する物質について述べたが，覚醒を誘発する物質もある．身近な覚醒誘発物質はコーヒーや紅茶，緑茶にふくまれているカフェインである．大量の服用では3時間ほどでまったく眠れない状態におちいる．この効果は脳内のアデノシン受容体への拮抗作用によるもので，プロスタグランジン D_2（PGD_2）との相互作用については4章で述べたとおりである．総説として Basheer（＊2004）がある．

覚醒剤として名高いアンフェタミン（amphetamine）は1887年にルーマニアの25歳の科学者 Edeleanu によって合成され，1932年に吸入剤のかたちで商品化された（Sulzer ＊2005）．1936年にベンゼドリン（Benzedrine）10 mg 錠剤として処方箋なしに売り出されてから，またたく間に世界中の学生，芸術家，トラック運転手，爆撃機のパイロットなどの間に広がった．眠いときにアンフェタミンを服用すると，眠気と疲労感がとれ，作業効率が上がるからである．

これはアンフェタミンによって放出が促進されたノルアドレナリンやドパミンなどモノアミンがシナプス間に増えて，受容体を連続して刺激するからで（Sulzer ＊2005），脳内モノアミンをレセルピンであらかじめ減らしておくとこの覚醒効果はみられなくなる．シナプス間に放出されたモノアミンは再取り込みされ，最終的には分解酵素であるモノアミン酸化酵素（monoamine oxidase：

MAO）によって活性を失う．活性が失われないように酵素活性を阻害すると，覚醒が引き起こされる（Kitahama 1979, 1980, * 1994）．

Jouvetの伝記に興味深いことが述べられている．中脳切断後にネコが昏睡状態になった場合（7章），アンフェタミンでは覚醒が得られなかったが，カフェインは有効であった（1957）．これは，切断より前の部分ではノルアドレナリンが消失しているからであるし，カフェインは前脳にあるアデノシンの作用を阻害して睡眠を阻害するからであるが，もちろん，当時はそのようなことはまったく考えることもできなかった．

本書は睡眠を主題にしているが，睡眠・覚醒は脳内の化学物質，および構造によって調節されているので，上述のモノアミンやアセチルコリン，グルタミン酸（グルタメート），GABAなどの化学物質の知識を抜きにしては考えられない．以下にこれらの神経伝達物質（neurotransmitters）あるいは神経修飾物質（neuromodulators）とよばれる物質について簡略に説明をしておきたい．

遊走できる単細胞生物では，同種の他の単細胞に何らかの機械的あるいは化学的刺激を与え，あるいは他から与えられて，個々の次の反応がなされる．すなわち化学物質を分泌する側と受け取る側がある．化学物質は一種の信号である．

血液・体液を構成する細胞以外，個々の細胞の位置が固定化されてしまった多細胞動物でも情報伝達に化学物質を使用している．たとえば遠い位置にある標的細胞にホルモンなどの液性情報を与えることができる．しかし，瞬間的にかつ正確な情報を特定の相手に与えるには細胞体の一部を長く伸ばした軸索を使用し，かつ軸索を介して情報（電位差）を移動させて，その尖端で化学物質を分泌するのが最適である．また受け手の細胞の受容体も送り手の軸索の終末のシナプス部に存在する必要がある．

平易にいうと「相手が受け入れてくれるなら（受容体があるなら）」「相手に長い腕をさしのべて，指先から化学物質を分泌して意志を伝える（信号を送る）」のである．そのために，一部の細胞が特殊化して神経細胞（ニューロン）になったわけで，多細胞動物での細胞間の情報連絡も基本的には化学的であり単細胞生物と変わるところはない．

一般に，軸索の末端にある終末は受け手の神経細胞の樹状突起の細胞膜に存在する受容体に信号を伝達する．終末にある前シナプスと樹状突起にある後シナプスの受容体との間には微少な空間があって，電気的信号はこの空間を乗り越えられないが，線維の先端にあるシナプスから神経伝達物質が放出されて，次の神経細胞にある後シナプスの受容体で受信されると，膜内で一連の化学変化が発生し，細胞活動は促進されるか抑制される．そして（将棋倒しの駒が倒れていくように）信号は次々と神経細胞間に伝わり，回路を流れる．

神経伝達物質にはモノアミンやグルタミン酸，GABA，アセチルコリンなどがあり，脳内には微量しか存在しないが，極微量で伝達効果を発揮する．したがってその量が過剰になれば神経系の機能に異常をきたす神経毒となるので，中枢神経系の外部に存在する神経伝達物質は脳脊髄血液関門（brain blood barrier：BBB）でさえぎられて脳内に移行しない．以下にこれら伝達物質について説明をする．

5.2 ド パ ミ ン

ドパミンやノルアドレナリンは，5億年以前から存在する原生動物に属する線毛虫類テトラヒメナにすでにその合成酵素が認められているから，これらはヒトまで保存されてきた原始的な伝達物質といえる．血中のアミノ酸のチロシンがアミン細胞に取り込まれ，チロシン水酸化酵素（tyrosine hydroxylase：TH）と芳香族L-アミノ酸脱炭酸酵素（aromatic L-aminoacid decarboxylase：AADC）によってL-ドーパ（L-dihydoxyphenyl alanine：L-DOPA），ドパミン（dopamine）と順に生合成される．信号が伝わってくるとシナプス小胞内のドパミンはシナプス間隙に放出され，後シナプスの受容体を刺激する．その後，トランスポーターによって前シナプスに再び取り込まれ，上記のモノアミン酸化酵素によって不活化されて排出される．

ドパミン細胞は中脳と視床下部に多数存在している．最大の細胞集団であるA9グループとよばれるドパミン細胞群は主として中脳黒質に密集し，線条体に線維を送って，錐体外路系運動を制御する細胞の活動を調節している．黒質のドパミン細胞に変性が起きると線条体の運動細胞がうまく働かなくなりスムーズな運動ができなくなる（パーキンソン病）．

黒質よりやや内側のグループ（A10）は前頭葉や辺縁系に線維を送って，意欲や情動の形成に寄与している．とくに腹側被蓋野（ventral tegmental area, 以下 VTA）に存在するドパミン細胞の活動は，「何かの手がかりを示すと正しい反応をする」ような学習訓練の報酬としてジュースを与えると活動が高まるし，訓練が進むと，手がかりを示すだけでも活動が高まってくる．このようにドパミン細胞は意欲や運動や行動を促進する意味で覚醒に寄与している．

さらにドパミンを前シナプスに再取り込みするドパミン・トランスポーター（dopamine transporter：DAT）が先天的に欠損しているショウジョウバエ，あるいは遺伝子操作によって抹消されたKOマウスでは，シナプス間隙にドパミンが増加することで，持続した行動覚醒がみられ，睡眠は減少する（Kume 2005）．ドパミンの前シナプスへの再取り込みを阻害するコカイン cocaine も覚醒を増強し報酬効果をもっている．ドパミン細胞の活動はレム睡眠時にも変化がないことから，レム睡眠研究の対象として研究されてこなかったが，ドパミン細胞がレム睡眠時に群発性の発射を示し活動をたかめていることが知られてきて（Maloney 2002；Dahan 2007），最近では新しい観点で研究が進められてきている（Gottesmann 2007）．

5.3　アドレナリンとノルアドレナリン（8〜12 章）

ドパミンがドパミン-β-ヒドロキシラーゼ（dopamine-β-hydroxylase：DBH）によって水酸化された物質がノルアドレナリン（アメリカでは薬局方名ノルエピネフリン）で，ノルアドレナリンはさらにフェニルエタノラミンN-メチル基転移酵素（phenylethanolamine N-methyltransferase：PNMT）によってアドレナリンに変換される．アドレナリンは1900年に高峰譲吉と上中啓三によってウシ副腎から抽出された．

中枢神経系では，アドレナリン細胞は延髄に位置するC1とC2グループに存在し，血圧や呼吸など自律神経系の調節に関与している．血圧や呼吸などがレム睡眠時に不規則な活動をするのは前脳からの信号によってこれらの細胞の活動変化が引き起こされるからと考えられる（14 章）．

以下に述べるノルアドレナリンは副腎髄質に大量に存在していて，交感神経系の活動に関与しているが，脳内にも広範囲に存在していて，標的受容体に作用したのちにノルアドレナリン・トランスポーターによって再取り込みされ，モノアミン酸化酵素で不活化されて排出される．

動物は環境の変化に応じて反応をする．危険がある場合，覚醒水準を高め，注意機能を喚起する．前述の覚醒を引き起こし注意力を向上させるアンフェタミンの効果はシナプス間隙にノルアドレナリンが放出されることによる．

行動面からみると，覚醒時には，あるいは青斑核を刺激すると，前脳でのノルアドレナリン濃度は上昇して，外界からの刺激によく反応し，とくにストレスを与えると青斑核の活動が高まる．たとえば，遅延反応のように条件刺激を与えてから反応するまでに少し待たなければならないような状態では青斑核の活動が高まる．

ノルアドレナリン細胞の活動が適度であれば，注意を集中することができ作業能率が上がる．過度であれば，注意が集中しすぎて注意範囲が狭くなり，ほかのことを考えられなくなる．「熱中する」のはポジティブな面であるが，「こだわる」「他に考えが及ばない」「不安が頭からはなれない」などはネガティブな面である．

主として橋・延髄に起始細胞があるが，最大の細胞群は A6 グループの青斑核で（図 1. 4），視床や視床下部，大脳辺縁系，前脳基底部，新皮質へ直接多くの線維を送っている．ノルアドレナリンは視床や前脳基底部，新皮質を賦活し，行動的覚醒を引き起こす．すなわち，青斑核から電気信号が皮質へ伝わり，その部位でノルアドレナリンが放出される．

麻酔下で青斑核を電気刺激すると，直接線維を送っている視床の視覚中継核外側膝状体の細胞の活動が高まり，刺激している間，皮質脳波は脱同期化（速波化）する（Kayama 1982）．したがって，青斑核は覚醒に強く関与すると考えられる．反対に VLPO の GABA 細胞によって青斑核の細胞が抑制されて睡眠が引き起こされるという実験結果が多い（Gallopin 2000；Nitz 1997；Sherin 1998）．

ノルアドレナリンの放出によって脳が刺激されて覚醒を引き起こす場合，睡眠中枢をも刺激する矛盾が考えられるが，それは以下のように説明できる．ノルアドレナリンは標的細胞のもつ受容体の性質によって興奮性あるいは抑制性の反応を引き起こす．後シナプスの反応を規定するのは神経伝達物質ではなくその受容体である．たとえば $\alpha 1$ 受容体は膜電位を脱分極化させ興奮性に，$\alpha 2$ 受容体は膜電位を分極化させて抑制性に機能する．睡眠中枢に $\alpha 2$ 受容体があればノルアドレナリンは抑制性に働く．

すなわち，同じ物質であっても，標的細胞にある受容体の性質によってその生理効果は異なる．たとえば，人間社会で内容の同じ手紙や言葉を受け取っても，受け手の性質によって反応が異なるのと同じである．近年の薬理学は受容体の性質を抜きにしては理解しえなくなっている．

またノルアドレナリン細胞自体にノルアドレナリンを電気泳動的に投与すると活動が低下するのは自己受容体（autoreceptor）によって自身の活動を調節しているからと考えられる（Koyama 1993）．

ノルアドレナリン細胞の自発活動は，覚醒時に最大の活動を示すが，徐波睡眠に入ると活動が低下し，レム睡眠でほとんど活動を停止してしまう，（Hobson ＊1975, ＊2002）（12 章）．そして覚醒寸前に活動が再び高まってくる（Aston-Jones 1981）．

それでは，ノルアドレナリン細胞は覚醒に絶対的な役割を演じているのだろうか？ ノルアドレナリン細胞は中脳網様体の背側を通過して視床，視床下部，さらに前脳に線維を送っている（背側被蓋束，dorsal tegmental bundle：DTB）．したがって，この線維束を破壊すると前脳のノルアドレナリン・レベルが低下するが，覚醒量はわずかな低下にとどまるにすぎない（Lidbrink 1974）し，青斑核細胞の 85％破壊でも同様の結果であった（Jones 1977）．

また，青斑核ノルアドレナリン線維にのみ選択的に作用する神経毒 DSP-4 によって青斑核由来のノルアドレナリン線維を破壊しても，覚醒・睡眠に異常はみられなかった（Monti 1988；Gonzalez 1996）．遺伝的疾患によってノルアドレナリンを合成する酵素（DBH）が欠損しているヒトでも覚醒・睡眠の発現は正常であったから（Tulen 1991），ノルアドレナリンは覚醒にとって十分条件であっても必要条件ではないと考えられる．ノルアドレナリンの合成酵素を欠損させたノルアドレナリンをもたないマウスでも覚醒とレム睡眠は正常に存在する（Hunsley 2006）．この場合，環境を変えたり，薬物を投与したあとの入眠に必要とされる時間が短縮するにすぎない．以上の例のほか，慢性中脳離断脳の前脳でも覚醒があらわれるから，ノルアドレナリンが欠損していても覚醒は成立する．それは，他のシステム，たとえばアセチルコリンやヒスタミン系などが健常だからである．

5.4　セロトニン（12章）

セロトニンは5-ヒドロキシトリプタミン（5-hydroxytryptamine：5-HT）という化学物質で，1947年に強力な血管収縮作用をもつ物質として血液および腸の基底顆粒細胞に認められたので，セロトニンは血管や腺に作用するものと考えられていた．直後に脳内にも分布していることが化学的に検出され，蛍光組織法や免疫組織化学によって局在が調べられて，起始細胞は中脳・橋・延髄の中心線に密集して存在し，その線維は脳内に広く伸びていることがわかった．最大の細胞群は中脳背側縫線核（dorsal raphe nucleus：DRN）である（図1.4）．縫線核のセロトニン細胞が活動を高めると，あるいは電流刺激すると，終末でのセロトニン放出が増加する．

セロトニンは血中から取り込まれたトリプトファンから合成されてシナプス小胞に蓄えられ，刺激が与えられるとシナプス間隙に放出されて受容体を刺激する．その後，セロトニン・トランスポーターによって前シナプスに再び取り込まれてモノアミン酸化酵素によって不活化される．

セロトニン細胞は脳内のほとんどの部位に線維を送っているから，脳内の多くの細胞はセロトニンと何らかのかかわりをもっていると考えられる．すなわちセロトニン細胞はさまざまな生理的機能，たとえば摂食行動，セックス，攻撃的行動，体温調節，内分泌，痛み，学習と記憶，気分，覚醒・睡眠などに関与している．(Portas *2000b)．とくに最近問題化している「きれる」「我慢ができない」などの精神状態もセロトニン細胞とのかかわりが指摘されている（神山 *2005）．

ラットで日内リズムを調べると，セロトニン細胞は活動を覚醒時に高めているし，また身づくろいや咀嚼などのリズムをもった運動にともなってセロトニン細胞の活動が上がる（Jacobs *1993）．したがって起床後セロトニン細胞の活動を上げて元気になるためには，朝食をよく噛んで食べることがすすめられている．発育期の児童がテレビやゲームに熱中して夜更かし・朝寝坊をするようになり，学業成績も低下したが，早起き・早寝をし，朝食をとることによって血糖値を上げると，活動量が増加し学業成績も向上したとの報告がある（神山 2006）．

覚醒・睡眠メカニズムへのセロトニンやノルアドレナリンの関与については大議論があった．概略すると，縫線核をふくむセロトニン細胞の大部分を破壊した場合，ネコは眠らなくなり，青斑核のノルアドレナリン細胞を壊すと，レム睡眠が消失することが報告された．さらに，薬物によって，脳内モノアミン量を減少させると，セロトニン減少の場合不眠が，ノルアドレナリン減少の場合レム睡眠の減少が引き起こされた．後者の場合，セロトニンの前駆物質である 5-HTP（6 章）を投与すると睡眠が回復してくるから，セロトニンが減ると覚醒，増えると睡眠という有名な Jouvet の睡眠覚醒のモノアミン仮説が作られた（Jouvet 1972）．

しかし，セロトニンを薬物で長期にわたって減少させても，睡眠が回復してくることは当時すでに知られていたことであり（Dement 1972），またその後，縫線核に微小電極を植え込んで一つ一つのセロトニン神経細胞のスパイク活動を記録すると，覚醒時には発射数が多く，徐波睡眠で減り，レム睡眠時にはまったくみられなくなることが報告され（McGinty 1976；Jacobs 1986），セロトニン細胞は覚醒時に活動し，徐波睡眠で活動が低下し，レム睡眠で休止することが知られるようになった．

またマイクロダイアリシス法で測定すると，覚醒時の背側縫線核（図 1. 4）細胞の発火活動にともなって脳内遊離セロトニン量が増加し，セロトニンの徐波睡眠時での量は 2/3 から 1/2 倍に低下し，レム睡眠時にはさらに低下することがわかった（Portas 2000a）．さらに背側縫線核を冷却することで徐波睡眠が引き起こされる（Cespuglio 1979）などの理由から，セロトニンは睡眠を引き起こす物質ではなく，むしろ覚醒に関与すると考えられる．

しかしながら，薬物によるセロトニンの低下で睡眠量が減少する理由はまだ解明されていないし，セロトニン細胞の睡眠・覚醒への関与については，現在の時点でもあまり明確ではない．セロトニンの受容体は数多く，現在 11 種ほどが知られていて，セロトニンを感受する細胞はそれぞれがもつ受容体によって異なる反応を示すからであろう．たとえば 1_A 受容体はセロトニンを感受するとセロトニン細胞の働きを抑制する方向に働くから，1_A 受容体作動薬を縫線核のセロトニン細胞に与えるとその細胞の投射している部位でのセロトニン放出が減少する，などの事実がセロトニンの生理効果を複雑にしている(Portas 1996, 2000a)．

5.5 ヒスタミン (8, 9 章)

ヒスタミンはアミノ酸のヒスチジンが脱炭酸化されて生成される．H_1 受容体に作用する抗ヒスタミン剤が眠気をもよおすことからヒスタミンの覚醒への関与が想像されていたが，ヒスタミン神経系についてのデータがなかったために研究が困難であった．すなわち最近までヒスタミン細胞の脳内での存在部位がわからなかったのである．1980 年代にヒスチジン脱炭酸化酵素（histidine decarboxylase：HDC）やヒスタミンそのものの抗体が作成され，起始細胞が後部視床下部の隆起乳頭体核に限局して存在することが知られてから(図 1. 4)，ヒスタミン系の研究が急速に進んだ（8 章）．後部視床下部から新皮質や脳幹網様体をはじめとする脳内に広く線維を送っている．ヒスタミン細胞は覚醒の維持に関与していて，覚醒時にもっとも活動が高く，徐波睡眠時に低下し，レム睡眠時に活動停止する．アレルギー反応を軽減する抗ヒスタミン薬は H_1 受容体に作用するが，眠気などの副作用をもち，その性質を利用して睡眠薬として処方されている．

5.6 アセチルコリンと一酸化窒素 (6, 11〜13 章)

アセチルコリンはバクテリアや真菌，原生動物にも存在し，神経系形成以前から生物が必要としてきた重要な物質で，1921 年 Loewi によってその生理活性が証明された．アセチルコリンの作用は受容体によって異なり，ニコチン作動性の迅速な反応かムスカリン作動性の緩慢な反応のどちらかが引き起こされる．ニコチンはタバコに含まれるアルカロイドで，神経系ではアセチルコリン受容体に結合して，アセチルコリンの作用を模倣する．ムスカリンはベニテングダケなどのキノコから抽出されたアルカロイドで，末梢神経系で副交感神経系作用物質として研究されたが，中枢神経系でも，ニコチンとはやや異なった作用を模倣する．

脳内での存在部位は，アセチルコリンの合成酵素であるコリンアセチルトランスフェラーゼの抗体を使用した免疫組織学によって明らかにされ，脊髄から前脳まで広汎に細胞集団を作っていることが確認されている（Kimura 1981）．

覚醒・睡眠システムに大きく関与するのは，前脳基底核と橋中脳の細胞でCh1-Ch6と6のグループに分類されている．

脳幹網様体のアセチルコリン細胞は6, 7章に述べる上行性網様体賦活系の重要な要素で，一部が覚醒を，一部がレム睡眠を引き起こす（6, 12章）．これらは背外側被蓋核（laterodorsal tegmental nucleus，以下LDT）と脚橋被蓋核（pedunculo-pontine tegmental nucleus，以下PPT）に数多く存在していて，視床中継核や脳幹網様体，前脳基底部などに線維を送っている（図1.4 D, E）．中脳網様体のアセチルコリン細胞の電気活動を記録すると，線維を上行性に送る細胞では，発火頻度は徐波睡眠時にくらべて覚醒およびレム睡眠時に高く，群発性の活動波の観察されることもある．

Kayama（1992）によると，モノアミン細胞群はどの細胞をとっても刺激に対する反応が均質であるのに，アセチルコリン細胞は細胞ごとにそれぞれ反応が異なっており，それぞれが混在している．それらは，1）覚醒時にはほとんど活動せず，徐波睡眠が深くなるにしたがって発火頻度が増加し，レム睡眠に入る20～30秒前から発火頻度が激増，レム睡眠時にその頻度が維持されるグループと，2）徐波睡眠時には活動レベルが低く，覚醒・レム睡眠時に活動の持続的に上昇するもの，3）覚醒・レム睡眠の開始時に一過性に活動の上昇するものなどに分類できるが，このような活動の変化は脳波や行動の変化に先行して起こる．したがって，モノアミン細胞のように覚醒時にのみ特異的に活動するわけではないが，覚醒発現には2）と3）のタイプのアセチルコリン細胞がかかわっていると考えられる．詳細は12章に譲る．

一酸化窒素（NO）ガスについては，ニトログリセリンによる血管拡張作用の実体がこの物質であることがつきとめられ，ほかにもさまざまな生理作用が認められて，発見者たちはノーベル賞を受けた（Nobelが狭心症のためニトログリセリンの服用をすすめられていたことは有名である). 陰茎の勃起もバイアグラの作用もNOによる血管拡張作用に関連している (14章). またシナプス間の伝達については, カルシウムが流入するとNOはNO合成酵素 (NO synthase：NOS) によって産生され, 拡散して伝達を遂行する. とくにLDT/PPTの細胞にはNOSとアセチルコリンが共存していて, レム睡眠の発現にかかわっているらしい. この部位でのNO合成を阻害しておくとレム睡眠の発現回数には変化はみられないが, 1回あたりの持続時間が減少するし, 外部から与えたコリン作動薬のレム睡眠促進効果が相殺される (Leonard 1997). これらの結果から, レム睡眠の持続に関してNOがアセチルコリンの作用を増強していると考えることができる.

5. 7　グルタミン酸, GABA, グリシン (6, 12, 13章)

脳は吸収した食べ物を分解して神経伝達物質や神経修飾物質として使用している. 上述のモノアミンもアミノ酸の構造が一部変化したものにすぎない. そしてアミノ酸そのもののグルタミン酸とグリシンも神経伝達物質として活用されている. 前者は興奮性, 後者は主として抑制性に働いている. グルタミン酸は, 1866年にRitthausenによって小麦のグルテンから同定された「酸味弱く, まずい後味がある物質」である. のちに池田菊苗によって昆布からも抽出され, そのナトリウム塩 (味の素) は「うま味」の成分として有名になった.

脳内で合成されるグルタミン酸は大脳新皮質や海馬での主要な興奮性神経伝達物質であり, 記憶・学習などの脳高次機能にとって重要な役割を果たしている. また, 脳幹網様体や前脳基底部にも多数の細胞が存在していて覚醒に関与している (Jones 1995). 受容体にはNMDA受容体と非NMDA受容体があり, 後者にAMPA受容体やカイニン酸受容体がふくまれる (12章).

GABA (γ-aminobutyric acid) はグルタミン酸が脱炭酸化された物質で強力な抑制物質であり, GABA細胞とその終末は脳のほとんどの部位に見いだされる. とくに視床の周囲にある視床網様核のGABA細胞は, 視床に線維を送っていて, 感覚系 (特殊) 神経および汎生系 (非特殊) 神経の過剰興奮を抑え, 皮質下組織由来の睡眠信号を受信すると, 皮質・視床回路の機能を低下させ，紡錘波を発生させる（Steriade * 2005；* Fuentealba 2005）（6 章）．VLPO や前脳基底部の睡眠中枢やレム睡眠調節など睡眠と覚醒に関与するシステムにも深くかかわっている（4, 10, 12 章）．

最近の睡眠薬（睡眠導入剤）の主成分であるベンゾジアゼピン（benozodiazepine）は $GABA_A$ 受容体作動薬で，服用すると脳のさまざまな部位に抑制的に作用し，催眠，抗不安，抗痙攣，筋弛緩作用が引き起こされる．PET を使用する脳イメージングでは，大脳辺縁系に強い結合部位がある（Kajimura 2004）．

反対に，ビククリン（Bicuculline）やギャバジン（Gabazine）など GABA 受容体に抑制作用をもち，その結果，脳神経系を興奮させる薬物もあり，脳内への局所微量注入法を用いて，GABA 神経系の作用が研究されている（12 章）．

グリシン（glycine）はアミノ酸のなかでももっとも単純な分子でゼラチンから単離された．興奮性作用もあるが，主に抑制的に働き，レム睡眠時に脊髄運動細胞を抑制してレム睡眠時の骨格筋の脱力を引き起こす（13 章）．ストリキニンによってその作用が抑制される（12 章）．

線維を傷つけずに細胞だけを破壊するのに使用されているカイニン酸（kainic acid）やイボテン酸（iboteinic acid）もアミノ酸で，受容体に強く作用して極微量で細胞を異常興奮させ，微量で細胞死を引き起こす．カイニン酸は駆虫剤として使用されていた海人草から竹本常松によって抽出された．イボテン酸はやはり竹本常松によってイボテングダケから抽出されたアミノ酸でキノコのうま味成分であるが，極微量でグルタミン酸の数倍の強力な興奮作用をもち，少量でも細胞死を招く（7, 8 章）．イボテン酸が脱炭酸化されたムシモル（muscimol）は，GABA と類似の構造をもち，GABA よりも強力に細胞の活動を抑制する（8 章）．

これらの物質を調べたい標的部位に極微量投与することによって，その部位の細胞を興奮させたり抑制させることができ，また微量投与で細胞のみを永続的に破壊してその効果をみることができる（7, 8, 12 章）．

5.8 研究方法

上記に概略した神経伝達物質や神経修飾物質は，脳のあらゆる機能に深くかかわっているが，ほかにオレキシンなどのペプチドによる神経修飾物質も睡眠と覚醒システムにかかわっている．とくに，モノアミン細胞は脳幹に限局していて，上行性あるいは下行性に線維を送り，他の細胞の活動を調節している(7, 11, 12 章)．

これらの細胞体が他の部位のどこに投射しているのか，すなわち線維を送っているのかを調べる方法も最近開発されてきた．かつては，起始細胞を破壊する，あるいは軸索の途中を切断すると細胞体や軸索の消失あるいは変性が起きることを利用して線維投射を研究していたわけで，鉄道にたとえると，始発駅あるいは中途の線路を破壊して，列車が通れないようにし，その後にできるレールの錆を探す方法である．しかし，消失した対象を確定するのは非常に困難であった（6 章)．

その後，細胞の軸索流を利用して，細胞体や終末に放射性物質やマーカーを注入して，その行方を追う方法が採用されたが，空間分解能などに不満が残った．最近では，コレラ毒素の断片など細胞に取り込まれやすいタンパク質を投与し，細胞体から終末へ（順行性）あるいは終末から細胞体へ（逆行性）移動をするこれらのタンパク質マーカーを，それぞれの抗体を使用して，免疫組織化学で可視化する鋭敏な方法がとられている．鉄道でいえば，辺境の地から送った小包がどの都市の始発駅に運ばれたかを調べると，始発駅を特定することができる．また細胞にふくまれている物質を別な色で染色することによって，すなわち伝達物質とマーカーに二重染色をほどこせば，その物質をふくむ細胞が投射する部位を特定することができる．小包を受け取る始発駅の都市にどのような人間が住んでいるか知ることができるように．

細胞体が自発的に活動しているかいないかは，細胞内あるいは細胞外に微小電極を挿入し，ユニット電位を計測する方法があり，さらに電気刺激や化学刺激を与えてその細胞体の反応を加算平均して研究する方法などがある（6, 7, 11, 12 章)．最近では細胞体が活動したときに発現する *c-fos* のような前初期遺伝子が作り出すタンパク質の局在を免疫組織化学で可視化する方法もとられている．c-fos タンパク質は核に存在するので，やはり二重染色によって，*c-fos* 発現細胞の化学的性質を知ることができる（4, 12 章）．脳の活動を検出できる PET や fMRI を使用する脳イメージング法についてはすでに触れた（1, 11 章）．

以下にもう少し詳細にこれらの細胞の睡眠と覚醒システムへのかかわり方をみていくことにしよう．

6. 視床と大脳新皮質

6.1 覚 醒 と 意 識

覚醒を定義するのはむずかしい．普通ヒトでは覚醒と意識とは同じ意味に使用されていて，臨床では意識混濁や見当識障害など意識水準についての分類がある．覚醒は外から客観的に観察して「脳が十分に機能していて，外界の刺激に適応できる生理的な状態」といえるかもしれないが，これでも十分な定義ではないだろう．イヌでは新皮質が摘除されても行動上の変化はみられず覚醒は存在する（7 章）．ヒトで意識障害（てんかん発作時など）があっても行動上の覚醒が存在する場合は多い．

一方，認知心理学では，意識は「外界やものや身体内部の状態に，あるいは自分自身に気がつく，注意が向けられる主観的な心理的な状態」である（苧阪 * 1994）．この定義では，注意が向けられていなくても（意識にのぼらない無意識でもフロイトの潜在意識でも）覚醒は存在するので，覚醒は意識状態を構成する必要条件である．

ヒトの意識には本章で紹介する視床―新皮質回路がかかわる，すなわち，この回路が健全に機能してはじめて，新皮質の覚醒やそれにともなうはっきりとした意識が成立し，外界からの複雑な情報が処理されるものと考えられている．

6.2 新皮質の働き

外から観察しうる行動的な覚醒は，系統発生学的に説明すると，無脊椎動物では散在神経系や梯状神経系などの神経ネットワークの活動による覚醒，下等脊椎動物（魚類）では視床下部をふくむ脳幹の覚醒，次に前脳（爬虫類の大脳辺縁系や線条体）の覚醒，最後に肥大化した前脳（哺乳類や鳥類の新皮質や新線条体）の覚醒と進化してきた．進化するにつれて，覚醒の質が向上し，環境によりよく適応できるようになった．与えられた環境のなかで刺激に反応してどのように対処できるか，という意味である．とくに新皮質や新線条体をもつ動物では注意を集中させたり，複雑な反応をすることができる．本書では新皮質と大脳辺縁系（古皮質や旧皮質）をふくめた構造を大脳皮質とよんでおく．

さて，われわれがこうして本を読んで意味がわかるのは大脳皮質や脳幹のさまざまな領野が働いているからである．「文字を追う」ために眼球が運動し，揺れる電車の中でも前庭系と小脳が働いて文字がぶれて見えることはない．文字は紙に印刷されたインクのしみにすぎないが，網膜に映って，電気信号に変えられる．電気信号は視床の一部である外側膝状体で中継されて視覚領に入り，さらに情報処理されて図形として知覚される（図6.1A）．

われわれが覚醒時に「ものを見る」場合，下から上へのボトムアップの信号の流れによって「ものが見える」．図6.1Bのように，かたちや明暗や運動のある光刺激が網膜に達し，視神経を介して第1次視覚野に情報が送られる．ここで，いろいろな要素に分解されて，かたちや色彩などの要素は腹側の高次視覚野を経て，連合野へ流入し，他の感覚情報と混ぜ合わされ，過去の記憶と比較され，あるいは情動的に変形される．対象が運動するものであれば，その速度や方向性などの要素は背側方向へ流れて頭頂葉で分析され，最終的にすべてが混ぜ合わされて，統合され，脳のどこかでバインディングされる．一部が意識化されるが，ほとんどは意識化されない（もちろん覚醒は存在している）．

文字という記号の組み合わせは音に変換され，音韻ループに組み込まれ，過去に記憶した音韻と比較されて，意味が探される．つねに記憶にアクセスして体験が読み出され，組み合わせられて，文章のあらわす文脈が探され，状況が

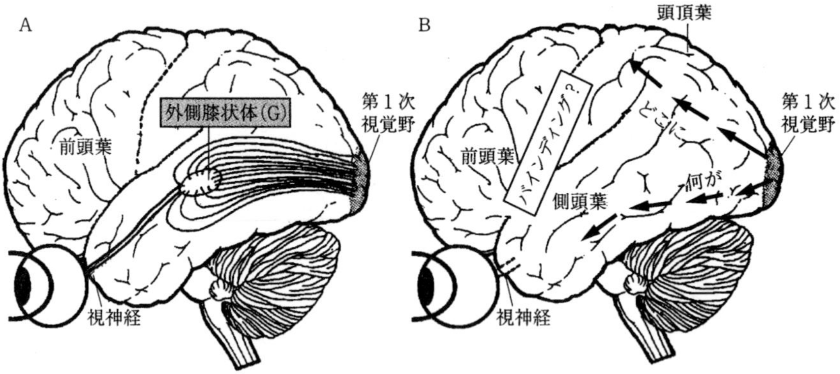

図 6.1 (A) 外界の光情報は網膜，視神経を経て視床外側膝状体から第1次視覚野に流入し，(B) 分解されて腹側経路をたどって物体認知が行われ，背側路をたどって運動認知が行われ，最終的にバインディングされて「見える」という知覚が成立する［北浜 *2000］．

把握される．ここまでもほとんどは意識にのぼらない．そして意識としてあらわれるときに，情景が脳裏に浮かぶこともあれば，人物の顔があらわれ，音が聞こえ，状況が把握されて，場合によっては笑ったり泣いたりする．たった数行の文章がこのような状況を脳の中に引き起こすのである．

ところが（たとえば脳出血や脳梗塞あるいはその後遺症などで）脳の一部に障害が出ると文字の意味もとれなくなってしまうし，運動に関与する領域が傷害されると思うようには手足が動かせなくなる．こうして本が読めるのも皮質や脳幹の多くの領野が共同して働いていて，領野間に頻繁な連絡があるからである．それには，大脳皮質全体が効果的に機能できる状態になければならない．

6.3 視床と大脳新皮質との相互作用

このように脳に流入してきた感覚の大部分はヒトでは大脳新皮質で処理される．大部分は，というのは，感覚は視床へ入る前にも，視床でも，ある程度処理されるし，大脳辺縁系その他でも処理されるからである．最近の認知神経科学の発展にともなって新皮質だけが話題にのぼっているが，それには視床と新皮質との相互関係を知っておく必要があるだろう．

視床は扇の要のように，脳のほぼ中心に位置し，下位脳の感覚受容細胞や感覚中継核からの線維を受け取るほか，脳内各部から流入してくる情報の統合を行っている高次脳機能の要である（図6.1A,2A）．視床は魚類など下等脊椎動物では発達していないが，爬虫類から大きくなりはじめ，鳥類と哺乳類ではよく発達している．

たとえば視覚は網膜を経て，聴・触・味・内臓感覚はそれぞれの受容器から脳幹を経て視床に到達する．嗅覚だけはそのまま嗅皮質に入るので直接には視床にいかない．視・聴・触・味・内臓感覚は視床で神経線維を乗り換えて，新皮質に到達する（図6.1A）．視床は単なる中継地点ではなく，ここで情報はある程度前処理されて皮質に送られ，皮質から視床にフィードバックされる（図6.2A左）．視床は小さいが非常に複雑で精緻なプロセッサーであって，視床―新皮質での情報のやりとりだけではなく，皮質―皮質間連絡によってさまざまな感覚や情動が混ぜ合わせられた処理結果も視床に集まり，新皮質にその情報を返したり，他の部位に情報を送っている．

6.4　新皮質の活性化（賦活）

同時に，大脳皮質は視床を介して賦活され活性化される（注：後述のように厳密には皮質の一部だけであるが）．これらの研究の発端は1940年代の視床の刺激実験に始まる．視床髄板内核を低頻度で反復刺激すると，潜時が長くて皮質に広汎に出現する反応が得られ，そしてその反応は刺激を続けていると最初の数発に対して次第に増大する性質があり，漸増反応と名づけられた（Morrison 1942）．すなわち，内側部から皮質全体に影響を及ぼすシステムが存在し，視床感覚中継核の刺激に対する皮質の限局性で短潜時の反応を示す特殊投射系と独立であることから，このシステムを非特殊性視床皮質投射系とよび，視床髄板内核と正中線核の非特殊核群が皮質の賦活（覚醒）に関与していると考えられてきた（Jasper 1949）（図6.2A右）．

すなわち，特定の感覚刺激，たとえば視覚や聴覚などが特殊感覚刺激であり，これらの一部が脳幹網様体を経て特殊性を失ってから，髄板内核と正中線核に流入する刺激を非特殊刺激とよんでいた（現在では，その他にも脳内に存

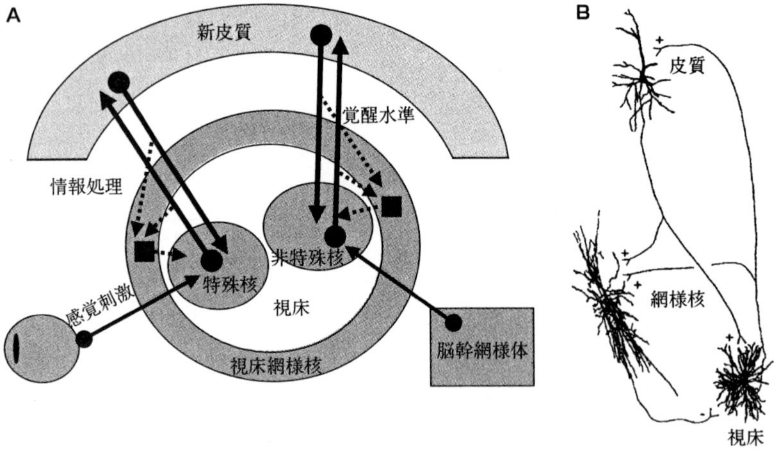

図 6. 2 (A) 特殊核(たとえば外側膝状体)に入る感覚刺激は皮質と情報交換をするが,つねに視床周囲にある視床網様核によって制御されている.非特殊核(視床髄板内核や正中核など)に入る感覚以外の非特殊刺激も同じように制御されて適切な覚醒が維持される.(B) 視床皮質回路と網様核細胞のネットワークの実体 [Steriade *1990].

在する細胞が視床を刺激することがわかっているから,これらをふくめて感覚刺激以外の刺激と定義した方がよいだろう).第7章に紹介するように,脳幹網様体とその上部に続くこの視床非特殊核が新皮質の賦活,すなわち覚醒に関与しているという説が Moruzzi と Magoun の上行性脳幹網様体賦活説である(7章,図 7. 1, 7. 3).

とはいえ,1970 年代には髄板内核と正中線核は視床内部や線条体と連絡していても,新皮質とは直接の連絡はみつかっていなかった.それは当時投射線維を調べるのに線維を切断した後にみられる変性部位をたどっていく方法を用いていたわけで,変性した,あるいは消失した線維をたどるのは非常に困難であったからである.しかしながら,最近の高感度のトレーサー技術によって,髄板内核と正中線核が新皮質と直接の連絡をもつことが証明されて以来(Berendse 1991;Krout 2002),電気刺激による大脳皮質全体の電気活動の変化も理解できるようになった(Van der Werf 1991, *2002).

6.5 意識の扉（ゲーティング）

ところで視床と新皮質の細胞は互いに興奮性のアミノ酸であるグルタミン酸を神経伝達物質として使っていて，送受信ともに興奮性の正のフィードバックがかかり，互いを興奮させ続ける（図6.2，図1.1）．そのままでいれば次第にエスカレートしてしまい，興奮が過剰になれば発作が引き起こされるから，意識レベルをほどよく保つためには，この送受信ループの興奮をある程度抑えなければならない．

その抑制役をつとめるのが，視床網様核とよばれる視床の前方と外側を貝殻あるいはネットのように包んでいる薄い細胞層である（図6.2A，図1.4）．これらの細胞は抑制性伝達物質GABAを含有していて，視床―新皮質回路に抑制をかける．新皮質からの刺激が強ければ，それだけ抑制細胞を強く刺激するから，視床中継細胞を強く抑制する負のフィードバックがかかり，適度な感覚流入が保証される（McCormick *1992, *1997；Steriade *2005；*Fuentealba 2005）（図6.2A）．たとえば，触覚強度を調節している網様核の細胞だけを薬物で選択的に破壊すると，触覚情報が過度に流入して動物は知覚過敏になり，少し触れただけでも，跳び上がって，悲鳴をあげる（Shosaku *1988）．また同様に脳幹からの非特殊な覚醒刺激の流入も調節される．すなわち，髄板内核と正中線核と新皮質とのあいだにも視床―皮質回路が存在し，このシステムにも視床網様核の抑制細胞による調節によるゲーティングがあって，調節が強ければ，刺激流入が減少し，弱ければ流入が増加する．

このように視床網様核は，外界からの特殊感覚の流入や脳内部からの非特殊な覚醒刺激の水位をコントロールする機能をもつことから，水門あるいはゲートとよばれている．すなわち，視床網様核の抑制がなくゲートが開いていると，脳幹からの覚醒刺激が流入して，覚醒レベルが上がり，視床細胞が脱分極化して（興奮して）応答準備ができ，同時に外界からの感覚が流入して，見えたり聞こえたりするようになる．

反対に視床網様核によってゲートが閉じられていて，視床の特殊・非特殊細胞が過分極化（静止）していて応答準備ができない状態では，外界からの感覚刺激や非特殊な覚醒刺激が新皮質に伝えられなくなるから，覚醒水準が下がり，見えなくなり，聞こえなくなるだけではなく，主観的には意識も遠のく．この時点で，視床での血流量（エネルギー代謝）は覚醒時にくらべて顕著に低下する（Kajimura 1999；Braun 1997；Dang-Vu ＊2007）.

眠りはじめると，2章に紹介したように，振幅の小さい少し遅めの脳波像がみられ，少し経って，軽い睡眠に入ると脳波像は徐波化し，その波に低振幅の速い波（7〜14 Hz）が頻繁に混入するようになる．糸巻きに似ているので紡錘波とよばれる．

視床網様核が視床—新皮質回路に抑制的に働き，紡錘波を発生することをつきとめたのはルーマニア出身のカナダの生理学者 Steriade である（Steriade ＊2005）．紡錘波は，新皮質を破壊しても存続するが，視床網様核の破壊で消失するから，視床網様核から発生していることがわかった．紡錘波があらわれるようになると，上述のように新皮質と外界とが隔離されて外界への関心がなくなる．すなわち，前述の視床網様核の GABA 性抑制神経が覚醒時に脳幹や視神経からの感覚の流入を調節しているゲートを閉じてしまうからで，意識は薄れてくる．視床のゲートの解剖学的な実体は，いくつかのモデルがあるが(図 6. 2B)，どのような経路で連絡しあっているかの詳細については，具体的には明らかにされていない．

睡眠が深くなってくるとあらわれてくる 1〜4 Hz の徐波は，新皮質および新皮質と連絡のある視床中継細胞が網様核によって十分抑制されると発振する(McCormick ＊1992, ＊1997；Amzica 1998)．さらに遅い周波数の固有振動は新皮質から発生し，視床を破壊しても存続することから，新皮質は 1 Hz 以下の固有の振動をしていて，徐波と紡錘波の出現タイミングに影響を与えている(Steriade ＊1993, ＊2005；山本 ＊2000)．

視床中継細胞や皮質の細胞近傍にアセチルコリン，ノルアドレナリン，ヒスタミン，セロトニン，グルタミン酸を与えると，発火活動が高まり，徐波は停止する（Koyama ＊1993）．これらの物質は後述する脳幹や視床下部，前脳基底部の細胞群に由来する（5, 7, 8 章）．

6.6　嗅覚のゲーティング

嗅覚は視床で中継されない感覚であり，嗅覚は生存に必要なために睡眠中にも機能していると考えられていたが，やはり感覚ゲートの存在が証明されている．覚醒時には鼻腔粘膜で受容された匂い情報は嗅球に流入し，その後嗅皮質に送られ，さらに大脳全体に情報が送られる．嗅球も前脳基底部細胞などからの入力を受け取っていて，さまざまな神経伝達物質によってコントロールされている．覚醒時にはゲートが開かれ，徐波睡眠時には，嗅皮質の部位でゲートが閉じられ，匂い情報はそれよりも高次の領域に流入できず，情報処理されない（Murakami 2005；村上 *2006）．このように視床や嗅皮質にはゲートがあって，睡眠時にはあまり刺激を脳内に流入させないで脳細胞の活動を低下させている．しかし，以下に述べるように危険や有意味信号に対してはある程度分析がされて反応が起きる仕組みになっているが（Gervais 1982），その解剖学的な実体は現在のところ不明である．

6.7　睡眠中のゲートの開閉

上述のように睡眠中に感覚ゲートが完全に閉じられていて，皮質が機能しなければ，たとえば火災警報などの危険を知らせる信号が脳内に流入しても，下位脳幹の感覚信号処理系だけでは，高次認知処理が必要な火災警報の意味の重大さを完全には認識できないから，動物もヒトも危険な状態におちいる．

最近の脳イメージングなどの技術の進歩によって，睡眠中にも外界からの刺激に対して反応がみられ，大脳新皮質の一部が活動を高めていることがわかり，ゲートが完全に閉じられているわけではないことが知られてきた（Portas 2000b）．睡眠中の脳は外界からの入力にかなりの程度反応できる．外界からの刺激に敏感なウサギはささいな音で目を覚ましやすい．自分の乳児の泣き声で母親は目を覚ますが，他の乳児の泣き声では目を覚まさない．自分の名前をよばれたときも目が覚めやすい．このような識別はかなり高度な情報処理が必要で，新皮質が関与しているのだろう．

入力は視床を介して新皮質の一部や皮質下のさまざまな領域に不完全なかたちで伝達され，無意識下で反応が引き起こされると思われる．たとえば，自分の名前をよばれると新皮質に誘発電位が発生する，つまり脳が反応する．認知にかかわる有意味刺激は新皮質や扁桃核で処理されるはずで，睡眠中も視床—皮質回路の一部が機能していると考えられる．

とはいえ，深い徐波睡眠段階では視床の活動低下が著しく，微弱な信号に対して視床—皮質回路の一部が応答するだけで，過分極化した皮質全体に覚醒を引き起こすことはできない（2章）．実際，この状態で揺すぶってもなかなか目覚めないか，目覚めてもねぼけていることが多い．ところが，気にかかっていることを知らせるとはっと気づくこともある．おそらく視床—皮質回路の一部や扁桃核のような価値判断処理のできる組織が微弱な信号の意味を認知して，覚醒信号に変換・増幅し，後述の覚醒系全体を興奮させれば覚醒が可能になると著者は想像する．

また，徐波睡眠時に，すなわち徐波が発現していても，覚醒時と血流量があまり変化しない視皮質の反応準備性は視床と独立していると考えられ（Kaijimura 1999；Kjaer 2002），新皮質の一部は，視床を介さずに，皮質下の組織から直接の影響を受けて活動が維持されているのだろう．

6.8 視床は覚醒に必要不可欠なのか

しかし，視床—新皮質回路が覚醒を引き起こす報告については矛盾や反論も多い．視床—新皮質回路の変性で睡眠ではなく，反対に覚醒が引き起こされる疾患があるからである．それは，常染色体性に優性遺伝するプリオン病で進行性の疾患の致死性家族性不眠（fatal familial insomnia）であり，脳イメージングの結果では視床の機能低下，死後の剖検では視床の前核と内背側核での神経細胞死とグリア細胞の増殖および尾状核，帯状回，前頭側頭皮質での異常が認められている．浅い睡眠段階は存在するが，深い徐波睡眠（段階 3-4）と紡錘波の欠如する不眠状態が増悪するとともに，自律機能と運動機能の障害がみられ，痴呆を経て死にいたる（Lugaresi * 1986；Guilleminault * 1994；Montagna * 2005）．

さらに，ほかの実験結果によっても，視床―新皮質回路の覚醒・睡眠メカニズムへの関与についての議論は現在のところ整合性がみつかっていない．たとえば視床内腹側核の破壊で不眠が得られるのはHessによる内腹側核の電気刺激での睡眠発現・維持の結果に一致している．視床内側部の細胞を（紡錘波の周波数に近い）8 Hzで30秒電気刺激すると（覚醒ではなく）睡眠が引き起こされる特殊な例がよく知られていた（Hess 1925）．ただし，これ以外の周波数では睡眠は誘発されない．電流による刺激の場合，通過線維をも刺激することや，強度や周波数によって細胞の応答が異なることに注意しなければならない．

また動物実験でも，広汎な視床破壊では行動覚醒が増加する（Villablanca 1994）．行動覚醒とよぶ理由は，視床破壊でも新皮質摘除の場合と同様，視床―新皮質回路の欠損によって徐波が発生せず，したがって覚醒・睡眠判定ができないからで，座っている状態などを覚醒状態としているからである．

また内背側核の薬物破壊では徐波睡眠量が低下し，皮質・視床下部を介しての交感神経系のトーンの上昇がみられる（13章）．おそらく，辺縁系，前脳基底部，視索前野との連結が報告されている視床の内背側核（Gritti 1998）が覚醒中枢と連動していて，これらのシステムの機能不全によって覚醒中枢が永続的に興奮すると考えられるが，まだ想像の域を出ていない．

反対に視床は覚醒・睡眠に関与しないという実験結果もかなり報告されていて，カナダの生理学者Jasperは1949年，すでにこの視床非特殊核群に電気刺激を与えた場合の覚醒効果は，網様体に与えた場合ほどには顕著でないことを報告している．電流で視床の広域を破壊しても（Naquet 1965），正中核を破壊しても（Angeleri 1969），覚醒睡眠には何の影響もみられていない．視床を広汎に薬物破壊しても覚醒・睡眠には影響がない（Vanderwolf 1988）し，また髄板内核にNMDAを微量注入（150 mM, 0.1 μl）して薬物破壊しても睡眠は引き起こされず，学習も可能であった（Burk 2001）．

6.9 他の覚醒系からの影響

これらの矛盾する問題にはまだ決着がついていない．正確な説明はもちろん将来の緻密な実験研究を待たなければならないが，現在の時点で，以下のように考えることもできる．

大きな新皮質と小さな視床では容積の差は当然大きい．新皮質には，視床―皮質回路だけではなく，ほかに膨大な線維束からなる皮質―皮質回路があり，そこで認知情報処理，運動処理，記憶の読み出し，感情の発現などが行われている．これらをふくめた神経回路すべてがうまく機能するように脳内環境を整えるためには，新皮質全体を賦活する必要がある．

Llinas（1991）の指摘するように，視床から投射を受ける新皮質の細胞は全体の一握りで，視床―皮質回路は一部の新皮質の覚醒の誘発に寄与していても，小さなエンジンでバスを動かすのにも似て，それだけでは大脳皮質全体を賦活するには不十分であり，最近の実験データによれば，皮質が脱同期化しやすい状態が準備されてはじめて視床―皮質回路が十分に機能を発揮できるという仮説があらわれてきている．すなわちいくつかのエンジンが必要であり，脳幹網様体のモノアミン細胞やアセチルコリン細胞，視床下部のヒスタミン細胞やオレキシン細胞，前脳基底部の細胞など，あるいは興奮性アミノ酸であるグルタミン酸などが新皮質の覚醒準備に必要である．

たとえば，エコノモ型嗜眠性脳炎（Economo 1929）では後部視床下部の病変があり，刺激によって一時的に反応できても，また嗜眠状態におちいる（8章）．この場合，視床―皮質回路機能に異常がなくても覚醒状態を維持できない．したがって，覚醒・睡眠の調節機構は視床―新皮質以外の部位にあって，「情報処理や意識化」にたずさわる視床―皮質回路はその影響下に機能していると考えられる．

それは生物学の原点に戻れば，容易に理解できるはずである．なぜなら，視床―新皮質系が発達していない爬虫類でも行動上の覚醒・睡眠がみられ，両生類以下でも活動・非活動が存在することである．胎児や乳児ではまだ視床―新皮質回路が発達していないので，成人と同じような脳波は観察されないが，乳児が覚醒していることは間違いない．視床を迂回している発生学的に古い腹側路がまず旧皮質や古皮質を刺激して覚醒が成立していると考えられる（15章）．

恒温動物の視床―皮質回路が睡眠・覚醒に関与しているとしても，それはむしろ，はっきりとした質のよい覚醒や意識水準を提供し，かつ複雑な情報処理をするのに寄与するのではないかと思われる．たとえばウシやヒツジのような反芻動物では，反芻は徐波を示す状態でも続いている．これは意識（視床―皮質回路）が必要とされない単純な情報処理がされる行動的覚醒状態といえるだろう．

7. 下位脳幹と睡眠・覚醒

7.1 新皮質と覚醒

われわれの生活空間では，外界からの刺激があってはじめて，自分の存在する位置を確かめることができる．覚醒時に，視・聴・味・触・嗅覚などの感覚刺激は，単純な刺激であれば脳幹レベルでも処理されるが，複雑であれば末梢から上行して視床に流入し，視床—新皮質回路と皮質—皮質回路で情報処理され，たとえばかたち，色，高さ，匂いなどは過去の記憶と照合されて，適切な反応が引き出される．これらの処理過程は一般に意識化されないが，意識化されることもある（6章）．

これらの感覚刺激が流入してこないと，自分の存在する位置を確かめることができなくなる．完全に防音された暗黒の部屋に閉じこめられると，覚醒量と深い睡眠が減り，浅い睡眠が増えるし，数日の間にパニック状態におちいる．さらに水中に浮遊させて重力をも遮断してしまうと，幻覚の中に漂うようになる．それは覚醒に重要な脳幹網様体（reticular formation）が活性化されなくなることと，前述の視床—新皮質回路や皮質—皮質回路による脳内部の情報処理が外界の情報によって修正されないで空転することによる．

しかし，長期間の感覚遮断で考えにとりとめがなくなってもまったく覚醒がなくなるわけではないし，日内リズムも存続している．それは脳内に自発的に覚醒を維持するシステムがあるからで（10章），外界からの特殊感覚入力以外の情報，すなわち内部情報である情動や記憶情報などを皮質—皮質間，あるいは視床—新皮質間でやりとりしてある程度ものを考えたり，想像を働かせたりできる．

では，覚醒に新皮質は必要なのだろうか？　下等脊椎動物では新皮質がなくても覚醒は存在する．Goltz のイヌのように大脳皮質を除去しても多くの哺乳類では運動障害はほとんど起こらないし，霊長類では運動障害はやや顕著だが，運動は可能で，行動的覚醒は存在している．ただ過去の経験に基づいて反応することができない．新皮質の大部分を直接刺激しても覚醒は引き起こせないから，覚醒水準は脳の深部の（皮質下の）組織によって調節されていることになる．

例外は側頭上回と前頭葉眼窩面などであって，眠っている動物を電気刺激すると運動は起こさないが覚醒する．サルでの実験では，刺激して覚醒反応のみられるのは感覚運動野，帯状回，眼窩回，側頭上回，後頭傍野など以下に述べる脳幹網様体と相互関係にある領域だけである．眠いときに賭け事で興奮したり，身体を動かすとやや眠気がとれるのはこれらの領域が活性化されるからかもしれない．

たとえば，Kleitman（1963）は自ら被験者となった断眠実験で，身体を動かしていると眠気がとれると記述しているが，感覚運動野の興奮によって脳幹網様体が活性化されて覚醒が引き起こされるからだろう．また，前頭葉眼窩面は大脳辺縁系とも連絡があって情動に関与しているから，不安や心配事があって大脳辺縁系が興奮していると眠れなくなるのはこのためと考えられる．しかし，新皮質に起因する意志の力や辺縁系の興奮だけで覚醒を永続させることはできない（4章，8章）．

7.2 脳幹網様体

皮質下の組織のうち覚醒・睡眠に重要な役割を果たしていると考えられるのが脳幹網様体である．脳幹網様体とは，顕微鏡で観察すると，多くの神経線維が網目のように錯綜して走っているのが見えることから名づけられた（図7.1 A）．すなわち，脳幹内部は延髄から中脳（研究者によっては視床まで）にいたるまで，系統発生的に古い網状の組織である網様体で構成されていて，性格

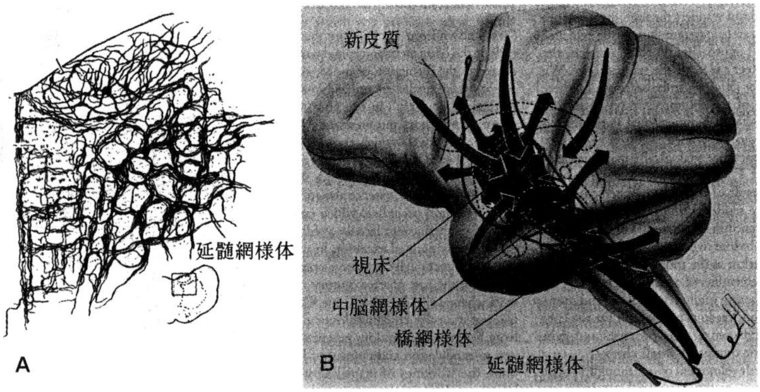

図 7. 1　ネコの脳幹網様体（B）．内部は線維が錯綜している（A）．［Worden & Livingstone 1961；Scheibel 1975］

の異なる神経細胞の集団（核）と神経線維から構成されている．

脳幹の外側には感覚神経が走っているが，脳幹の内側に側枝を出している（図 7. 1 B）．内側ではこれらの神経線維や種々の細胞が網の目のように交錯しており，細胞群としてはセロトニン作動系，ノルアドレナリン作動系，ドパミン作動系，アセチルコリン作動系などの細胞群と線維とが観察される（5 章）．

外界や体内からの感覚刺激を伝達する聴神経，平衡神経，三叉神経など，あるいは視神経からの神経線維が側枝を作って網様体に流入し，互いに影響しあうために，感覚の種類による特殊性が失われて，どの刺激によっても網様体は興奮する．

前脳の発達していない脊椎動物では，この組織は流入してきた知覚神経を統合して下位脳にある運動域に感覚刺激を送り込む調節機構であり，またネットワークを作ってある程度の情報処理をする脊髄の上に位する運動統合部位である．ヒトでも間脳より上部が薄い膜のようになる奇形があり，脳が中脳までしかないので中脳人とよばれるが，呼吸，循環，簡単な反応など，生命の基本機能は維持されている．

新皮質が発達してくると網様体を通過する線維や網様体の細胞の多くは視床に連絡して視床中継細胞で乗り換え，新皮質を広汎に賦活し，また一部の細胞からの出力は，視床で中継されずに直接新皮質や大脳辺縁系などの旧皮質に投射する．

長い間，脳幹網様体が覚醒の維持にもっとも重要な役割を果たしていると考えられてきたが，最近では覚醒の維持に関与する多くの組織の一部であると考えられるようになった．それには以下のような歴史がある．

7.3　上行性脳幹網様体賦活系

Bremer（1937）は図7.2Bのようにネコの脳幹を脊髄と延髄の間で切断してみても（下位離断脳），覚醒・睡眠に変化はみられなかったが（図7.2D），中脳レベル（図7.2A）で切断した場合（上位離断脳），紡錘波が群発し瞳孔が縮小するなど睡眠に類似しているが，刺激を与えても目覚めない昏睡状態にネコがおちいることから（図7.2C），下位脳幹から前脳へ送り込まれる（求心性の）感覚刺激が覚醒水準を調節していると考えた．外界から刺激されて覚醒が維持されるという「覚醒の受動説」である．

Moruzzi（図7.3F）ら（*1972）やLindsley（1950）らは，より精緻に実験を進め，中脳網様体を連続して電気刺激すると新皮質脳波が脱同期化（覚醒化）すること，脳幹網様体にある細胞群を破壊するとネコは昏睡状態に入ることを証明し（図7.3A,C），さらには脳幹の外側を走っている感覚神経束を切断してもある程度覚醒した状態で行動できること（図7.3B,D），すなわち上位での感覚神経路を切断しても，下位脳幹網様体に刺激がすでに流入していれば（中脳以上のレベルで感覚刺激が流入しなくても），覚醒が引き起されるこ

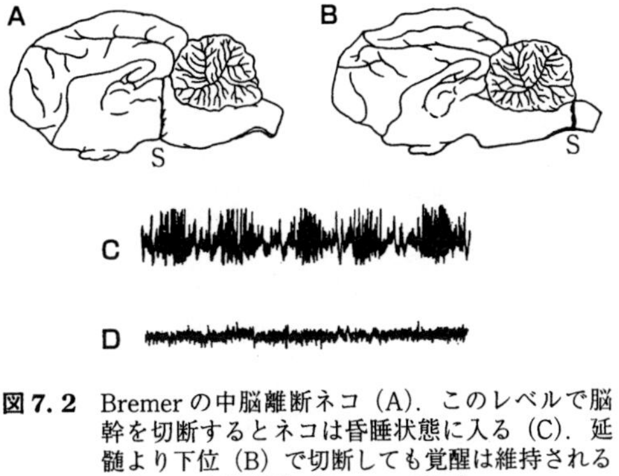

図7.2　Bremerの中脳離断ネコ（A）．このレベルで脳幹を切断するとネコは昏睡状態に入る（C）．延髄より下位（B）で切断しても覚醒は維持される（D）．S：切断部位［Bremer 1937］．

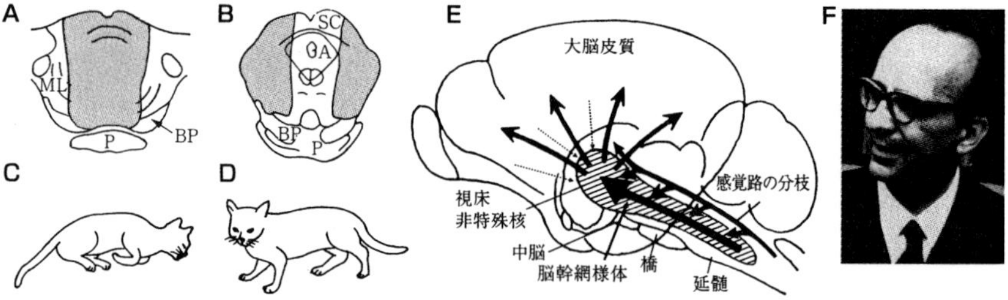

図 7. 3　中脳外側の感覚路を切断しても変化はみられないが（B, D），中心部の網様体を破壊するとネコは昏睡に入る（A, C）［Lindsley 1950 より改変］．これらの事実から Moruzzi（F）は上行性脳幹網様体賦活系説を唱えた（E）［F は Jouvet 提供］．

とを報告して，上行性脳幹網様体賦活説を提唱した（図 7. 3 E）．

その後，視床―皮質回路を賦活する実体は脳幹網様体に存在する細胞であり，これらの細胞が視床を介して間接にあるいは直接に大脳新皮質へ投射していることが解剖学的にも（Berendse 1991；Krout 2002），生理学的にも知られるようになった（Steriade ＊1990, ＊1996, ＊2005）．多くの下位脳幹の細胞が非特殊（覚醒）刺激を受ける髄板内核へ線維を送っており，髄板内核は線維を感覚・運動・連合野へ広く送っている．

たとえば，青斑核のノルアドレナリン細胞や背側縫線核にあるセロトニン細胞は視床に投射していて，非特殊な入力として視床中継細胞を活性化させているし（Koyama 1982），また，外背側被蓋核（laterodorsal tegmental nucleus：LDT）のアセチルコリン細胞の 25～60％は視床背側内側核と正中核へ投射している（Bolton 1993；Krout 2002）．

視床髄板内核細胞の自発発火は覚醒時には高い頻度で持続しているが，徐波睡眠で低下し，レム催眠でふたたび増加し持続する．したがって，中脳網様体―視床―新皮質から構成する回路で覚醒が維持されるように思われる．

なぜならば，中脳網様体の細胞を刺激すると視床髄板内核の細胞に反応がみられ，動物は覚醒するからである（6 章）．図 7. 4 のように睡眠中のネコの中脳網様体後部の細胞を電流で刺激すると（A），視床を介して新皮質が賦活される（B, C）から，これらの細胞が興奮しているときに新皮質の活性化と脳波の脱同期が引き起こされる（Steriade ＊1996）．しかし，刺激をやめると発火は停止してしまうから，中脳網様体の細胞も他から刺激されて活動しているわ

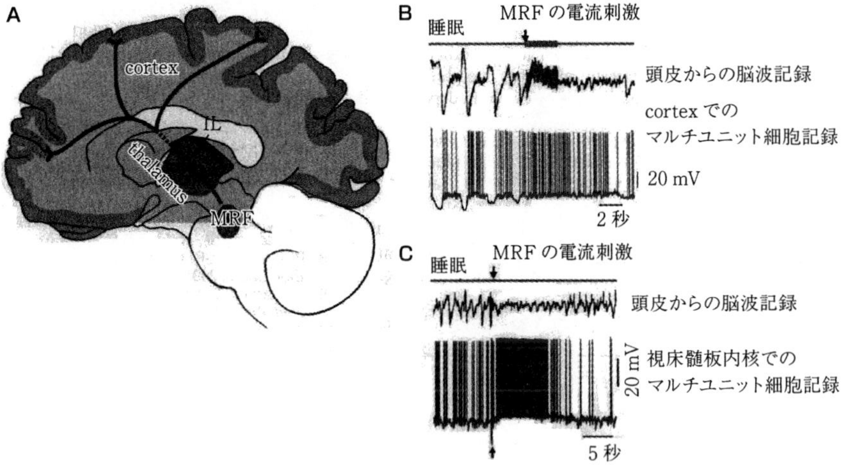

図 7.4　中脳網様体（MRF）の細胞（A）は電気刺激されると（B）視床（thalamus）の非特殊核（髄板内核 IL）（C）を介して大脳新皮質（cortex）（A）を賦活する［Steriade ＊1996 より改変］．ただし，刺激をやめるともとに戻る．

けで，したがって，何がこれらを興奮させるかが問題である．

一つは感覚刺激で，Moruzzi のいうように，脳幹網様体が刺激されると，健常動物では下位脳幹や新皮質の一部の領域からの刺激が脳幹網様体に流入して，脳幹網様体を活性化し，脳幹網様体からのインパルスが上行して視床非特殊核を賦活して覚醒を維持する場合と（図 7.1, 7.3），もう一つは他の部位から刺激される場合で，視床下部からの覚醒信号が強くなった場合，あるいは睡眠信号が弱くなった場合で，これは 8 ～ 10 章に詳述するように後者の説がもっともらしい．

7.4　脳幹網様体は覚醒を引き起こすのか

以上にみてきたように，脳幹網様体からの信号で視床―皮質回路が刺激されて覚醒が成立するという定説の根拠は，中脳網様体を電流で刺激すると覚醒し，破壊した場合に昏睡におちいるからであった（Moruzzi ＊1972；Gottesmann ＊2001）．Lindsley（1950）は中脳網様体と後部視床下部の破壊で 20 日にわたる昏睡が引き起こされることを報告し，この場合，皮質および行動上の自発性の覚醒反応も刺激誘発による覚醒反応もみられなかったから，覚醒維持システムは上行性中脳網様体あるいは後部視床下部に存在すると考えられた（図 7. 3 A）.

しかしながら，以上の実験では，細胞体だけではなくこの部分を通過する線維をも破壊しており，また電流による刺激も通過線維を刺激しているから，この部分が責任部位と証明されたわけではない．この問題を解決するために Lindsley らの実験を最近の技術で，著者らが再びやり直してみた結果を以下に紹介する（Denoyer 1991）.

イボテン酸などの神経毒（5 章）をこれらの部位に微量注入して，通過線維を破壊せずに中脳網様体の細胞体のみを破壊すると（図 7. 5 A，図 7. 3 と比較のこと），その結果として，注入直後に徐波睡眠の増加が認められる．これは中脳の覚醒責任細胞が破壊されたためと考えられる．しかし，その後の経過をみると長期にわたる行動・脳波上の異常は認められず，また運動障害も摂食障害も口渇もなく，皮質脳波賦活，睡眠・覚醒リズムにも変化がみられていない（図 7. 5 B）.

Kitsikis らの先行実験でも，期待されていた昏睡は得られていない．すなわち，中脳脳幹網様体へのカイニン酸の生体内（*in vivo*）投与直後には，興奮性アミノ酸による幻覚様行動をともなう一過性の過剰興奮がみられ，その後過剰興奮によって細胞体が破壊されるが，この場合，むしろ長期にわたる不眠が得られていた（Kitsikis 1981）．またアセチルコリン細胞をふくむ外背側被蓋核（LDT）と後部中脳網様体の薬物破壊でも覚醒に何の変化もみられていない（Webster 1988）.

さらに，破壊が赤核や黒質などに広く拡がると第 1 週目に運動障害や覚醒障害がみられるようになるが，長期的にみると，覚醒が有意に増えている．中脳腹側部の黒質のドパミン細胞はイボテン酸に敏感でほとんどが消失していた．以前の実験では黒質を電流破壊すると，皮質脳波覚醒量には変化がみられなくても，行動上では昏睡状態となったとの報告があり（Jones 1969），この差は黒質部位における通過線維の破壊によるものといえる．

後部視床下部のみの薬物破壊実験の結果については 8 章で詳述するが，二つの部位，中脳網様体および後部視床下部の電流破壊実験を，薬物による薬物破

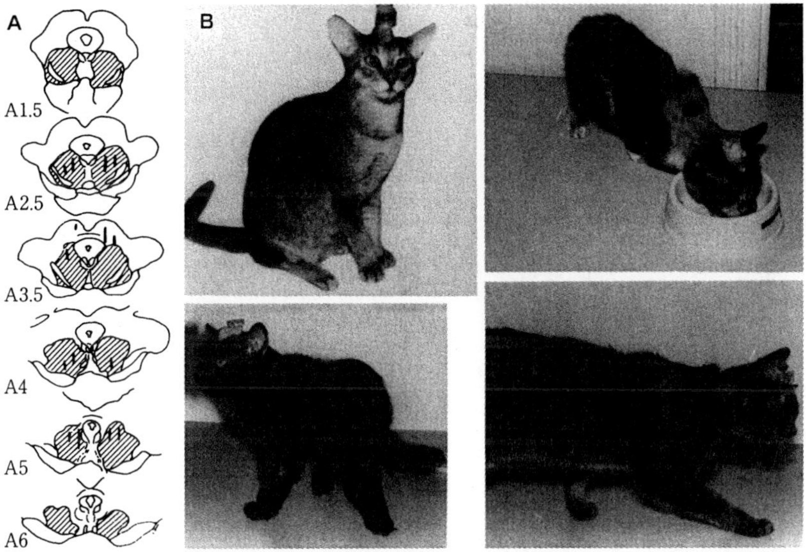

図 7.5　薬物で線維を切断せずに中脳網様体細胞のみを破壊すると（A），ネコの行動には何の変化もみられない（B）．図 7.3 の結果は線維の破壊によるものであった［Denoyer 1991］．

壊で再実験してみて次のような結果が得られている．同時破壊で術後 2〜3 日間は昏睡状態になり，体温の低下（34℃）がみられ，脳波は同期化する．しかし，1 週間経過で運動はぎこちなく，あまり動こうとしなくても，その後自発的に立ったり，歩いたり，身づくろいができるようになった．

中脳網様体破壊後 14 日を経て後部視床下部を破壊した場合，運動機能は影響を受けないし，脳波像にも異常はみられず，また覚醒・睡眠量に個体差はあっても，術後 2 週目には健常値に落ち着く．

これで中脳網様体や後部視床下部の細胞がなくても覚醒は成立することがわかる．この実験では下位の脳幹や延髄，上位の前脳，およびそれらのネットワークは健常であった．

これらの結果を総合すると，Lindsley らが得た昏睡状態は通過線維の破壊によることがわかるし，また Jones らの黒質破壊による昏睡も同じである．少なくとも，このような破壊では青斑核からのノルアドレナリン線維，縫線核からのセロトニン線維，橋外背側部からのアセチルコリン線維が切断され，これらの伝達物質が前脳に供給されなくなると同時に，これらの細胞からの命令も届かなくなる．したがって，中脳網様体の薬物破壊後に残存した青斑核や延髄（後述）をふくむ下位脳幹と，視床下部をふくむ前脳との間の線維連絡によって，相互に興奮あるいは抑制が生じて，（中脳網様体の細胞がなくても）覚醒・睡眠が作り出される．この覚醒メカニズムとしては，モノアミン細胞やアセチルコリン細胞をふくむ下位脳幹，ヒスタミン細胞やオレキシン細胞の存在する後部視床下部あるいはアセチルコリン細胞やGABA細胞の密集する前脳基底部，などのいくつかの候補があるが，それらについては後述する．

7.5 延髄抑制系

一方，延髄の覚醒に対する抑制作用も知られている．下位脳幹のどのレベルまでが前脳と連絡していれば覚醒が得られるかについて調べられ，中脳より下位へと順に切断していき，橋中央レベル（pretrigeminal preparation）で切断すると新皮質が持続して脱同期化（覚醒化）することが知られていた（Batini 1958（橋中央三叉神経離断脳））．すなわち（橋中央以上に存在する）覚醒系に対する延髄による抑制がとれることで覚醒が引き起こされる．さらに脊髄からのインパルスが流入しない下位離断脳で中脳を電気刺激していても延髄の抑制作用のために覚醒波は次第に徐波に変わっていくし，延髄網様体を電流刺激すると紡錘波があらわれてくる．孤束核（nucleus of the solitary tract）の前方を刺激しても同じ結果が得られたから，延髄は上行性の抑制作用をもっていることがわかった．延髄の前で切断すると覚醒波が持続するし，延髄のみを限定して麻酔しても睡眠中の動物は覚醒する．したがって，前脳を賦活化する中脳網様体を延髄が抑制することでバランスが成立すると考えられている（13章）．

7.6 切断実験と問題点

さて，前述のように脳幹を中脳レベルで前後に切断した動物では皮質脳波が徐波を示し脱同期化しないが，術後の時間が1～2週ほど経過すると脳波が脱同期してくる（Villablanca 1962）．

片側だけを中脳レベルで切断した場合，片側だけが徐波を示すことから，脳幹網様体の上行路は同側の前脳を刺激する（Cordeau 1958）．1週間ほど経過して脱同期波が回復したところで健常側を切断すると両側で徐波を示すようになるが，先に切断された側での回復が速く，徐波・速波を示すようになる．両側の脳は，活動が同期しはじめる（同じになる）頃に，嗅球を電気刺激すると先に手術を受けた側に反応が強く出る．以上の事実から，何らかの覚醒への回復過程が存在すると考えられていた．

Sperryの有名なネコの半球離断脳の実験では，大脳新皮質の機能に左右差があることが証明されたが，これは中脳より前方の左右離断であった．この左右離断に加えて中脳レベルで片側だけを前後に切断した左右片側前後離断脳では，健常側では覚醒・睡眠が成立し，孤立した側では脳波が脱同期しないが，この場合でも時間経過とともに脳波は脱同期化してくる（Berlucchi 1966）．

すなわち，脳幹網様体は覚醒に重要な組織ではあるが，Moruzzi（1972）も認めているように，脳幹網様体からの刺激がなくても，また感覚刺激の多くが失われても，栄養の補給をしてやると時間経過とともに前脳には覚醒が生起し，維持され存続する．脳幹網様体からの信号の欠如によって前脳が独立して働きはじめるのである．では，他のどのような組織が覚醒の維持にかかわっているのだろうか？

8. 視床下部と睡眠・覚醒

8.1 出　　発　　点

上述のように「外界からの感覚刺激が脳幹網様体に流入して特殊性を失い，非特殊刺激として上行して前脳を刺激するから覚醒がある」とは説明できない事実が多い．たとえば，どんなうるさい場所でも眠ることができる．強い光をあてても，強い音を与えても，徹夜が続けば，膝をつねっても眠り込んでしまうように，眠いときには眠ってしまう．この場合，脳幹網様体は外界からの強い刺激で活性化しているかもしれないが，視床—新皮質回路にゲーティングがかかっているために（6 章）新皮質を賦活できない．

後述のエコノモ脳炎の場合は視床下部に変性がみられるために，脳幹網様体も視床—新皮質回路も健常に機能しているにもかかわらず，覚醒を持続するのが困難であった．上記の事実を考えてみれば，感覚刺激や脳幹網様体だけでは覚醒が維持できないことがわかる．

反対に，どのような静かな環境にいても眠れない，どんなに静かな夜でも眠れなくて頭が冴えてしまうときがある．防音した暗室の中で暮らしていても，日内リズムがあり，覚醒・睡眠リズムが保たれる．もちろん，日本からアメリカへの海外旅行をすれば，ジェットラグによって，現地の夜でも目が冴えるのは身近に知られている．このように外界からのインパルスがなくても，あるいは少なくても覚醒できる．

たしかに，感覚遮断の場合，浅い睡眠が増えるし，動物実験ですべての求心性神経を切断した場合，覚醒量だけではなく，深い段階の睡眠も減少し，全体としてうつらうつらしている時間が長くなるが（Vital-Durand 1969），覚醒量は減少するだけで存在し，脳波などに異常な所見は認められない．また，レム睡眠とその行動的・中枢的指標もあまり影響を受けない．これらの事実から，感覚刺激と脳幹網様体が覚醒の発生維持に重要ではあっても感覚遮断の場合でみられるように，睡眠・覚醒リズムがあまり影響を受けないのは，前述のように，脳自体にある覚醒・睡眠システム，生体時計とその影響下にある深部体温リズムなどによってそれらの発現がコントロールされているからである．

このように，睡眠・覚醒メカニズムは環境からの影響は受けても，基本的には内因性に調節されていて，新皮質を賦活する，あるいは抑制する組織が脳幹網様体以外にも存在することが理解できる．その調節システムはどこにあるのだろうか？

8.2 研究の歴史

「お腹が空いた」とか「寒い」という表現は意識化された感覚である．「眠い」という表現もそうである．これは大脳新皮質で「感じる」ことで，実際に眠ってしまえば「お腹が空いた」「寒い」「眠い」という意識はあらわれてこない．しかし，新皮質が眠っていても視床下部は働いていて，「眠さ」や「寒さ」や「空腹感」を検知している．

視床下部は自律神経系や内分泌，摂食，情動などの高位中枢として知られているが，さらに覚醒・睡眠調節中枢としても重要な役割を果たしていることが知られるようになってきた．「後部が覚醒，前部が睡眠を引き起こす」という実験データが蓄積されてきている．

ヒトの睡眠の脳科学的研究としては，1875年のGayetによるリヨンにおける嗜眠患者の一例の解剖学的研究があり，モンテヴィデオ病院でSocaが観察した「視床下部の炎症による嗜眠について」の1900年の先駆的な症例報告があり，いずれも視床下部の破壊によるものと報告されている．また，同時代にウィーンのMauthnerによるnonaとよばれた脳炎後遺症と覚醒障害の研究もある（北浜*1997）．

8.3 Economoの症例報告

歴史的にもっとも有名な症例報告は，20世紀前半のConstantin Von Economo（1876-1931）（図8.1A）による流行性脳炎後遺症患者の嗜眠についての報告であった．

嗜眠は刺激を与えると一時的な覚醒が得られる点で昏睡とは異なる．Economoは患者の死後，病理解剖から病変が動眼神経核レベルの中脳灰白質から第3脳室の後壁周辺にかけて拡がっていることを確かめ，これが覚醒中枢であろうと考えた（図8.1B）．眼球運動麻痺がみられたが，これは中脳を通過する経路が圧迫されたためであり，さらに新皮質への連絡も影響を受けることで，嗜眠が引き起こされると彼は判断したのである．

ところで彼はこの疾患の初期に高熱と舞踏病（運動障害）をともなう不眠をも観察しており，脳底の漏斗部（infundibular nucleus，あるいは弓状核（arcuate nucleus）），前部視床下部および隣接した線条体に病変を認めている．これらの睡眠障害が炎症による毒素によるものという説があったが，彼は毒素説をとらず中枢神経性の調節の疾患であると考え，「後部視床下部に覚醒中枢

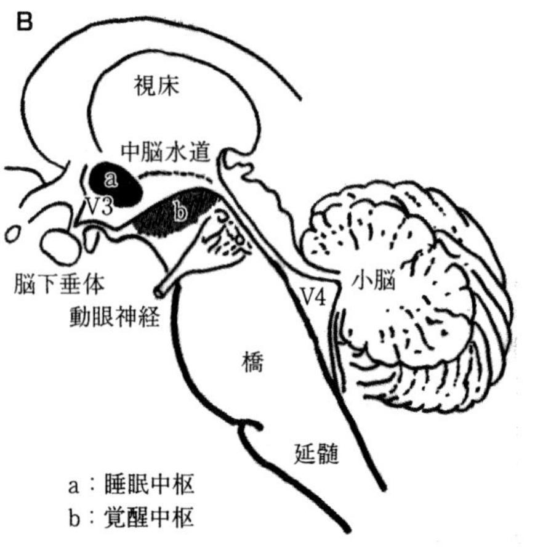

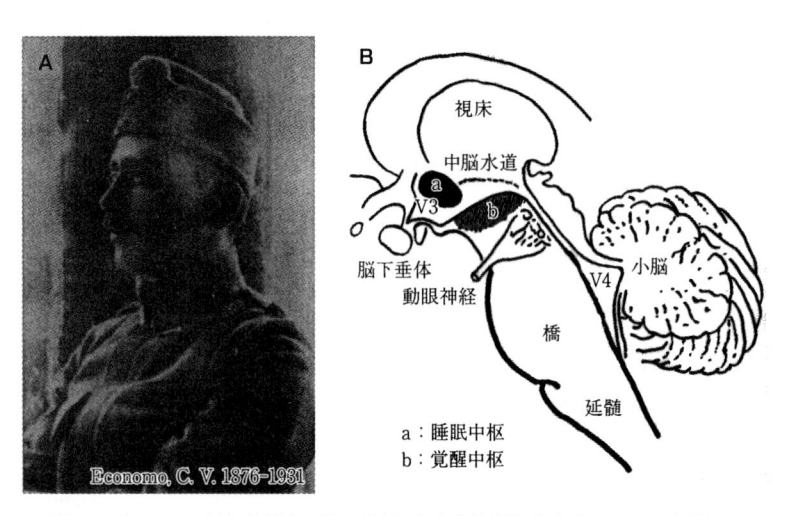

図8.1 Economo（A）と視床下部の炎症による破壊部位（B）［Economo 1929］

が，前部視床下部に睡眠中枢が存在していて，視床や新皮質に能動的に調節をかける」という仮説を発表した（1929）.

しかし，この仮説はEconomoの死後発表されたRansonの仮説とは一部相容れないところがあった．Ransonら（1939）はサルの視床下部のさまざまな領域を破壊して傾眠（somnolence）を得た．隆起乳頭体核と外側視床下部を破壊されたサルNo 20は64日を経過してもなお傾眠を示したが，サルNo 11では前部視床下部を破壊しても不眠は得られなかったからである．そこでRansonとMagounは後部視床下部の覚醒中枢は認めたが，前部視床下部の睡眠中枢は認めなかった.

この問題に興味をもち実験をしたのはオランダの解剖学者W. J. H. Nautaで,「ラットの視床下部における睡眠調節」という論文を1946年に発表した．当時ラットは脳が小さいために生理学実験には使用されていなかったが，あえて使用したのは戦時下で大きな動物を飼えなかったからである．彼は視床を傷つけないように注意しながらメスで視床下部のみを切断した．おそらく血管を切り，出血がひどく細胞も圧迫されたり破壊されたりで切断部位は大きな損傷を受けたものと思われる.

片側切断の場合には何の効果もみられないことから，睡眠覚醒は片側だけでも調節される．乳頭体のレベルで全切断（横断）すると傾眠が得られ，前部視床下部のレベルで横断すると不眠が得られた．サルと異なりラットの脳が小さかったために相対的に大きく睡眠中枢を破壊した怪我の功名であった.

8.4 視床下部と覚醒・睡眠

MoruzziやMagounの脳幹網様体説が有名になった1950年代，Gellhornは，エコノモ脳炎では視床下部の炎症によって嗜眠が引き起こされることから，視床下部の機能を重要視し，後部視床下部に促通系（facilitatory system）の起点を，前部視床下部に抑制系（inhibitory system）の起点を設定し，両者の相互的な調節によって睡眠・覚醒が引き起こされる，と考えた．ネコの前部視床下部を刺激すると眠り込んでしまうことから（Sterman 1962；Clemente 1963），この部位が視床を抑制して新皮質の活動を低下させ，反対に後部は脳幹からの刺激を受けて興奮し，視床—新皮質を刺激して覚醒を維持するという仮説である．

これらの研究をもとに，前脳か脳幹網様体のどちらかが睡眠・覚醒調節に責任があるのかが論議されたが，当時はMoruzziらの脳幹網様体説が有力であったので，前脳仮説はあまり話題に取り上げられなかった．しかしながら，時実利彦ら（図8. 2 A）は後部視床下部を電気刺激すると新皮質，辺縁皮質ともに興奮状態に入るが，脳幹で間脳と中脳の間を切断しておいてから後部視床下部を電気刺激すると，辺縁皮質は興奮しても新皮質は興奮しないことをみいだした（Tokizane * 1966）．すなわち，前脳の調節メカニズムからのインパルスが一度下行し脳幹網様体に働いて，網様体からの上行性刺激が新皮質を賦活すると考えたのである（図8. 2 B）．両方がそろっていてはじめて覚醒が維持され，前脳が脳幹網様体の活動性を調節していることになる．現在の実験データと比較してみて「先見の明」があったことに驚かざるをえない．

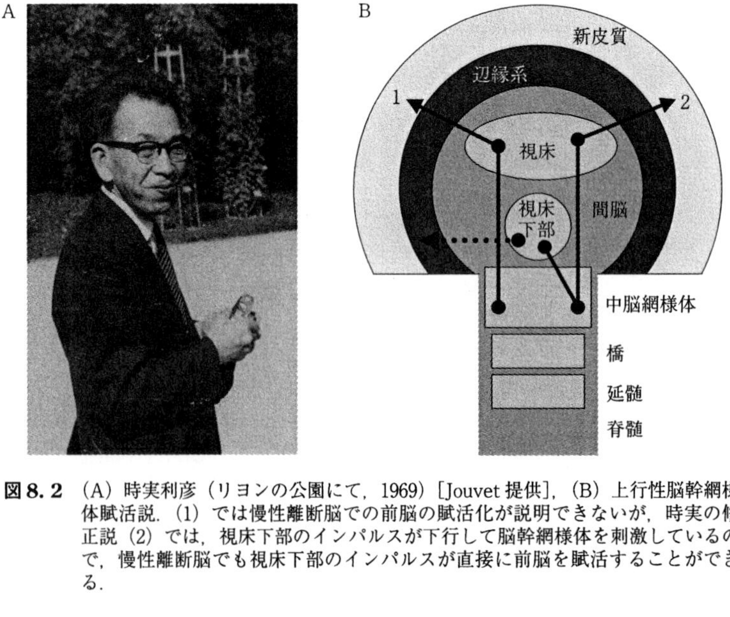

図 8. 2　(A) 時実利彦（リヨンの公園にて，1969）[Jouvet 提供]，(B) 上行性脳幹網様体賦活説．(1) では慢性離断脳での前脳の賦活化が説明できないが，時実の修正説 (2) では，視床下部のインパルスが下行して脳幹網様体を刺激しているので，慢性離断脳でも視床下部のインパルスが直接に前脳を賦活することができる．

8.5 前部視床下部

上に述べたように，Ransonらは睡眠中枢を視床下部に同定しえなかった．ただし，視索前野内側部を破壊したサルNo 11は術後から観察期間中持続的に警戒（alert）状態を示したと記載しており，記録を読むと，破壊は外側部には及んでいなかった．1962年にSternmanらは前脳対角帯を電気刺激すると睡眠が引き起こされ，McGintyとSterman（1968）は前部視床下部を広範囲に電気凝固破壊をして3〜4週間にわたる睡眠量の減少を記録し，6週目にほぼ回復したと報告している．

以上の結果はすべて電気凝固による破壊であって，その部位を通過する線維だけではなく血管も破壊するので，循環が悪くなり，下流にある細胞の壊死をきたす．近年，細胞体だけを選択的に破壊するために，細胞を異常興奮させて死滅させるカイニン酸やイボテン酸などが使用されるようになった（5章）．薬物による選択的細胞体破壊によって古典的な実験を追試した著者らの実験結果を以下に述べる．

もともとこの実験は，視床下部をふくむ前脳を摘除した橋ネコ（pontine cat）に視床下部・下垂体の抽出物を投与するとレム睡眠が延長したことから，下位脳幹が前脳からどのようなコントロールを受けているのかを確かめる実験であった（Sallanon 1986, 1987a, 1988）（12章）．しかしながら，多種のペプチドをふくむ下垂体除去でも，室傍核（paraventricular hypothalamic nucleus）を中心とする広汎な破壊でも睡眠・覚醒には影響がみられなかったが，実験を続けるうちに意外な結果が得られた．

室傍核より前に位置する視索前野をふくむ前部視床下部をイボテン酸注によって破壊すると（図8.3），体温の上昇と2〜4週間持続する深い睡眠とレム睡眠の抑制が得られた（Sallanon 1986, 1987b, 1989）．同じようにこの部位にムシモル（5章）を極微量注入して一時的に細胞活動を抑制しても，ネコはやはり不眠状態を示すようになる（Lin 1986）．この部位よりもやや前方をカイニン酸で破壊しても同じ結果が得られている（Szymusiak 1986a）．

注意すべきことは，顕著に覚醒量が増えても浅い睡眠は残ることで，おそら

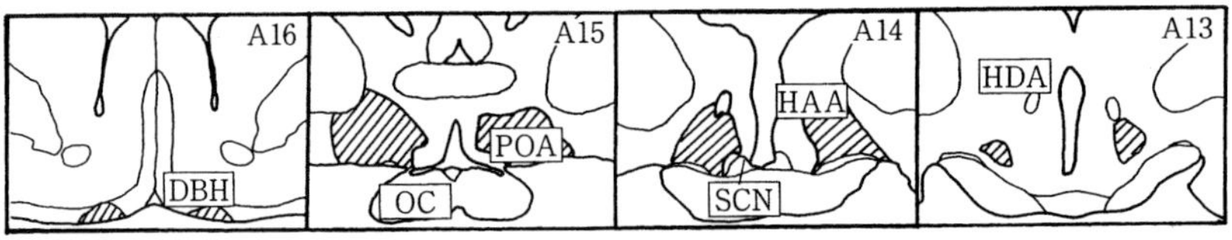

図 8.3 ネコ前部視床下部（A13-16 レベル）の前額断図と薬物による破壊巣［Sallanon 1986］
DBH：ブローカーの対角帯の水平脚，HAA：視床下部前野，OC：視交叉，POA：視索前野，SCN：視交叉上核．

くネコでは広範囲に拡がる視索前野の一部が破壊を免れているからと考えられる（4 章）．いずれにせよ，視索前野をふくむ前部視床下部は深い睡眠の発現維持に関与していると考えられる（Sallanon 1986）．

ラットの視索前野の破壊実験では，VLPO の 80％の細胞をイボテン酸で破壊すると徐波睡眠量が約 55％低下するから VLPO 細胞が徐波睡眠に関与しているといえるが（Lu 2000），残りの 20％の細胞で 45％分の徐波睡眠を引き起こしているのかという疑問が残る．したがって VLPO だけが睡眠を引き起こすわけではなくその周囲に拡がる視索前野および後方の前部視床下部がかなり関与していると考えられる．ただし，前述のように，これらの部位では覚醒時やレム睡眠時に活動を上げる細胞と混在しているから，刺激や破壊による効果は複雑である（Koyama 1994b；Sherin 1996, 1998；McGinty * 2001）．

睡眠誘発細胞の局在については，ネコでは前部視床下部に，ラットでは VLPO をふくめた視索前野にと存在部位が異なるものと考えられてきた．その後，睡眠中あるいは睡眠圧の高いときに c-fos タンパク質を発現する細胞の分布を調べると，マウスやラットでは視索前野の内側寄りにゆるく密集し，ネコでは 4 章にみたように，視索前野をふくむ前部視床下部全体に散在していることがわかった（Gaus 2002；Ledoux 1996；Sherin 1996）．このような細胞の密集的分布や散在的分布の種差は青斑核，隆起乳頭体核でも認められている．

また，ネコでは特殊な薬物の投与によって脳内セロトニン量を低下させると長期の不眠が得られるが，セロトニンの前駆物質である 5-HTP を前部視床下部にカニューレで直接微量投与すると，2 時間後にレム睡眠のやや多い睡眠が回復する（Denoyer 1989a, b）．この部位にはアミノ酸脱炭酸酵素をふくむ細胞と線維が密集しており，5-HTP は即時セロトニンに変換される．入眠潜時が長いのは，セロトニンが未知の睡眠物質の生成に寄与して，覚醒中枢を抑制するか，あるいは睡眠中枢を活性化するのに時間がかかるからと想像される（Jouvet 1989b）．

一方，視索前野の細胞では徐波睡眠時に発火頻度が上がり，*c-fos* が発現する（Koyama 1994b；Szymusiak 1986b, 1998；Sherin 1996）．この部位での単一細胞記録によると，徐波睡眠に先行して活動が上昇し，徐波睡眠中に活動が維持される細胞がある．しかし同時に，覚醒中だけに（W），あるいはレム睡眠中のみに（REM-on），また覚醒・レム睡眠中に（WP）活動を上げる細胞もあって，機能的には均質な集団ではない（Koyama 1994b）（12 章）．

またこの部位の細胞には温熱感受性があって脳温が上昇すると活動が高まり，その結果，骨格筋の緊張が低下し，ふるえが減り，末梢血管が拡張して体温が下がり，徐波睡眠が導かれる（McGinty *2001；Szymusiak *2007）．この状態が持続して脳温が低下しすぎると，フィードバックがかけられて，体温が上昇し始める．

ラットの前部視床下部を温熱で刺激すると，GABA 細胞が活性化し，後部視床下部のヒスタミン細胞やオレキシン細胞の活動が低下して睡眠量が増える．ラットではこれらの細胞は VLPO（4 章）および視索前野中心線上に密集している．ただし温熱感受細胞と睡眠誘発細胞が同一の細胞であるかどうかの直接の証明は現在ない．また寒冷感受細胞も混在していて視索前野を冷却すると眠っている動物は覚醒する．薬物で選択的に破壊すると不眠が引き起こされて，体温が上昇する．

VLPO 細胞は抑制性の伝達物質である GABA やガラニンをふくみ，睡眠圧が高まると活性化する（Gong 2004）．セロトニンによって抑制される細胞と活性化される細胞の 2 種があり，活性化される細胞はアデノシン A_{2A} 受容体作動薬で興奮して，覚醒中枢を抑制するものと考えられる（4 章）．また反対にセロトニンによって抑制される細胞はセロトニン濃度が低下すると抑制がとれて興奮し睡眠の維持に関与すると思われる（Gallopin 2000, 2005）．

事実，前部視床下部，視索前野，VLPO にはセロトニン，ヒスタミン，アセチルコリンやノルアドレナリンの線維が密集していて，この部位に逆行性トレーサー（5 章）を注入すると，隆起乳頭体核，延髄腹外側部，青斑核，背側縫線核などの細胞が標識される（Chou 2002）．すなわち，これらの細胞から投射する線維終末によって VLPO 細胞が影響を受けていると考えられる．

ラット脳スライスを用いて VLPO 細胞を調べると，70％は多極性の形態，30％は双極性の形態を示すが，前者は弱い刺激値でスパイクを発生し，覚醒時に濃度の高いノルアドレナリン（$\alpha 2$ 受容体を介して）やセロトニン，あるいはアセチルコリン作動薬のカルバコール（5, 11 章）の投与で発火頻度が低下する．したがって，これらの細胞は覚醒時に抑制されているが，何らかの原因で活性化されると徐波睡眠を引き起こす細胞と考えられており，最近ではアデノシンが A_{2A} 受容体を介して VLPO 細胞の活動性を上げるという報告がある（Gallopin 2000, 2005）．

また，VLPO の細胞は後部視床下部や青斑核や縫線核に線維を送っていて（Gritti 1994；Steininger 2001），覚醒時には，後部視床下部や下位脳幹の細胞が VLPO の睡眠細胞を抑制しているが，PGD_2 やアデノシンなどの物質が蓄積したり，体内時計によって，VLPO 細胞が活動を高めると，青斑核や縫線核の細胞を GABA 作動性に抑制するから，さらに VLPO 細胞の活動が高まり，睡眠が持続する．このシステムは相互抑制回路で，覚醒か睡眠かの二者択一（flip-flop）回路にたとえられる（Saper＊2005）．

とくに，次に紹介する主として後部視床下部に存在する隆起乳頭体核の 80％の覚醒細胞を視索前野と VLPO が GABA 作動性に抑制することによっても睡眠が引き起こされると考えられている（Sherin 1998）．その後部視床下部は，古典的症例報告で報告されたように，覚醒中枢と考えられてきたが，それは以下に述べるネコでの実験結果で再確認された．

8.6 後部視床下部

後部視床下部（図 1. 4, 8. 4）は体温調節に関して視索前野と拮抗していて，たとえば，寒冷刺激にさらされると「骨格筋のふるえ」を引き起こして体温を上げることが知られていた．事実，この部位を破壊したり，不活化すると体温の低下が引き起こされる．またこの部位にはさまざまな神経伝達物質，たとえばドパミン，ヒスタミン，オレキシン，メラノサイト刺激ホルモン，ACTH,

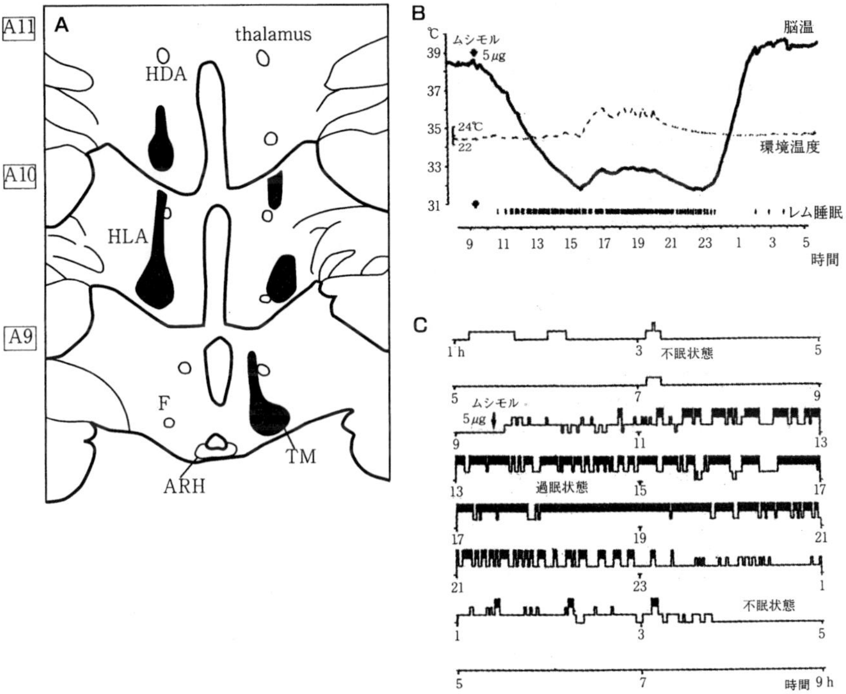

図 8. 4 (A) ネコ後部視床下部 (A9-11 レベル) の前額断図と薬物による抑制部位 [Sallanon 1989] ARH : 弓状核, HDA : 視床下部背側野, HLA : 視床下部外側野, thalamus : 視床, TM : 隆起乳頭体核. (B) ネコ後部視床下部の細胞活動をムシモルで抑制すると, 脳温が低下し, レム睡眠が増加する. (C) 前部視床下部を破壊して不眠にしたネコの後部視床下部にムシモルで不活化するとレム睡眠の多い過眠状態が引き起こされ, 薬効が消失すると再び不眠に戻る [Sallanon 1989].

GABA およびグルタミン酸, ペプチドをふくむ細胞や線維が混在しており, この部位に終末をつくる他領域由来の線維は種類も数も多く, 非常に複雑な細胞・線維集団として存在している.

覚醒・睡眠に関しては電気生理学的にこの部位の細胞を 3 種のタイプに分類することができる. 覚醒・レム睡眠時に発火頻度が最高になるタイプ, レム睡眠時により発火頻度が高くなるタイプ, および覚醒時に活動してレム睡眠時に活動停止する (REM-off) タイプである (Vanni-Mercier 1984) (12 章).

後部視床下部にムシモルを微量投与すると (図 8. 4 A), 動物は傾眠状態に入る (図 8. 4 B). 注意すべきは脳温の低下で, レム睡眠の顕著な増加と同調している（図 8. 4 B）．後部視床下部の体温調節が不可能になり，前部視床下部の温熱感受細胞の興奮とあいまって筋肉のふるえによる体温上昇がなくなり，脳温が低下しレム睡眠が増加する（14 章），あるいは，前部視床下部の睡眠中枢が下位脳幹のレム睡眠抑制システムを抑制することが考えられる（12 章）．

また，イボテン酸によって後部視床下部を破壊すると，麻酔がさめてから第 1 日目にはレム睡眠の顕著な増加がみられ，第 2 日目にはレム睡眠が消失して徐波睡眠が増大する．しかし，第 3 日目には，覚醒・睡眠とも正常に復した（Lin 1986；Sallanon 1986, 1987b, 1989；Denoyer 1991）．

Lin（2000）は中脳網様体を避けて，後部視床下部の前半部に破壊部位を限局した場合に 1～3 週に及ぶ傾眠を得ている．いずれにしても，これらの例では，術後時間の経過とともに覚醒が回復維持される．

これらの実験で，細胞の選択的破壊後の初期の傾眠は Economo 記載の症状や Nauta によって得られた結果と同じであるが，永続する過眠は得られなかったから，彼らの得た永続的な傾眠は炎症や切断によって線維連絡が消失したことで引き起こされていたことがわかった．

エコノモ脳炎では，はじめに不眠が引き起こされ，ついで嗜眠が引き起こされている症例があった．そこで，図 8. 4 C のように前部視床下部をイボテン酸で破壊して不眠を引き起こしてから，ムシモルを後部視床下部に直接微量投入すると不眠のネコが傾眠状態に入り，ムシモルの作用が終わるとまた不眠状態が戻ってくることが観察され，前部と後部が拮抗して覚醒・睡眠調節をしていることが明らかになった（Sallanon 1987a, 1989）．両領域ともに GABA 細胞が多いことから，相互に抑制をかけあっていて，視索前野からの抑制がとれると後部視床下部の細胞が機能しはじめて覚醒が引き起こされると考えられる．

後部視床下部の細胞を不活化すると覚醒を一時的に維持できなくなることは他の実験からも証明されている．たとえば，薬物によって脳内セロトニンを枯渇させるとネコでは長時間の覚醒が引き起こされるが，後部視床下部にムシモルを微量投与すると睡眠が引き起こされ，ムシモルの効果が消失すると再び不眠になる（Lin＊2000）．

アンフェタミンが強力な覚醒作用をもつことは前に触れたが（5 章），アンフェタミンによる覚醒中にネコ後部視床下部にムシモルを微量投与（1 μg/0.5 μl）すると睡眠が引き起こされる．この結果から，青斑核由来のノルアドレナリンは後部視床下部細胞の活動低下があると機能しない（Lin＊2000）．ただし，後述のヒスタミン合成酵素欠損マウスでもアンフェタミンの覚醒効果があるから，後部視床下部へのムシモル注の効果はヒスタミンによらない（Parmentier 2006）．

最近開発されて多眠症やナルコレプシーに使用されているモダフィニールは，後部視床下部を不活化しても覚醒効果があらわれるから，ヒスタミンとは異なった作用機序をもつ（Lin＊2000）．

8.7　ヒスタミンと覚醒

一方，アレルギーの治療に用いられる古典的抗ヒスタミン剤は H_1 受容体拮抗薬であるが，この薬の服用が眠気をもよおすことから，ヒスタミンが覚醒に関与していることが長い間想像されていた．ヒスタミンをふくむ神経組織の同定が困難であったために睡眠に関しての研究が遅れていたのであるが，大阪大学の和田 博，渡辺建彦らによってヒスタミン合成酵素であるヒスチジン脱炭酸化酵素 histidine decarboxylase（以下 HDC）の抗体が作成され，1983 年に脳内での分布が判明，後部視床下部の隆起乳頭体核を中心に細胞体が限局して存在することが知られ（Watanabe 1983），その直後フィンランドの Panula によってヒスタミン自体の抗体が作成されて研究が進展し，ヒスタミン線維は新皮質，橋中脳，視床をはじめ脳全体にみられ，とくに覚醒・睡眠に関与する前脳基底部，前部視床下部，視索前野や下位脳幹のノルアドレナリン，セロトニン，アセチルコリン各細胞群に終末を作っていることがわかった（Lin 1993）．またヒスタミン受容体を介して標的細胞を刺激活性化（脱分極化）する（Haas 2003）．

これらのヒスタミン細胞のサイズは中から大で，合成酵素である HDC および分解酵素であるヒスタミン N-メチル基転移酵素（histamine N-methyl-transferase：HMT），モノアミン分解酵素，アデノシン分解酵素，GABA，ガラニン（galanin）をふくんでいる．かつては 1 細胞 1 伝達物質といわれたが，このように1細胞にはいくつかの伝達物質が共存しており，さらに促進物質と抑制物質が共存していることは興味深い．すなわち，同じ細胞が標的細胞の性質に応じて伝達物質を放出するか，あるいは標的細胞が必要な伝達物質を選択するかであろう．この問題はまだ解決されていない．

ヒスタミン細胞は脳内では隆起乳頭体核にのみに局在しているので，ヒスタミン細胞の活動を電気生理学的に記録したり，薬理学的に調節することが容易である．ヒスタミン細胞は培養液内では2Hzほどの頻度で自発発火しているが，脳内では他組織からの影響によって，発火頻度は覚醒時には高く，浅い徐波睡眠で低下し，深い徐波睡眠時とレム睡眠時には消失する（Vanni-Mercier 1984；Steininger 1999）．

マウスの隆起乳頭体核部位での細胞外記録によるさらに詳細なデータでは，ヒスタミン細胞の発火頻度は注意を集中するときにもっとも高く，通常の覚醒時に高く，安静覚醒時に入ると活動を低下させ，脳波が同期化する直前にさらに活動を低下させる（Takahashi 2006）．活動水準が覚醒時の注意の水準に一致することから，ヒスタミンが注意の集中に関与していると考えられる．

さらにヒスタミンの放出量には日内リズムがみられ（Chu 2004），覚醒時にはヒスタミンの放出量は多くまた回転率は高い（Haas 2003）．ラット視床下部でのヒスタミン遊離量は覚醒時に徐波睡眠時の1.7倍に増加する（Mochizuki 1992）．ヒスタミンは皮質をふくめた多くの細胞を刺激するが，VLPOの睡眠細胞には影響を与えない（Gallopin 2000）．

ヒスタミン作動薬や拮抗薬を使用した実験から，ヒスタミンが覚醒維持に関与することが証明されている（Lin *2000）．ヒスタミン生合成阻害薬のα-フルオロメチルヒスチジン（α-fluoromethylhistidine）を腹腔内に，あるいは後部視床下部に直接投与して脳内ヒスタミン濃度を減少させると，覚醒量が減少して徐波睡眠が増加する．またヒスタミンの分解酵素の活性をSKF-91488で阻害して脳内ヒスタミン濃度を高めると，長期にわたる覚醒が得られる．さらに，ヒスタミン細胞はPGE_2およびそのEP_4受容体作動薬，後述のオレキシンの影響を受けて覚醒を誘導する（Huang 2001）．

ヒスタミンにはH_1〜H_4の4種類の受容体が報告されているが，H_1受容体拮抗薬であるメピラミン（mepyramine）の腹腔内投与でも覚醒減少の結果が得られている．H_2 受容体の拮抗薬であるラニチジン（ranitidine）の脳内投与でも，緩徐ではあるが覚醒が減少し徐波睡眠が増加する．

ヒスタミン細胞は自己受容体 H_3 によってヒスタミン自体の放出と合成を調節しているが，その作動薬である BP2-94 の経口投与でヒスタミン自体の放出が減少して徐波が顕著に増加し，H_3 受容体拮抗薬のシプロキシファン（ciproxifan）の経口投与で H_3 を抑制すると放出が回復して徐波と紡錘波が消失し，脱同期波（覚醒）が増加する．H_1, H_3 それぞれの KO マウスではシプロキシファンの経口投与による覚醒効果はみられない（Parmentier 2006）．

このようにヒスタミンの増減によって，あるいはヒスタミン受容体の働きによって覚醒が調節されている．これらのヒスタミン細胞の覚醒機能は，前脳では VLPO をふくむ視索前野や前部視床下部の GABA，後部視床下部背側部のオレキシン（9 章）（Huang 2001）によって調節されていて，これらの間のバランスによって覚醒・睡眠が成立すると考えられる．

8.8 脳幹網様体とヒスタミン細胞の相互関係

Bremer の中脳離断実験では動物は昏睡状態に入る．しかし，時間経過とともにあるいは後部視床下部を刺激すると覚醒が回復してくる（7 章）．中脳と視床下部の間で切断をすると（中脳離断ネコ），アセチルコリンやモノアミン細胞は後方の橋中脳にあるから，これらの伝達物質や刺激は前脳に流入しないわけで，前脳ではレム睡眠・覚醒は引き起こされず徐波だけが出現する（Lin *2000）．

4 日以上経過して慢性状態に入ると，徐波には日内リズムがみられるようになり，明期には徐波の振幅は大きく，暗期には小さくなる．経過とともに前脳の脳波には脱同期化が少しずつ観察されるようになる．明期で後脳がレム睡眠を示すときでも前脳の皮質脳波は徐波のままであるが，暗期でのレム睡眠時の前脳の脳波には脱同期化が観察されることがある．しかし，その発現には規則性がみられない．

切断直後徐波の優勢な状態では，アンフェタミンやメチルフェニデート，モダフィニルに覚醒効果はみられないが（Lin 1996），拮抗薬シプロキシファンの筋注によって，ヒスタミン自己受容体 H_3 を抑制するとヒスタミン量が増加して前脳の脳波は脱同期化する．脱同期化の持続時間は用量依存的である．術後5日目では同用量投与で脱同期持続時間は延長され，シータ（θ）波も出現するようになる．この効果は H_1 受容体拮抗薬のメピラミンで消失するから，シプロキシファンの覚醒効果はヒスタミン細胞の活性化とヒスタミン放出にあると考えられる．細胞の活性化の指標である *c-fos* はほとんどのヒスタミン細胞で確認されている．また，ヒスタミン終末は視索前野（4章），オレキシン細胞（9章），前脳基底部（10章）にみられ，これらの領域と相互関係をもって，皮質を覚醒に導く．

このように，下位脳幹が関与しなくてもヒスタミンのみで覚醒が引き起こされるが，一方，中脳との線維連絡の切断で急性の昏睡が引き起こされるのは事実であるから，通常は下位脳幹と後部視床下部は相互に影響しあっていると考えられる（Tokizane 1966）．下位脳幹のアセチルコリン細胞群にヒスタミン終末が存在しており，またアセチルコリン細胞には H_1 受容体があって，この部分にヒスタミンあるいは，その作動薬を投与すると脳波の脱同期化が引き起こされる．したがって下位脳幹のアセチルコリン細胞と後部視床下部のヒスタミン細胞は相互に調節しあって，新皮質に作用して覚醒を作り出すのであろう（Lin 2000）．

しかし，前述のように後部視床下部ヒスタミン細胞の全破壊の場合でも，慢性状態に移行すると，覚醒や睡眠，レム睡眠に何らの障害もみられない（Lin 1986；Sallanon 1987a, 1989；Denoyer 1991）．また，HDC KO マウスの体内ではヒスタミンが合成されないことで覚醒量の減弱が期待され，たしかに脳波の質が低下したり照明を消した場合や新奇刺激の呈示に対しての注意覚醒水準の低下がみられはしたが，覚醒・睡眠は存在していたし，アンフェタミンやモダフィニルの投与で覚醒が増加することがわかっている（Parmentier 2002, 2006）．

また H_1 受容体 KO マウスでも発育や行動パターンに明瞭な異常は認められず，睡眠・覚醒パターンも野生型マウスとそれほど異なるわけではなかった（Huang 2006）．したがって，ヒスタミンそのものや受容体が欠損していても十分に覚醒・睡眠は成立するから，ヒスタミンだけが唯一の覚醒中枢物質ではない.

PGD_2 欠損やモノアミン分解酵素欠損，ノルアドレナリン合成酵素欠損でも自発的な覚醒・睡眠の発現が認められる．これは神経系が可塑性（plasticity）をもっているからである．生存に必須な遺伝子が欠損している場合は，たとえばカテコールアミン合成酵素であるチロシン水酸化酵素（tyrosine hydroxylase：TH）KO動物は胎生中に死亡する．出生後も生存している個体は欠損器官あるいは欠損機能を補って生存しているわけで，たとえば，ヒスタミンが欠損していても他の系で覚醒が維持される．

したがって後部視床下部のヒスタミン細胞群がもっとも重要な覚醒中枢ということはできない．脳全体に分布しているヒスタミンの線維終末や受容体は覚醒を構成する神経ネットワークの一部にすぎないのである．

だが，これらの事実は脳幹網様体やヒスタミン細胞群が覚醒に必要とされないということを必ずしも意味しない．必要条件ではないが十分条件である．健常状態ではこれらの組織が覚醒を調節している．

以上をまとめてみると，ヒスタミン細胞は覚醒に重要な役割を果たしているが，ヒスタミン細胞を破壊してもヒスタミン欠損動物でも覚醒が発現するのは，脳幹や前脳基底部など他の組織が正常に機能しているためで，視床へ投射する背側路から，あるいは視床下部腹側を経由して前脳基底部に投射する腹側路から，皮質が賦活されると考えられる．次章で最近発見され覚醒維持効果が話題にされているオレキシンについて述べる．

9. オレキシン（ヒポクレチン）と覚醒

9.1 摂食中枢と覚醒

動物は覚醒時に「種の保存」と「個の保存」を実行する．「種の保存」とはセックスであり，次世代に遺伝子を伝えていくことである．「個の保存」とは，身の安全を確保するために逃げること，エネルギーを補給するために食料を確保して個の保存を図ることである．とくに哺乳類の場合，体温の維持に莫大なエネルギーを必要とするから，エネルギー蓄積が少なくなった状態で，たとえば，絶食などの飢餓動因があると，獲物を捕る，あるいは草を食べるという行動に出る．また草を食べているときに敵に襲われることは避けねばならない．それにともなって活動量と覚醒量が増える．さらに，覚醒しているだけではなく，周囲に注意を払う状態になければならないし，また危険な状況においては，扁桃核の作り出す不安や恐怖によって，交感神経系優位のもとに血圧が上がり，活動量が増加する．筋肉運動やそれに必要な血流が要求され，これらの状態では，脳内の覚醒システムが総動員される．すなわち，視床下部のペプチドによって駆動される摂食行動は覚醒を引き起こすわけで，脳内ではアミン系，グルタミン酸系などの覚醒システム（5, 7 章）が機能して覚醒が維持される．

摂食行動によって満腹し食欲が満たされ，飢餓動因が低下すると，（あるいは体内時計によって，あるいは覚醒中の睡眠物質の蓄積によって），生体は不活発な状態に入り，エネルギーを節約すると同時に神経系を修復することができる．副交感神経系が優勢に機能し，内臓系が消化・吸収機能を発揮するが，脳内では抑制性のGABA（5章）を主として使用する睡眠中枢によって覚醒系が不活化されて，睡眠が引き起こされる．そして，ある一定の時間が経過すると，体内時計あるいは飢餓動因あるいは体温低下によって覚醒系が始動すると考えられる．したがって，食欲も睡眠も覚醒も種の生存戦略に重要な役割を演じている．

このように，摂食のためには，いろいろなシステムが働いているが，とくに視床下部が大きな役割を演じている．通常は摂食によるグルコースや遊離脂肪酸の血流中の増加が視床下部によって感知され，満腹中枢に働いて，それ以上の摂食をストップさせてしまう．ライオンが満腹すると目の前を獲物が通り過ぎても攻撃しないことはよく知られている．ところが，視床下部内側を壊すと動物はいくら食べても満足感が得られず過食して肥満となってしまうし，外側を壊すと食欲がなくなり，餌を目の前にして食べずに死んでしまうことになる．拒食症ではこの部位での何らかの異常が考えられている．

かつて満腹中枢とか飢餓中枢といわれていたあいまいな機能が最近になって少しずつ物質的な実体をあらわしてきた．1994年に遺伝的に肥満になるマウス（ob/ob マウス）が研究され，脂肪を蓄積する細胞から「レプチン」（lepto，やせているの意）が分泌されることがわかった．レプチン脂肪組織の量が増えると，脂肪組織から分泌されるレプチン量が増えて，満腹中枢に働いて，満腹感を引き起こす．すなわち，肥満マウスは食欲を抑制するレプチン遺伝子に異常があるので，いくら食べても満腹感が得られず，過食になる．

最近覚醒を調節するペプチドであるオレキシン（orexin）が話題になっているが，オレキシン分泌は血中レプチン量が上昇すると抑制され，インシュリン（insulin）を投与して血糖値を低下させるとオレキシン mRNA が増加し，後部視床下部に局在するオレキシン細胞の活動が増加する．したがって，血糖値やレプチン量によってオレキシン神経の活動がコントロールされている．オレキシン欠損マウスでは絶食時にも探索行動も覚醒も増えないのはこの理由による（Griffond 1999；Moriguchi 1999；Hara 2001；Yamanaka 2003；Sakurai *2005a）．

オレキシン終末は摂食行動にかかわる腹内側核および視床下部弓状核（漏

斗）に密集している．弓状核には摂食にかかわるペプチドのNPY（neuropeptide Y）細胞やグレリン（ghrelin，成長を意味する）細胞が存在していて，これらの細胞はオレキシン終末によって影響を受け，またオレキシン細胞に影響を与える．NPYの拮抗薬はオレキシンによる摂食促進作用を低下させる．グレリンは1999年に寒川賢治と児島将康らによって胃の内分泌細胞から発見されたペプチドで，強力な摂食促進作用をもち（Kojima 1999），摂食中枢以外の他の自律神経調節領域にも終末を作っている．グレリンの投与で覚醒が引き起こされる（Szentirmai 2007）のはオレキシン細胞が活性化するからとも考えられる．

9.2 オレキシンとナルコレプシー

このような食欲を調節するペプチドであるオレキシンが覚醒に関与することがわかったのは，この物質の欠損でナルコレプシーが引き起こされるためである．ナルコレプシーは，19世紀にGelineauがはじめて記載したのでジェリノー病とよばれ，のちには居眠り病，睡眠麻痺といわれていた疾患である．日中に耐えがたい眠気が繰り返しあらわれ，嬉しかったり笑ったり怒ったりすることで数秒から数分続く情動性脱力発作であるカタプレキシー（cataplexy）が引き起こされ，身体から力が抜けて倒れ込んでしまう（カタレプシー（catalepsy）は反対に筋肉が硬直すること）．そして「金縛り」すなわち入眠時幻覚と睡眠麻痺を経験するが，その間の意識は清明で，あとで発作中の出来事を理解し想起することができる．

かつては過眠症に分類されたが，一日の総睡眠量は増えておらず，夜間に不眠傾向になり，頻回に覚醒が起こり，深い睡眠が中断される．もっとも特徴的な症状はこのような睡眠・覚醒の分断化であって，長時間の睡眠や覚醒を維持できず，睡眠ステージの移行変化を頻繁に繰り返す．すなわち健常者のように日中に16時間連続して覚醒することは困難で，覚醒の長期維持不能の疾患といえる．

ナルコレプシーは日本人では0.19～0.59％，アメリカでは約0.02～0.04％で発現し，遺伝的要因があることは知られていた（清水1998）．HLA（ヒト主要組織適合抗原，human leukocyte antigens）の特定のタイプとの間に密接な関係があり，ナルコレプシー患者のHLAではDR2が陽性であることが，長年研究を続けてきた本多 裕によって報告されている（Honda 1986；本多*1998）．しかし一卵性双生児でともにナルコレプシーである頻度は15%ほどで，遺伝要因とともに環境要因もあると考えられる．

ヒトと同じようにイヌでも孤発例と家族性のナルコレプシーが発見され，餌が与えられたりするような嬉しいことがあるとナルコレプシー犬は発作を起こして脱力し，そのあと眠り込んでしまうことが多い（図9.1）．睡眠・覚醒の分断化（図9.1B）が顕著で，入眠直後にレム睡眠が頻回あらわれる．スタンフォード大学のDementはナルコレプシーを示すイヌを飼育・交配してコロニーを20年以上維持し，フランス人のMignot（1988）と日本人の西野精治（*2006）はこれらのナルコレプシー犬の遺伝子を解析し，変異遺伝子の同定を試みた．その結果，ナルコレプシーは単一遺伝子の常染色体劣性遺伝形質の表現型であり，ホモとヘテロ間の交配では半数がホモ接合，半数がヘテロ接合として生まれ，ホモ接合のイヌは6カ月以内に発症することがわかった．遺伝子解析の結果ヒト染色体6番とイヌ染色体12番に似通った遺伝子配列があり，その結果視床下部の神経ペプチドの2型受容体（オレキシン受容体2：OXR2）遺伝子のスプライシング異常が認められている（Nishino*2007）．

一方，サンディエゴのdeLeceaのグループは視床下部に特異的に発現する

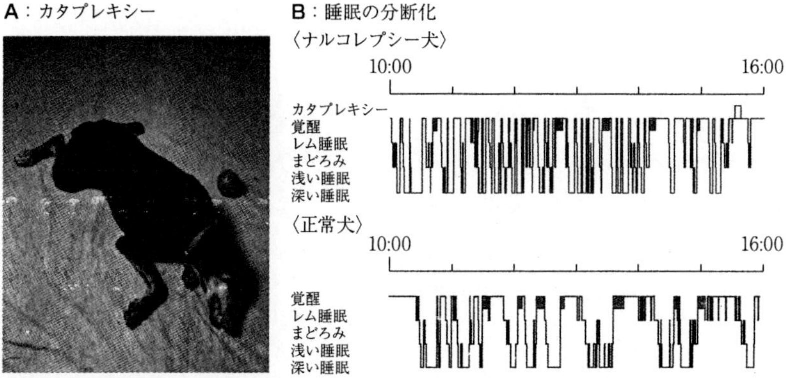

図9.1 （A）カタプレキシー発作中のイヌ．（B）ナルコレプシー犬では正常犬にくらべて睡眠の分断化が顕著である［西野*2006］．

mRNA の検索から，またまったく同じ頃，桜井 武らによって別な方法で，ある物質が同定された．deLecea らはこのペプチドがセクレチンの構造に似ていることからヒポクレチンと名づけたが，この分子構造は偶然にも Sakurai らが同定した物質オレキシンと同一であった（deLecea 1998；Sakurai 1998, * 2005a）．

最近の脳内活性物質の見つけ方は従来の方法とは発見順序が異なっている．今までは物質の生理作用を調べ，その物質が結合する受容体を探していたが，分子生物学の発展にともない，ゲノムの解読によって遺伝子のデータベースが作られ，遺伝子には性質不明の受容体を作るものが数多くあることがわかってきた．すなわち，マウスでの遺伝子解析がなされ，多数のタンパク質の DNA が同定されるようになり，機能はわからないが配列はわかっている遺伝子が数多く見つけられている．たとえば G タンパク質共役型受容体タンパク質は伝達物質（親）が見つかる前に同定することができるが，このような受容体はオーファン（親のわからない）受容体といわれている．つまり親は未知の伝達物質である．この受容体に結合して細胞内のセカンドメッセンジャーを動かすものを調べれば，活性物質が見つかる．

cDNA クローニングの結果，データベースの中に未知の受容体に対するリガンドとして 2 種類の生理活性物質が同定された．構造が解析されて大量の合成がなされ，抗体が作成され，その脳内分布が免疫組織化学法によって調べられた結果，このペプチドが摂食中枢として知られる後部視床下部背側野の特定の細胞に限局して発現していることがわかった（図 9. 2C）．このペプチドをラット側脳室に留置カテーテルによって微量投与すると，ラットは数倍の餌を食べるようになり，探索行動も亢進したほか，絶食させるとこのペプチドの発現量が上昇した（Sakurai 1998, * 2005a）．摂食行動の調節にかかわり，食欲を増進させる物質であることから，ギリシャ語で食欲を意味する orexis の名をとってこの物質はオレキシンと名づけられた．オレキシン（ヒポクレチン）は前駆体から構造の似通った二つの活性ペプチド，オレキシン A とオレキシン B として切り出される．

このように，当初は食欲に関する研究のためにオレキシン欠損マウスが作成されたのであるが，研究が進められていく過程で，欠損マウスが夜間の活動期

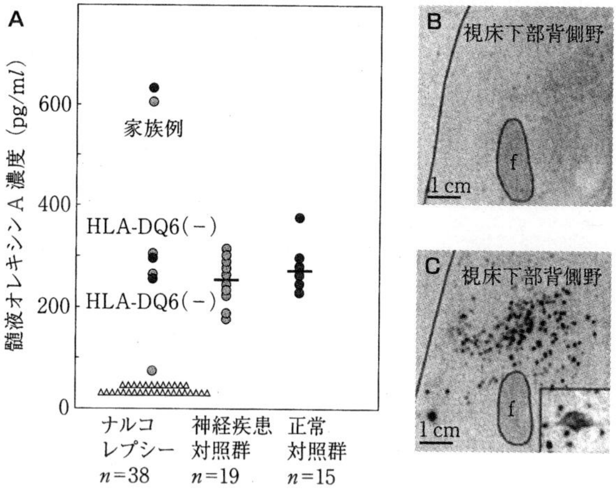

図 9.2　(A) 脳脊髄液中オレキシン濃度と (B) ヒト視床下部におけるプレプロオレキシン（前駆体）mRNA の発現［西野 * 2006］
ナルコレプシー患者（左下の三角）では脳脊髄液中のオレキシンA濃度は38名中32名で著明に減少，もしくは検出限界以下であった．家族例，HLA-DQ6陰性例，神経疾患対照群，正常対照群では存在する (B) プレプロオレキシン（前駆体）mRNA がこれらの患者の視床下部では欠落している (A)．f：脳弓．

にカタプレキシー様の発作を起こし，ナルコレプシーに特徴的なレム睡眠の発現頻度が増加することが偶然に認められて，オレキシンがナルコレプシーに関与することがわかった (Chemelli 1999)．また後天的にオレキシン細胞を欠落させても同じ症状が認められる (Hara 2001；Mieda 2004a, b)．

その後，ナルコレプシー患者の脳脊髄液内の定量でオレキシンの前駆体が減少，あるいは消失していることが確かめられ（図 9.2A, B），何らかの原因で生後オレキシン細胞の欠落が発生すると考えられるようになった (Nishino * 2007)．

9.3　オレキシン神経系と覚醒・睡眠

オレキシン神経系は，後部視床下部のヒスタミン細胞群のやや背側部の視床下部外側野に起始細胞をもっているが（図 9.2C, 9.3），この部位は，昔から覚醒の維持と交感神経系のトーンに重要と考えられてきた部位である（8章）．

オレキシン細胞の発火頻度は，身づくろいや摂食時には上昇し，探索行動で最大となるが，徐波睡眠やレム睡眠時には低く，レム睡眠から覚醒に移行する数秒前に活動を上げる（Lee 2005）.

Koyama（2003a）によると，後部視床下部背側部に存在する細胞の性質はレム睡眠時だけに（35％），覚醒時だけに（18％），覚醒時とレム睡眠時に（30％），徐波睡眠時だけに（7.5％），それ以外に（10％）もっとも活動を上げる，というようにさまざまであるが，脳波が脱同期しているときに活動する細胞が83％を占める.

ラットでは，活発な活動状態で覚醒の多い暗期ではオレキシンA細胞外濃度は高く，おとなしい活動状態や睡眠の多い明期では低いが，明期でも6時間の強制覚醒によって高くなる（Yoshida 2001）. また覚醒時に，オレキシン細胞や，青斑核のオレキシン受容体R1（OXR1）をもつ細胞（OXR1細胞）での *c-fos* 発現は強く，睡眠中は弱い（Espana 2003）. 自然覚醒時にアンフェタミンのような覚醒剤を投与すると，オレキシン細胞に *c-fos* が発現する（Estabrooke 2001）.

9.4　オレキシン神経系と他のシステムとの相互作用

オレキシン線維は脳内に広汎に分布していて，さまざまな生理作用に関与していると考えられるが，とくに睡眠・覚醒の調節にかかわる部位，たとえば，モノアミン系（青斑核，縫線核），アセチルコリン系（LDT，PPT）ヒスタミン系（隆起乳頭体核）などの覚醒・睡眠調節システムに密集して投射している（Peyron 1998；Horvath 1999；西野 *2006）（図9. 3）. また反対にVLPOを含む視索前野や，前脳基底核，背側縫線核，扁桃核などからの投射を受けていることもわかった（Sakurai 2005b）.

一方，オレキシンの受容体にはOX1RとOX2Rの2種があり，OX1Rは青斑核，前部視床下部，視床，前頭前野，海馬や扁桃核に，OX2Rは視床下部背内側野，外側野，弓状核，隆起乳頭体核，LDT，縫線核に発現する（Marcus 2001）.

ノルアドレナリン細胞やオレキシン終末の密集する青斑核，あるいはLDT

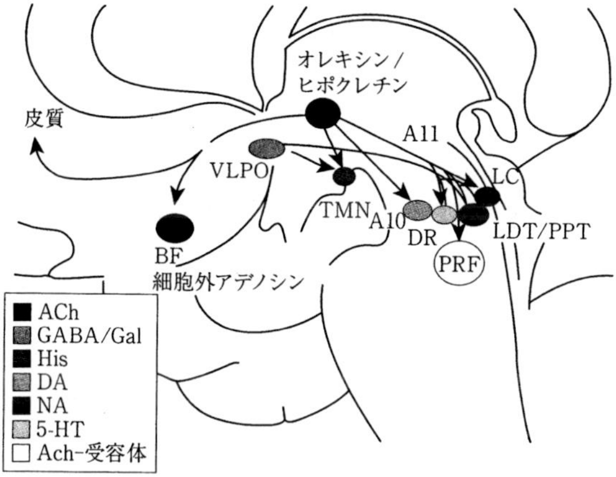

図 9.3　覚醒維持のための神経回路［西野 *2006］
説明は本文参照．BF：前脳基底部，DR：背側縫線核，TMN：隆起乳頭体核，LC：青斑核，LDT：背外側被蓋核，PPT：脚橋被蓋核，PRF：橋網様核，VLPO：腹外側視索前野，A10，A11：A10，A11 ドパミン細胞群．ACh：アセチルコリン作動系，GABA/Gal：ギャバ/ガラニン作動系，His：ヒスタミン作動系，DA：ドパミン作動系，NA：ノルアドレナリン作動系，5-HT：セロトニン作動系，Ach-receptive：アセチルコリン感受性細胞群．

にカニューラで直接オレキシンAを微量注入すると，覚醒は増え，レム睡眠は抑制される（Xi 2001）．

オレキシンAあるいはBを睡眠中のラットの側脳室に注入するとラットは覚醒するが，このとき，青斑核の細胞での *c-fos* が強く発現する（Espana 2001, 2003）．前述のように，覚醒時にはノルアドレナリン細胞やオレキシン細胞の活動が高まるが，ノルアドレナリンおよびオレキシンを同時にマウスで欠損させた場合（double knockout），レム睡眠が増加し，とくに明期でのレム睡眠が増加する（Hunsley 2006）．

オレキシンをヒスタミン細胞の近傍に微量投与するとヒスタミン細胞（8章）が興奮し視索前野や皮質のヒスタミンが増量し，覚醒が誘導されるが，H_1 受容体欠損マウスではこの作用は認められない（Huang 2001）．終末からヒスタミンが放出されても標的細胞で H_1 受容体が欠損するためにヒスタミンの覚醒効果が発現できないと想像される．またOX2R異常犬の視床・皮質ヒスタミン量は減少している（Nishino *2007）．

オレキシン細胞は覚醒に関与する前脳基底部（10章）のアセチルコリン細胞とは相互の関係をもっていて，ラット前脳基底部に留置カテーテルやマイクロダイアリシス法でオレキシンを微量投与すると，前脳基底部のアセチルコリン細胞が興奮して覚醒が増加する（Eggermann 2001；Thakkar 2001）．しかし，あらかじめ前脳基底部にオレキシン受容体拮抗薬のSB334867を微量注入しておくとこの効果がみられない（Fukuda 2007）．

一方，視索前野外側核には多くのオレキシン-Aの終末がみられ，オレキシン-Aを微量投与するとラットは覚醒し，レム睡眠は抑制される（Methippara 2000）．反対に，VLPOの抑制性GABA細胞が興奮するとオレキシン細胞の活動が低下して覚醒が維持されなくなるが，反対にVLPOをムシモルで抑制すると不眠が得られ，オレキシン細胞の36％に*c-fos*が発現する（Satoh 2004）．

要約すると，オレキシン細胞は覚醒システムを興奮させて覚醒を導くがVLPOによってGABA性に抑制されているから，オレキシン細胞の欠如あるいはオレキシンの不足で覚醒システムが機能低下をきたして覚醒の維持が困難になる，あるいはVLPOの睡眠誘発活動を凌駕できずに眠気が引き起こされる．これらの相互作用の欠陥がナルコレプシーの原因の一つと考えられる．

オレキシンKOマウスにオレキシンを側脳室内に投与すると，カタプレキシーを予防し，覚醒の質を向上させるが（Mieda 2004b），ヒトではこのような方法を用いることができないから，ヒトのナルコレプシー睡眠発作治療にオレキシン受容体（とくにOX2R）を刺激する薬物の開発が期待されている．

10. 前脳基底部と生体時計

10.1 もう一つの覚醒中枢

心臓などのようにある器官一つが機能しなくなると死亡にいたるが，睡眠・覚醒システムにはとくに主役としてのシステムはなく，多くの細胞によって睡眠・覚醒が維持されている．疾患や人為的な手術などでこの細胞群のどれかに異常が起きると障害が発生するが，線維連絡さえ切断されていなければ，残った健常なシステムでネットワークが復旧され，睡眠・覚醒は回復する．

たとえば，7章に述べたように，中脳離断ネコは昏睡状態を示すが（図7.2），時間が経過するにつれて覚醒が回復してくるし（Villablanca 1962；Hanada 1981），また，昏睡中のネコの後視床下部を電気刺激すると辺縁系で覚醒が引き起こされ（Tokizane * 1966），その腹側部にヒスタミンを投与すると新皮質にも覚醒が引き起こされる（Lin * 2000）（8章）．

しかし，後部視床下部や中脳網様体の薬物破壊でも慢性的には覚醒は影響を受けないから，このような条件下では，覚醒を担っているのは視床下部のヒスタミン細胞や中脳のアセチルコリン細胞ではなく，健常に残存している前脳基底部の細胞と考えることができる（Webster 1988；Denoyer 1991）．事実，健常ネコの前脳基底部を薬物破壊すると徐波が得られるから，新皮質の脱同期化は前脳基底部によっても調節されているという仮説が有力になってきた（Buzsaki 1988）．さらに，前脳基底部の細胞は視床網様核に投射し，ゲーティング機構を調節して下位脳幹から視床—皮質へ流入する刺激入力量を調節している（Steriade ＊2005）．すなわち，背側路である視床—新皮質回路と腹側路の前脳基底部—皮質系とで二重に覚醒・睡眠を調節しているということになる．

視床—新皮質回路は，下位脳幹と前脳の覚醒メカニズムに系統発生的に新しく補足されてきた組織で，主として感覚中継および知覚情報処理に大きな役割を果たしているが，皮質が他の組織によってある程度活動準備状態が整えられた時点でその本領を発揮すると考える方がより理解しやすい．

10. 2　前脳基底部とアセチルコリン

アセチルコリン合成酵素をふくむ細胞（図 10. 1 A）が脳幹や線条体，そして前脳基底部に多数存在していることが知られてから，基礎研究や臨床研究が飛躍的に進歩した（Kimura 1981）（5 章）．アルツハイマー病の患者では前脳基底部のアセチルコリン細胞が減少，その結果，皮質のアセチルコリンが減少して，学習や記憶システムに障害があらわれたり，痴呆が引き起こされること，アセチルコリンの分解を阻害する薬剤で症状がやや軽減されることなどから，前脳基底部が現在の話題になっている（15 章）（Sarter ＊2000）．

前脳基底部は，図 1. 4, 10. 1 B に示すように視床下部の前方（吻側）に位置していて，ヒトではマイネルトの基底核とよばれる領域であり，現在では，アセチルコリン細胞が密集して存在している無名質をふくんだ領域を狭義に指している．前脳基底部の解剖学・生理学には Steriade と同じカナダの研究者仙波和恵（＊2000, ＊2006）と Barbara Jones（＊2005）が大きな寄与をしている．

大脳皮質や海馬のアセチルコリンの大部分は前脳基底部細胞から供給されている．前脳基底部のアセチルコリン細胞はあまり枝分かれすることなく，比較的狭い領域に投射していて，前部（吻側）にある集団は海馬へ，後部（尾側）にある集団は新皮質に軸索を送っている（Semba ＊2000；仙波＊2006）．アセチルコリンは皮質細胞のニコチンおよびムスカリン受容体を介して皮質の活動を活性化して，脱同期波（速波）を誘導する．

さらに，前脳基底部を刺激すると覚醒が導かれるが，この場合，視床—新皮質回路（たとえば聴皮質）の活動も促進される（Metherate 1993）．これは視

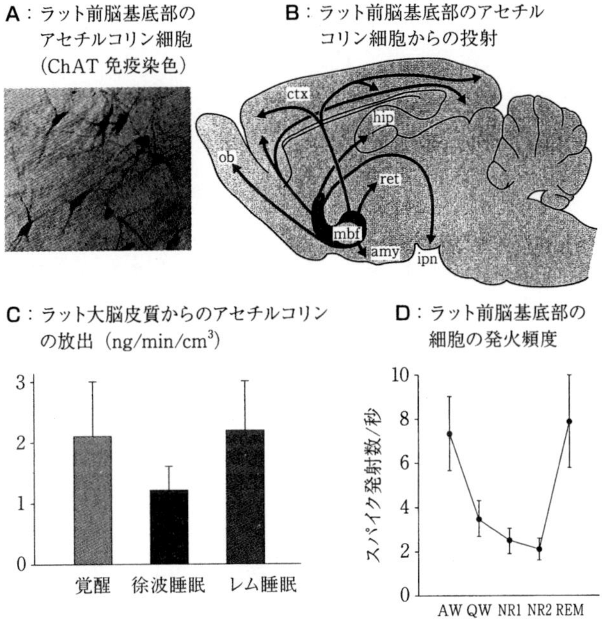

図 10.1　アセチルコリン合成酵素（ChAT）をふくむ細胞（A）と前脳基底部の位置（B）.（C）大脳皮質からのアセチルコリン放出は覚醒時とレム睡眠時に高く，徐波睡眠時に低い［仙波 * 2006］.（D）ネコでもラットでも前脳基底部細胞の発火頻度は覚醒時とレム睡眠時に高くなる［Szymusiak * 2000］.
amy：扁桃核，ctx：大脳新皮質，hip：海馬，ipn：脚間核，mbf：前脳基底部，ob：嗅球，ret：視床網様核，AW：活動的な覚醒，QW：静穏な覚醒，NR1：浅い徐波睡眠，NR2：深い徐波睡眠，REM：レム睡眠.

床網様核が抑制されてゲートが開くためという説もある（Steriade * 2005, Fuentealba * 2005）.

反対に，動物が歩いたり，飲んだり，目的指向性の行動をしたり，周囲に注意を払っているときに，あるいはグルタミン酸受容体が刺激されたりすると，前脳基底核のアセチルコリンが増量する（Buzsaki 1988；Fournier 2004a, b）.

一方，スコポラミンやアトロピンでムスカリン受容体の機能を阻害すると，行動上覚醒していても，あるいは外部から刺激を与えても，脳波は徐波を示す（Buzsaki 1988；Metherate 1992；Jones * 2005）. 行動と脳波の乖離は前脳基底部の薬物破壊でも得られる. 徐波のパワーは走ったり飲んだりする場合よりも静かにしているときに大きい（Buzsaki 1988）. したがって「徐波が観察されるから脳が眠っている」ということはできない．脳波計に描かれるのは多数の皮質細胞の緩徐な発振の総和にすぎず，この意味で脳波は覚醒の的確な指標ではない．この場合の行動が何によって駆動されるのかは，下位脳幹からの刺激説もあるが，現在不明である．

このように，前脳基底部のアセチルコリン細胞は皮質脳波の脱同期化に関与していて，単一細胞活動については，ネコ，ラットともに前脳基底部細胞の発火頻度は覚醒時に高く，安静時にその半分になり，徐波睡眠で低下し，レム睡眠時では覚醒時のレベルにまで増加する（図 10. 1 D）（Szymusiak * 2000）．強制覚醒ではアセチルコリン細胞に *c-fos* が発現し活動性が高まる．

1971 年に Jasper は覚醒時とレム睡眠時に大脳皮質からのアセチルコリン放出量が増大することを報告していたが（図 10. 1 C），最近の高感度のマイクロダイアリシス法による結果でも覚醒時とレム睡眠時のアセチルコリン放出量はネコの新皮質では徐波睡眠にくらべてそれぞれ 2.8 倍，2.2 倍である（Marrosu 1995）．さらに覚醒時よりもレム睡眠時にアセチルコリン放出が増える報告もある（Vazquez 2001）．

しかしながらこの説に整合しないデータも紹介しておきたい．皮質の賦活については，アセチルコリン説に否定的な意見もあり，アセチルコリン細胞だけを選択的に破壊する免疫毒素を使用した場合，脳波の変化は起きないから，皮質の賦活は非アセチルコリン，たとえば興奮性アミノ酸のグルタミン酸による可能性も考えられる（Kapas 1996；Kaur 2008）．

麻酔剤のプロカイン（procaine）を前脳基底部へ微量投与すると 30〜60 Hz のガンマ（γ）波，4〜8 Hz の θ 波が抑制されて 1〜4 Hz の徐波が増加する．一方，興奮物質であるグルタミン酸作動性物質（AMPA，NMDA）を微量投与すると γ 波と θ 波が増加し，徐波が減少するが，この場合，多くのアセチルコリン細胞その他の細胞の活性が上がる（Cape 1998, 2000）．

したがって，注入部位の細胞が不活化されると新皮質は徐波となり，活性化されると速波になる．この部位は興奮性，抑制性の細胞が混在しているから，解釈はやや困難であるが，抑制性の細胞が，新皮質の抑制細胞を抑制することで脱抑制が引き起こされると考えれば理解しやすいが，その証明はされてはいない．

また前脳基底部は睡眠を作り出すのにも一役買っている．前脳基底部にはアセチルコリン細胞のほか，抑制性のGABA細胞も混在している．α2受容体を有するGABA細胞は，覚醒時にはノルアドレナリンで抑制されているが，断眠後の回復睡眠時にGABA細胞は活性化して（Modirrousta 2004；Jones * 2004），視索前野とともに，他のシステムを抑制することで睡眠が作り出される．アデノシンと前脳基底部の関係については4章で述べたとおりである．

10.3 前脳基底部と下位脳幹の相互作用

しかし，通常，前脳基底部が独立して機能しているわけではなく，より下位からのアミンやアミノ酸，GABAその他による興奮性や抑制性の調節に従っている．実際，前脳基底部のアセチルコリン細胞はヒスタミンによって興奮し，GABAによって抑制される（Khateb 1995, 1998）．

図1.4Aはネコ前脳基底部であるが，ラットで相同の部位の前脳基底部のアセチルコリン細胞群の中に微細カニューレを常置してノルアドレナリンを投与するとアセチルコリン細胞が興奮するほか，GABA細胞がα2受容体を介して抑制され，脳波が脱同期化されて覚醒が導かれる．セロトニン投与ではアセチルコリン細胞が過分極して30〜60 Hzのガンマ波が減少するが，睡眠を導くにはいたらない．

レム睡眠時にも前脳基底部の活動は増加する．しかし，この状態では下位脳幹のアミン細胞や視床下部後部のヒスタミン，オレキシン細胞の活動が低下しているので，他の伝達物質をもつ細胞，おそらく橋背側被蓋のグルタミン酸細胞がその責任を果たすと思われるが（Lu 2006b），現在のところ不明である．

このように，腹側経路を介して脳幹や視床下部と連動する前脳基底部の細胞は新皮質全体に広く線維を送って新皮質を賦活し覚醒を作り出す，といって良いだろう．腹側経路の存在については以下のような研究の歴史がある．

1959年にすでに中脳網様体の単一刺激によって新皮質の広汎な部位に2種類の潜時の異なる誘発電位があらわれることが報告されていて，刺激後の反応の潜時の短いものは内包を，潜時の長いものは視床を破壊するとそれぞれ消失することから（Tissot 1959），中脳網様体から視床を経由して，あるいは経由しないで新皮質を賦活する二つの経路があることが示唆されていた．事実，この章で述べたように，下位脳幹は視床に線維を送るほかに視床を通過しない線維（extrathalamic axons）を前脳に送っている．

すなわち下位脳幹が視床を経由しないで前脳を直接刺激しても覚醒が得られる．これは視床—皮質回路の発達していない動物で使用されている回路である．視床—皮質回路の発達した種では，下位脳幹・前脳基底部がともに視床—皮質回路をも賦活するようになったと考えればよい．もともと新皮質や視床の発達していない新生児や爬虫類で覚醒が成立していることを考えると，視床—皮質回路が決定的に覚醒に必要だというわけではない．前脳基底部の破壊やアトロピン投与で脳波が徐波を示していても，さらに極端に言えば，イヌの皮質を除去しても行動覚醒は成立し，除脳ネコでも歩行することはできる（13章）．ただ，複雑な行動はおそらくとれないであろう．視床—新皮質回路は複雑な情報処理や主観的意識の成立などに有利なのであって，進化の途上で獲得されたものである．

以上の多くの実験結果から，下位脳幹と前脳基底部を結んでいて視床下部を通過する線維は睡眠・覚醒情報を運んでいることがわかる．いくつかのシステムすべてが正常に機能していれば，正常な覚醒・睡眠が得られ，一つが異常をきたすと，全体が異常をきたす．しかし，細胞体のみの消失ならば，脳の可塑性によってネットワークの修復が行われ，他のシステムによってある程度正常な覚醒・睡眠状態に回復される．

10.4　睡眠と日内リズム

断眠による睡眠の誘導とは別に，われわれは一定の時刻になると疲れていなくても眠くなるし，朝が来ると目が覚める．暗室に閉じこめられていても，睡眠・覚醒のリズムはある程度保たれる．日内リズムは原始的な藻類から存在しているが，哺乳類の日内リズムの発生には前脳基底部の近傍に存在する視交叉上核（suprachiasmatic nucleus：SCN）がかかわっている．SCNは，基本的に光以外の環境因子に依存しない独自の内因的なリズム信号を，脳をふくめた生体全体に送っており（Okamura ＊2004），最近の研究によって，日内リズムは時間遺伝子によって制御されていることが明らかにされた．詳細は他書に譲る（石田・本間 *2008）．

哺乳類ではSCNは生体時計として重要であり，この組織は視神経からの入力を受けていて，光（正確を期せば光が変換された電気信号）に対して反応する．たとえば，ヒトでは約25時間を1周期とする概日リズムがSCNより発生するが，このリズムは朝の強い光に同調するから，ヒトの25時間の日内リズムは24時間に調整され，移動によって引き起こされる時差も時間の経過とともにその土地の時間に同調するようになり，消失する．したがって，睡眠物質が蓄積してもしなくても，眠くなったり目が覚めるのは，哺乳類ではSCNの機能によるところが大きい．

SCNを破壊すると，睡眠・覚醒の日内リズムも破壊される（Ibuka 1975）．この事実はSCNが睡眠や覚醒の発現に間接的に関与していることを示唆している．しかし，この組織がどのようにして覚醒や睡眠実行系に命令を与えているかは，現在明確には知られていない．それは，この組織が，直接に睡眠あるいは覚醒調節組織に連絡をしていないからである．

最近，間接的に連絡があるのではないかという仮説でトレーサーを使用した研究がされるようになった．順行性と逆行性に軸索輸送（axonal transport）されるトレーサーを組み合わせた実験によると，視索前野，下室傍野（subparaventricular zone：SPZ），視床下部背内側核（dorsomedial hypothalamic nucleus：DMH）が中継して脳幹，視床下部および前脳基底部の覚醒・睡眠実行系に日内リズム信号を送っている可能性が高い（Deurveilher 2005）（図10.2）．

SCNとVLPOはSPZを中継して影響を及ぼしあっているし（Lu 2001），またSPZをイボテン酸で破壊すると，睡眠，自発運動量，体温などの日内リズムが崩れるから，SPZはこれらの実行系への中継点と思われる．そのうち，背側部は体温に，腹側部が睡眠のリズム形成にかかわっているらしい（Chou 2003；Saper 2005）．

さらに，覚醒システムにふくまれるオレキシン，ヒスタミン，アセチルコリン，セロトニンなどの終末がSCNにみられ，子どもの夜更かしの習慣やコンビニ夜間就業などの覚醒行動がこれらの終末を機能させて，内因性のリズムに影響を与える，すなわち日内リズムをリセットする働きもあると考えられてい

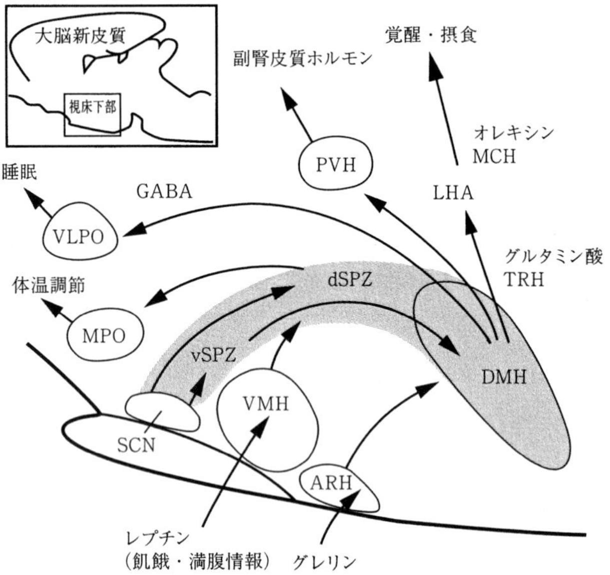

図 10. 2 睡眠の日内リズム発生機構［Saper＊2005］
下室傍野 SPZ が視交叉上核からの信号を睡眠・覚醒メカニズムに中継していると考えられる．ARH：弓状核，DMH：視床下部背内側核，dSPZ：背側下室傍野，LHA：視床下部外側野，MCH：メラニン凝集ホルモン，MPO：内側視索前野，PVH：室傍核，vSPZ：腹側下室傍野，SCN：視交叉上核，TRH：甲状腺刺激ホルモン放出ホルモン，VLPO：視索前野腹外側核．

る（神山＊2006）．

たとえば，毎日決まった時間に食事をしているヒトはその時刻になると空腹感を覚える．夜行性のマウスに明期の決まった時刻に餌を与えるようにすると，眠っていてもその時刻に先行して目覚めて活動性が高まる．このリズムは SCN を破壊しても保存されるから，SCN 以外にも脳内にリズムを作り出すメカニズムがあり，DMH は独自に食餌性日内リズムを作り出していると考えられる．DMH を破壊すると SCN と連動した光同調性周期とともに食餌性日内リズムも失われるからである（Gooley 2006；Fuller 2007）．また，DMH の細胞は青斑核に線維を送っており，DMH の破壊で，青斑核の日内リズムが消失するから，SCN → DMH →青斑核の経路が考えられる（Aston-Jones 2001）．

最近，摂食および睡眠覚醒制御に重要な役割を果たすオレキシンが食餌性日内リズムにも関連していることが知られてきた．野生型マウスでは摂食時間にあわせた食餌性日内リズムが作られるのに，オレキシン細胞脱落マウス（後天的にオレキシンを脱落させた orexon/atxin-3 マウス）ではこの反応がみられない（Mieda 2004a, b）．食餌性日内リズムが DMH で作られるとしてもオレキシンの存在が必要と考えられる．

日内リズムを作り出す物質としてもっとも有名なものにメラトニンがある．メラトニンは松果体で L-トリプトファンからセロトニンを経て合成される．松果体は下等動物では直接光を受容することで機能しているが，ヒトのような厚い頭蓋骨をもった種では光を受容することができない．視神経から SCN，上頸部交感神経節を介して光情報が松果体に到達する．ヒトではメラトニン量は夜間に増大し，深部体温低下作用が知られている．夜間の脳温低下は，中枢神経系の放熱冷却というホメオスタシスに重要で，徐波睡眠誘導に有利である（三島 *1998；伊藤 *1998）．

メラトニン合成酵素の活性を阻害して夜間のメラトニン分泌を抑制すると，夜間の中途覚醒が増加したり，日中の覚醒水準が低下するなどのリズム障害が生じる．メラトニン分泌の少ない時刻にメラトニンを投与すると，催眠効果が顕著であり，時差の修正などに使用される．このようにメラトニンの睡眠促進作用には投与時刻依存性が認められる．

ヒトでは 2500 ルクスほどの強い光によって松果体からのメラトニンの分泌が抑制される．夜間に強い光を浴びると体温が最低点に達する時間帯が遅くなり，睡眠時間帯が遅れる．しかし，ラットのような夜間活動性の高い動物でもメラトニン分泌量は夜間に高く，動物界全体を考えれば，メラトニンが睡眠を誘発するのは不思議な現象である．

成長ホルモンは初期の深い（コア）睡眠状態で増加することが知られている（Takahashi 1968）．副腎皮質ホルモンの分泌量は就寝前に最低になり，次第に増量して，目覚めの直後までに最大となる．したがって，ヒトが，朝の覚醒後にすぐ行動が開始できるようになるのはこのためとも考えられる．分泌量は固有の日内リズムをもっていて，断眠などによってあまり影響を受けない．ほかの多くのホルモン分泌も日内リズムをもっているが，その説明は他の成書を参照されたい（石田・本間 *2008）．

10.5 徐波睡眠発生メカニズムのまとめ

以上に説明してきた実験データを，現在多くの研究者が考えている仮説にしたがって以下にまとめてみよう．

前脳と後脳の離断によって昏睡が生じることで，後脳が覚醒に必要なことはBremerの実験からわかるし，Moruzziらの実験でも中脳の破壊で昏睡が引き起こされるから，中脳と前脳の間を通過する線維は覚醒に必要である．エコノモ型脳炎では後部視床下部の細胞だけではなく線維が破壊されるから，永続的な嗜眠が引き起こされる．このように通過線維が切断されると昏睡や嗜眠が引き起こされるわけで，各部位の細胞体だけの破壊では永続的な昏睡や嗜眠は引き起こされない．したがって，下位脳幹，中脳，前脳の覚醒に関与する細胞はこれらの線維間で相互に情報をやりとりして大脳皮質を覚醒に導く．線維を介しての情報がなくなると，一定の時間後に前脳が独立に機能しはじめる．要約すると，健常状態では線維ネットワークを介してすべてのシステムが機能しており，異常状態におちいると，機能低下を免れたシステムだけでネットを介して覚醒・睡眠を回復維持すると考えられる．

覚醒は基本的には，魚類や両生類からのシステムを保存していて，視床—新皮質系が発達していなくても存在する．哺乳類の健常状態では，前脳に存在する覚醒・睡眠のシーソーのバランスによってどちらかが引き起こされる．たとえば体内時計からの信号あるいは低血糖（飢餓感），あるいは睡眠中の脳温低下が引き金になって，視床下部のオレキシン細胞やヒスタミン細胞，前脳基底部細胞が活動性を高め，下位脳幹や中脳にあるアミンやアセチルコリン細胞などを刺激する．下位脳幹や中脳からの線維は後部視床下部と前脳基底部をさらに賦活化し，皮質全体を活性化させる．同時に，感覚刺激と非特殊刺激を処理する視床が，応答準備の整った新皮質と相互フィードバックをすることで，情報処理が行われ，さらにヒトでは「気づく」というような意識の水準が上がる．それだけでは覚醒維持には十分ではないはずで，これらの覚醒メカニズムはオレキシンによって持続的に賦活化されていなければならない．

ある一定時間の覚醒状態が持続すると（種によって異なる），体内時計からの信号，あるいは覚醒中に蓄積した睡眠物質によって視索前野とVLPOの睡眠中枢が活動性を上げ，視床下部と下位脳幹，および前脳基底部の覚醒中枢が抑制されて睡眠が導かれる．視床の網様核細胞が活動性を上げて紡錘波を作ると，視床中継核が抑制されてゲートが閉ざされ，新皮質とは相互フィードバックできなくなり，意識水準が低下し，情報処理ができないか不正確になる．新皮質の大部分では細胞が過分極化され（興奮しなくなり），新皮質固有の徐波が発生し，刺激を受け入れる準備性がなくなる．しかし，一部の機能は維持されていて，有意味な刺激には反応することができる．

ただし，これらが現在の時点でのいちばんもっともらしい学説であって，否定的な実験結果もあり，またこれからの実験データの積み重ねや，新発見によってパラダイムが変わる可能性がつねにあるから，いつも柔らかい頭で，システムやメカニズムを考えていてほしい．

さて，徐波睡眠がある程度持続すると，深く眠っているのに脳が目覚めている逆説的で不思議な睡眠，レム睡眠に入るが，以下の章で，その発生の仕組みを説明しよう．

11. レム睡眠とその現象

11.1 ヒトでのレム睡眠の発見

レム睡眠は1952年にシカゴのKleitmanの教室で発見され，その翌年Science誌に発表されて，以来，夢という主観的な現象が実証科学的に研究されるようになった（Aserinsky 1953）.

Kleitman（図11.1中央）は幼児の入眠時に起こるゆっくりした回転性眼球運動が睡眠の深さや性質に関係があるかどうか知るために，当時大学院生であったAserinskyに夜間の眼球運動について調べさせた．欧米人では眼瞼が薄いので直接観察することもできるが，両眼の側面に電極を貼り付けて電位を測定すると，眼球運動があらわれるときに，記録ペンが大きく振れるので，運動の方向や大きさを知ることができる（1章）．このときに，思いもかけないことが観察された．それは夜間の一定の時期に，閉じた眼瞼の下で眼球が急速な運動をすることであった.

この状態では脳波像が覚醒パターンを示し，心拍や呼吸の不規則な変化などが認められること，そしてこの状態で被験者を起こすと，多くの場合夢の報告が得られることがわかった（Dement 1958a, b），Dementら（図11.1右）はこの睡眠状態をREM sleep（rapid eye movement，急速眼球運動をともなった睡眠）と名づけ，従来の睡眠をnon REM sleep（急速眼球運動をともなわない睡眠，本書では徐波睡眠）として区別した．このようにして，睡眠は静的状態が安定して持続する均質な状態ではないことが判明したわけである.

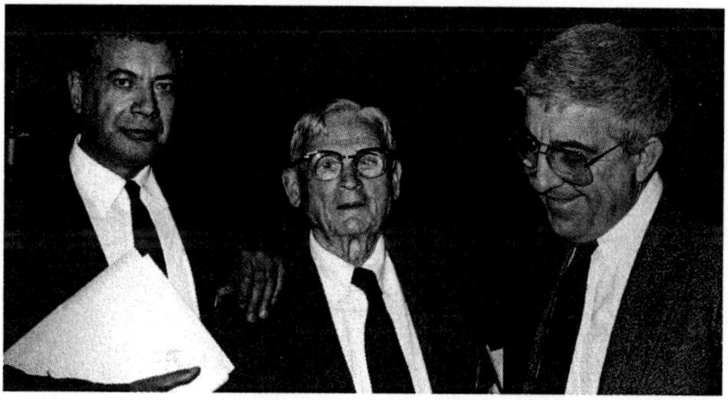

図 11.1　左より Jouvet，Kleitman，Dement（Jouvet 提供，1995．合成写真）

これらのビッグバン的な発見は睡眠や夢の主観的な研究を客観的にかつ自然科学的に研究する糸口をつけて，従来の心理学的な睡眠に関する概念を書きかえてしまった．すなわち，夢を見ている状態を客観的に観察することによって，多くの精神生理学的な研究ができるようになったし，また Freud の仮説をも検証できるという期待もあって，研究が急速に進展した．

以上はヒトにおいてのレム睡眠にともなう生理学的・心理学的研究成果である．しかしながら，レム睡眠が脳内でどこでどのように発生するのかについては，神経科学的な面で不明な点が多くあり，動物実験を待つしかなかった．

11.2　レム睡眠の動物での発見

レム睡眠の動物での発見のいきさつは次のようである．リヨンの若い外科医 Michel Jouvet（図 11.1 左）は当初 Pavlov の条件反射説に興味をもち，当時神経生理学的研究のメッカといわれたカリフォルニアの H. Magoun のもとへ留学した．日本の脳科学の先駆者で，当時筋電図について研究をしていた時実利彦（図 8.2 A）と同室であった．Pavlov は条件反射に新皮質が，Magoun は脳幹が重要と考えていたから，Jouvet は皮質を除去，あるいは脳幹のみを残した動物で条件反射が成立するかどうかを検証しようとしたが，この検証は困難であったので，実験はフランスへ帰国してからも続けられた．

視床や，皮質をふくめて中脳より前部の脳組織を摘出された橋ネコ（pontine

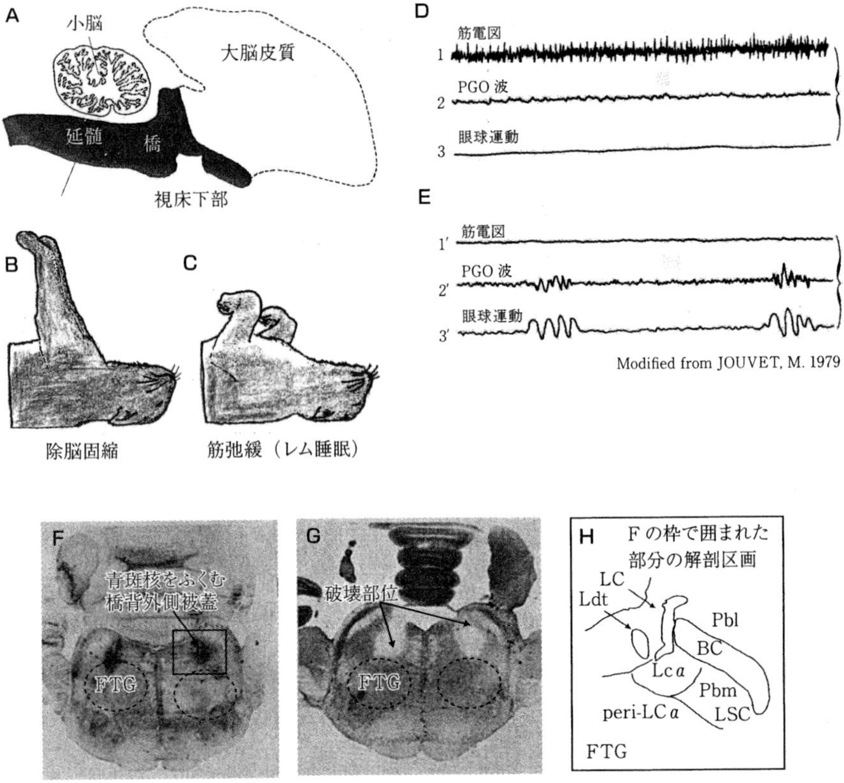

図 11. 2　(A) 視床下部を残して中脳の半分から前を摘出した橋ネコ (pontine cat). 橋ネコは通常除脳固縮の姿勢をとるが (B), 規則的に筋弛緩を示す (C). (D) 覚醒時の筋電図, PGO 波および眼球運動の記録. (E) 同レム睡眠時. 脱力と PGO 波および急速眼球運動の発現に注意 [Jouvet * 1979]. (F) ネコ橋のグレナー法による染色. モノアミン酸化酵素活性の高い青斑核が濃く染まっている. (G) 青斑核をふくむ橋背外側被蓋領域を通電破壊するとレム睡眠が消失する [Jouvet 提供]. (H) 背外側橋被蓋の解剖学的区分. BC：上小脳脚 (結合腕), FTG：橋網様体巨大細胞部, LC：青斑核, LCα：青斑核アルファ, Ldt：外背側被蓋核, LSC：青斑下核, Pbl：外側結合腕傍核, Pbm：内側結合腕傍核, peri-LCα：LCα 傍核.

cat, 図 11. 2 A, 図 12. 1 A も参照のこと）の視床下部を残しておくと, 自律機能は残存しているので, 自発呼吸があり, 栄養と水分を補給していれば長期間生存できる. もちろん前脳がないので痛覚も意識も存在しないが, 前脳からの運動制御がないので, 筋緊張が持続する（図 11. 2 B). ところが, ある一定の周期をもって筋弛緩が起きることが観察され（図 11. 2 C), これがレム睡眠の出現周期と同一であった. もちろん, 大脳皮質・視床が摘除されているために徐波を認めることができず，覚醒・睡眠の区別（2, 3 章）をつけることはできなかったが，脳幹に設置された電極からは，不規則なスパイク（PGO 波，後述）と急速な眼球運動などが認められ（図 11. 2 D, E），これらの事実によって，レム睡眠が脳のどこで発生するのかについて研究できるようになった（Jouvet 1962）（12 章）．

このようにして，橋をふくむ脳幹がレム睡眠発現の必要条件であることがわかったが，さらに Jouvet は当時ノルアドレナリン細胞が発見された青斑核が覚醒やレム睡眠に重要と考え，青斑核を電流で破壊した（図 11. 2 F, G）．そうするとレム睡眠のみが消失した（Jouvet * 1972）から，レム睡眠には青斑核のノルアドレナリン細胞が関与するという説を発表した．ところが，6 章に述べたように，後になってこれらの細胞はレム睡眠時にむしろ活動を低下させていることがわかり，Jouvet の仮説は崩壊した．

とはいえ，多くの研究の結果，レム睡眠時には橋背側被蓋の細胞群（図 11. 2 H, 12. 3, 12. 4）が活動していることがわかった．発生機序の詳細は 12 章に後述し，以下にレム睡眠状態にみられる特徴的な現象を紹介する．すなわち覚醒時と同じような脳波像（脱同期した小さな振幅の速い波をみせる脳波像）をはじめ，PGO 波，急速眼球運動，および脳内でのエネルギー代謝の昂進などのほか，13, 14 章に述べる筋肉の弛緩，自律神経系の乱れ，陰茎の勃起などが観察される．

11.3 新皮質の脱同期

新皮質の脳波はレム睡眠時に覚醒時のように脱同期化し，θ 波をともなう速波を示す．12 章に述べるように，下位脳幹のレム睡眠実行系が視床および前脳基底部を刺激することによって新皮質が賦活され，脱同期すると考えられる．実行系の解剖学的実体としては，後述のように，外背側被蓋核（laterodorsal tegmental nucleus, 以下 LDT）および脚橋被蓋核（pedunculopontine tegmental nucleus, 以下 PPT）がレム睡眠時の新皮質脱同期に関与する（図 1. 4 D, E 参照）．

橋背側被蓋野に微小電極を挿入して単一細胞の活動を記録すると，図 11. 3

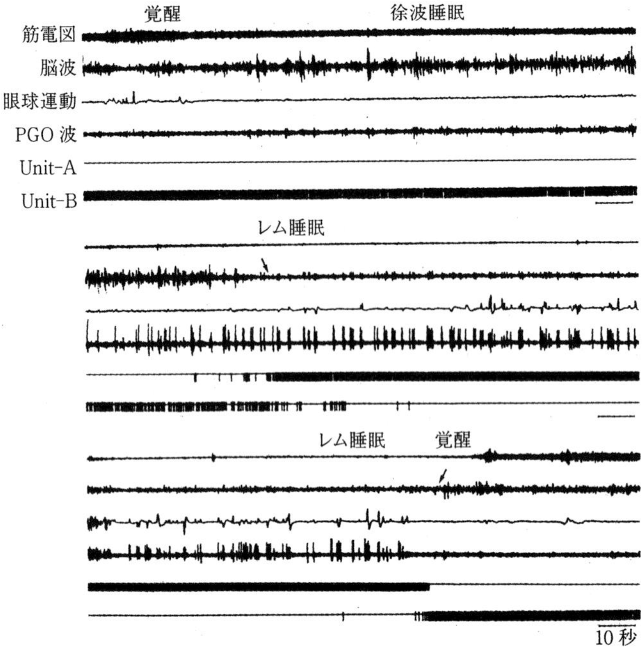

図 11. 3　覚醒，徐波睡眠，レム睡眠状態での脳の電気活動
矢印はレム睡眠，覚醒への移行段階．詳細は本文参照のこと［Sakai＊1984］．

に示すように，覚醒時と徐波睡眠時に活動の高い細胞（Unit-B）の発射頻度が次第に小さくなってくるにつれて，徐波睡眠時には過分極化していて沈黙していた細胞（Unit-A）の活動が高まりはじめ，次第に発射数が増加して，脳波が脱同期化し，レム睡眠に入るが，引き続くレム睡眠状態で Unit-A 細胞の興奮は維持され，Unit-B 細胞は沈黙する（Sakai＊1984）．Unit-B 細胞の活動があらわれ，Unit-A 細胞の興奮が低下するとレム睡眠が終わる．レム睡眠時に活動を高める細胞を REM-on（PS-on）細胞，活動が低下するものを REM-off（PS-off）細胞とよんでいる（12. 2 節, 12. 3 節参照）．

11. 4　急速眼球運動 REM と PGO 波

急速眼球運動（REM）の発生は以下に述べる PGO 波に深く関与していると

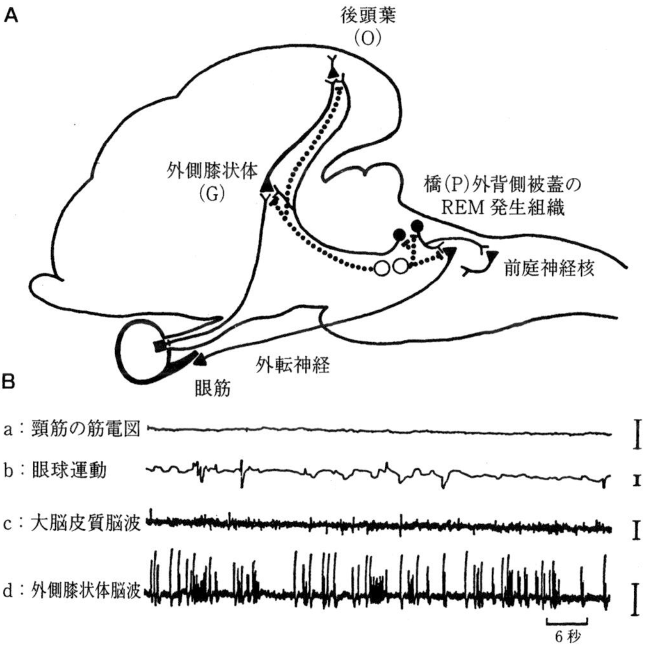

図 11. 4　PGO 波は不規則なスパイク波（B-d）で橋部位から発生し，前庭神経核，外転神経核を介して急速眼球運動（B-b）を発現させ，また視床の外側膝状体（視覚中継核）その他を刺激して（A），大脳皮質を賦活する（B-c）［Jouvet * 1972］．

考えられている．PGO 波とは橋（pons）に発生して，視床の視覚中継核である外側膝状体（lateral geniculate body）を介し，新皮質の後頭葉（occipital cortex）で記録されるスパイク（棘波）様の信号で，これらの頭文字をとって略したものである（図 11. 4）（Jouvet 1962）．不規則に出現するこの刺激が急速眼球運動を引き起こし，大脳皮質を刺激して夢の内容を変化させるものとして研究されてきている．

PGO 波はネコでは外側膝状体が大きいので電極を挿入して電位を容易に記録できるが，ラットでは（おそらく外側膝状体が薄く小さいために）観察されていない．しかし，橋からのスパイクは認められるので，これを P 波とよんでいる．ネコでは PGO 波と急速眼球運動が同時に出現することが多いから（Nelson 1983；Vanni-Mercier 1994），ラットでも急速眼球運動出現時に PGO

波が発生しているとみなしている．ヒト脳では治療を目的として埋め込まれた深部電極からレム睡眠時にPGO波が記録され（Peigneux 2001），また脳イメージング法によってレム睡眠時に外側膝状体と視覚野の活動が増大することが認められている（Maquet *1996）．

PGO波の発現と急速眼球運動の発現は同期してあらわれることが多い（Vanni-Mercier 1994）．たとえば，一方の橋のPGO波発生部位が活動を高めると，橋に存在する外転神経核によって眼筋が外側に引っ張られ，眼球も同側に振れる．同側の外側膝状体が興奮するが，反対側の外側膝状体の活動はやや低い（Nelson 1983）．また前庭神経系の活動と連動していて，前庭神経系を破壊すると急速眼球運動は消失する（Pompeiano 1966）．

しかし，二者は必ずしも一致して出現するわけではない．図11. 3にみられるように，REM-on（Unit-A）細胞が沈黙している状態でかつREM-off（Unit-B）細胞がやや発射頻度を低下させはじめると単発性のPGO波があらわれるが，この時点では急速眼球運動はみられない．PGO波発生の数十秒あとに急速眼球運動が頻発する．この状態が持続したあとREM-on細胞の活動の停止とほぼ同じタイミングでPGO波と眼球運動が停止する（Sakai *1984）．

PGO波に先行して興奮する青斑核α傍核（以下peri-LCα）と上小脳脚の背側の橋脚被蓋核（以下PPT）の一部の細胞がPGO波の発生源（PGO-on）と思われ，この部位を電気刺激するとPGO波があらわれ，破壊すると消失する（Sakai 1976）．これらは活動電位のかたちや発火頻度などからアセチルコリン細胞と考えられる（Koyama 1994a, 2000；Sakai 1980, 1990, *2001）（12章）．レム睡眠時には細胞は過分極（充電されている）状態にあると考えられ，このときに一過性の興奮入力が入ると，カルシウム依存性の活動電位が生じ，この電位にナトリウム依存性スパイクが重なって群発波（バースト波）が生じる（次章図12. 4）．PGO波は視覚野や髄板内核を興奮させ，さらに視床細胞を介し視覚野以外の広い範囲の大脳皮質の細胞をも興奮させる．

覚醒時にはアミン細胞の働きによってPGO細胞は常時脱分極していて持続的に規則正しく発火をしているので（つねに放電しているので）電位差が大きくならず，バースト波は生じない．ノルアドレナリン，ヒスタミン，アセチルコリンなどもPGO-on細胞に働き，バースト発火を抑える（Koyama 2000）．

PGO 波はレセルピンや PCPA で細胞内のモノアミン濃度を低下させた場合にもあらわれる．この現象を利用して，細胞内外の電気活動を記録すると，上小脳脚核（parabrachial nucleus：PBN）周囲の細胞は PGO 波の発生の 80 ミリ秒前に活動を始め，中脳網様体（具体的には中脳被蓋野，central tegmental field：FTC）の細胞はそれ以前に活動を始めるから，（PPT 細胞と思われる）FTC 細胞が上小脳脚核周辺の細胞を興奮させることにより PGO 波を発生させる可能性がある（Paré 1990）．

これらの PGO-on 細胞を起動させるアミン系以外のメカニズムもあり，その一つとして扁桃核をふくむ大脳辺縁系（古い皮質）が候補にあげられている（12.7 節参照）．以下にもう一つのレム睡眠時の顕著な特徴である（辺縁系の一部の）海馬の興奮について述べる．

11.5 海馬 θ 波

げっ歯類の海馬では，海馬 θ（シータ）波とよばれる 5〜8 Hz の比較的規則的な正弦波が覚醒時およびレム睡眠時に認められており（図 11.5 B），いくつかの部位が海馬 θ 波の発現に関与していると思われる（図 11.5 A）．このうち，内側中隔（medial septal nucleus）には海馬 θ 波と同期した「相動性 θ-on（phasic θ-on）細胞」が存在すること，またこの部位の刺激 / 破壊によって海馬 θ 波が誘発 / 消失するから，内側中隔が海馬 θ 波に密接に関与していることがわかる．また嗅内皮質にも「相動性 θ-on 細胞」が存在していることから，海馬 θ 波の振幅は嗅内皮質によっても調節されていることが知られた（Buzsaki 2002）．内側中隔や嗅内皮質にアセチルコリンの作動薬（アゴニスト）を投与すると海馬 θ 波が発生するのでおそらく前脳基底部のアセチルコリン細胞が駆動源のひとつと考えられる（図 10.1 B）（Manns 2001）．

また視床下部にある乳頭体上核（supramammillary nucleus：SuM）も「相動性 θ-on 細胞」で，この部位の刺激 / 破壊で海馬 θ 波が誘発 / 消失するから，海馬 θ 波に関与している（Bland 1998）．

レム睡眠時での「海馬 θ 波発生システムの起点」は脳幹網様体の LDT にあると考えられるのは，海馬 θ 波の発現する 10 秒以前から徐々に発火頻度を増

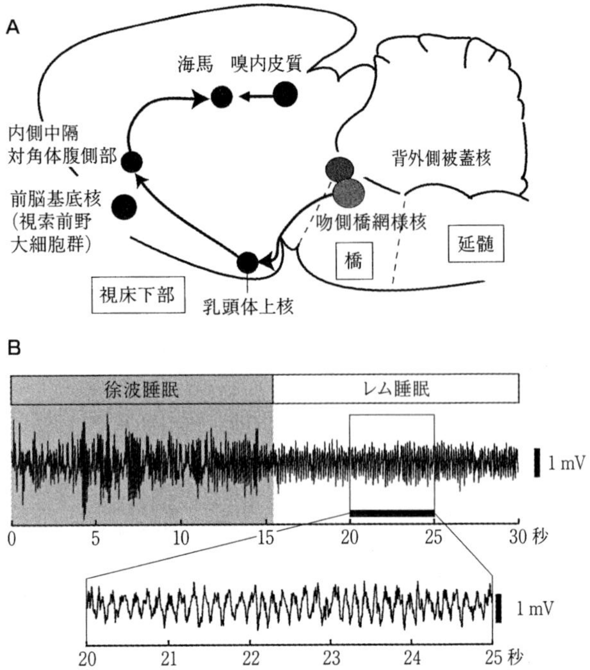

図 11.5　海馬 θ 波はレム睡眠中にも発生する正弦波に近い波で（B），海馬だけではなく，内側中隔，嗅内皮質でも発現する．（A）レム睡眠時には背外側被蓋核が発火し乳頭体上核を経て中隔から海馬へ転送されて，規則的な波として発現する［辛島 * 2006］．

加させる細胞「持続性 θ-on（tonic θ-on）細胞」がこの部位にみられるからであり，これらはアセチルコリン作動性と考えられている（辛島 * 2006）．LDT の非周期的な信号が，乳頭体上核で周期的な波に変換され，さらに内側中隔へ伝達され，中隔細胞が最終的に海馬へ投射して，海馬 θ 波を発生させると考えられている．最近，海馬 θ 波が PGO 波と連動して，長期記憶の形成に関与していることが指摘されている．

11.6　レム睡眠・覚醒時の脳イメージング

脳の活動は一般に覚醒時に高く，睡眠中に低下し，レム睡眠中にふたたび上昇する．とくに大脳皮質の活動はレム睡眠中には覚醒状態に近くなり，エネルギー消費が増大する．しかし，ある特定の時期に脳のどの部位で上昇あるいは低下するかについては，測定が困難であった．

さまざまな化学的測定法が試みられたが，そのうち脳の主たるエネルギー源であるグルコースの消費量を計測することが考えられ，放射性物質で標識したグルコースがどの組織に取り込まれるかを調べることによって，脳の活動を計測することが試みられた（Franzini 1992）．たとえば，2-デオキシ-*d*-グルコース（2-deoxy-*d*-glucose）は，グルコースと競合して神経組織に取り込まれて蓄積され，蓄積部位から標識放射線が放出されるから，この物質を投与された動物の脳を薄切してX線乾板に暴露させ，現像すると，どの組織がグルコースを必要としているかがわかる．

［^{14}C］グルコースの取り込みには5〜7分が必要とされるから，レム睡眠の持続時間の短いラットでは，頻繁に状態が変化するために実験が不可能で，長時間レム睡眠が安定して持続するネコが使用された．オートラジオグラフィーを用いて，覚醒時とレム睡眠状態でのグルコース消費量を比較すると，ネコの脳幹と辺縁系での消費量はレム睡眠状態でより高いと報告されている（Lydic 1991）．主として下位脳幹の巨大細胞（gigantocellular）網様核とLDTでは覚醒時にくらべて35〜40％高い．大脳辺縁系ではほぼ20〜30％の増加であった．感覚経路に関与する構造では，中脳灰白質と吻側の下丘以外，消費量は低く，運動野では変化がみられていない．

ヒト脳の活動水準についてはPETやfMRIを用いる脳イメージングの手法で脳のエネルギー代謝（血流量）として可視化されるようになった．2章に紹介したように，脳波などの同時記録が可能なPETの技術によって，レム睡眠時の［^{18}F］フルオロデオキシグルコース（fluorodeoxyglucose：FDG）の取り込みを調べると，レム睡眠時には取り込み量が覚醒時と同等か，やや多いことが判明したが，これは動物実験の結果によく一致している（Nofzinger 1997, ＊2005）．レム睡眠時に活性の上がる部位は，新皮質のほか，系統発生学的に古い組織である外側視床下部，扁桃核，中隔，腹側線条体，大脳辺縁系周辺部，眼窩面前頭前野，帯状回，嗅脳，島などである．

しかし，当時の技術では，空間・時間分解能が低いためと画像処理のための計算の不完全さのために，脳のどの部位に変化があるのかは詳細にはわからなかった．またFDGの取り込みには45分ほどが必要で，FDGを用いる方法は持続の長い徐波睡眠には可能でも短いレム睡眠には適してはいなかった．しかし，技術の発展と画像処理計算の進歩，半減期の非常に短い（約2分）[^{15}O]H_2Oを使用することによって，時間分解能や空間分解能の精度が上がり，レム睡眠時にもスキャンを何回か繰り返すことができるようになり，より多くの正確なデータが得られるようになった．

この方法によってレム睡眠時には覚醒時にくらべて橋被蓋，左視床，両側の扁桃核，帯状回の活動が高いこと，前頭連合野の活動の低下が認められた(Maquet ＊1996)．橋被蓋での活動の上昇は生理学の実験結果と一致するが，これにはアセチルコリン細胞の活動上昇が考えられる．視床左側のみ活動性が増大したことについては，Maquetらは被験者が右利きのためかもしれないと解釈しているが，その理由は不明であって，再実験や追試で実験例を増やす必要がある．また辺縁系での活動部位は扁桃核に限局しており，以下のBraunらの結果とやや異なる．

Braunら（1997）はレム睡眠時および覚醒時の局所脳血流分布を調べ，橋，尾状核，視床，聴覚野，帯状回では血流量が徐波睡眠時に減少し，レム睡眠時に上昇すること，前頭連合野では徐波睡眠時，レム睡眠時ともに減少し，覚醒直後もそれほどの血流量増大はみられないことを報告している（図11. 6)．また，第1次視覚野での増加はないが，その周辺の第2次視覚野で，また前頭連合野では覚醒時ほどではないが，徐波睡眠時よりは活動が増大していることを報告した．前頭連合野では中心部の活動がやや高いのに対して，外側部は低いままである．後頭葉と側頭葉腹側の高次視覚野は知覚処理，認知過程に重要な役割を果たしていて，これらの部位の賦活によって，レム睡眠状態で夢の視覚体験がなされるものと考えられる．

辺縁系にあっては，Maquetらと異なって，海馬と海馬傍回に強い信号がみられている．この差違に関しては，方法や手続き，被験者の状態などの変数が考えられるが，いずれ解決していかなければならない問題である．

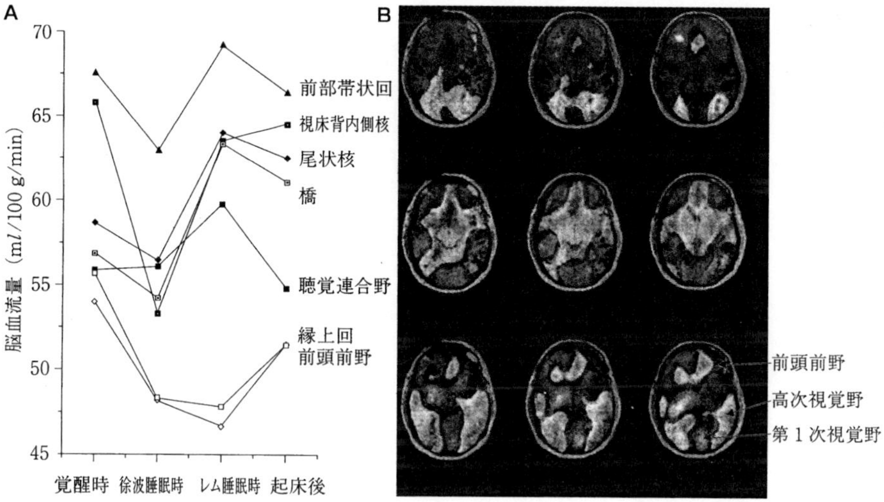

図 11.6　(A) いくつかの例外をのぞいて脳内血流量は覚醒時に多く，徐波睡眠時に低下し，レム睡眠時に増加する．(B) 前頭前野外側部では覚醒時ほどには増加しない [Braun 1997, 1998].

上：レム睡眠時と覚醒時の差，中：レム睡眠時と徐波睡眠時の差，下：レム睡眠と脳血流量の相関．

12. レム睡眠の発生メカニズム

12.1 レム睡眠は橋で発生する

以上に紹介したようにさまざまな特異的な現象がレム睡眠にともなってあらわれるが，レム睡眠の発生メカニズムについては，数多くの仮説が立てられ，研究が重ねられてきた．やや複雑なので，はじめに結論をいうと，レム睡眠は橋背側被蓋のアセチルコリン細胞と非アセチルコリン細胞によって発生する．この REM-on 細胞とよばれるレム睡眠実行系は，REM-off 細胞とよばれるアミン細胞による許容系（抑制系）の抑制がとれる，あるいは抑制性の GABA 細胞の活動が低下すると，活動を高め，レム睡眠が引き起こされる．

研究史を簡略に述べると，Jouvet の初期の実験では，中脳以上を摘除した橋ネコ（pontine cat）でも，骨格筋の弛緩，PGO 波と急速眼球運動の出現が周期的に観察され，レム睡眠の存続が認められた（Jouvet 1962, 1972）（11 章）．下位脳幹と脳下垂体と視床下部を残し，前脳をほとんど摘出した場合でも（図 12. 1A），レム睡眠の特徴が断続的に下位脳幹で認められ，さらに視交叉上核 SCN をふくむ視床下部との連絡を断つとレム睡眠の日内リズムは消失して，時間的に規則正しく発現するようになる（図 12. 1 B）．以上からレム睡眠が周期的に発現するメカニズムは橋・延髄にあり，これを制御するシステムが視床下部にあることが知られた．11 章に述べたように，橋背側被蓋野を破壊するとこれらのレム睡眠の特徴が消失することから，橋背側被蓋に存在する青斑核およびその近傍がその発生に必要である．

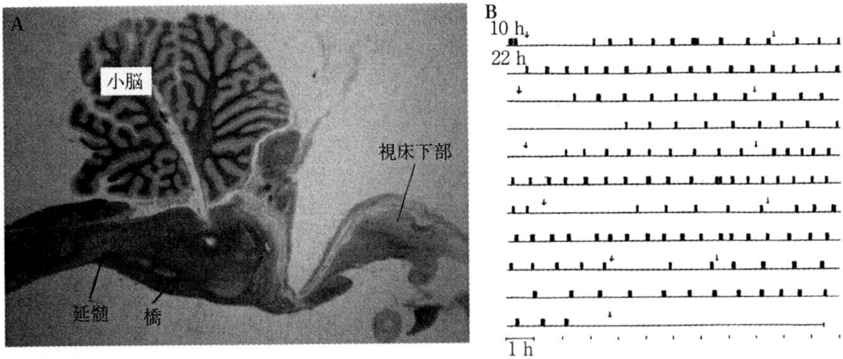

図 12. 1　(A) 図 11. 2 と同じ橋ネコのニッスル染色．(B) 視床下部と切り離されると，レム睡眠は規則的に発現する［Jouvet * 1979］．

12. 2　橋のアセチルコリン神経系とレム睡眠

LSD などの幻覚剤の効果に興味をもっていた Hobson は 1963〜64 年に Jouvet の研究室に滞在した．その当時 PGO 波の性質を研究していた Hobson は，図 12. 1 B のように橋ネコではレム睡眠が 30 分ごとにあらわれることに着目して，橋にレム睡眠を発生させる時計があると考え，単一細胞活動記録による実験を考えた．しかし，生活体全体の機能を総合的にとらえようとする実験医学の祖 Claude Bernard の忠実な孫弟子である Jouvet は，単一細胞で脳全体の働きを理解しようとする英米流の還元主義を好まないことから，Hobson はフランスではこの種の研究を実現できないことを悟って，ハーバードに戻り McCarley と組み，Evarts に教えてもらった単一細胞のユニット記録を吻側橋網様核の一部である橋網様体巨細胞部（gigantocellular tegmental field：以下 FTG）（図 1. 4, 11. 2 F 参照）でとりはじめ，多数の細胞がレム睡眠時に活動を増加させることを知った．

研究が進むにつれて，これらの細胞が活動すると覚醒時のように皮質を賦活することまでがわかったが，覚醒細胞とレム睡眠細胞との区別がつかなかったので研究はうまく進まなかった．ところが，ある日電極の位置を間違えた場所に入れたときに，レム睡眠に入ると活動を停止する細胞がみつかった

(McCarley 1970).

当初は，細胞活動が停止したので，この細胞が死んだ，と思ってがっかりしたのであったが，ネコが目覚めるとその細胞が再び活動を始めたのに気づいた．レム睡眠時に沈黙するREM-off（PS-off）細胞が発見されたわけで，それらは青斑核のノルアドレナリン細胞と背側縫線核のセロトニン細胞（5章）であり，これらのモノアミン細胞が覚醒時に前脳での重要な精神機能を担っていることを考慮すれば，レム睡眠では，すなわち「夢を見ている間には何らかの精神機能の変化が想定される」と彼は考えたのである．

5, 11章に述べたように，脳全体の活動レベルは覚醒時に高く，徐波睡眠に低く，レム睡眠でやや高くなる．この変化に連動して，モノアミン細胞の活動は覚醒時には高く，徐波睡眠時には低下し，レム睡眠時に沈黙してREM-offとなる．アセチルコリン細胞（その当時は未知であった）の一部はモノアミン細胞と連動するが，別な一部は覚醒・徐波睡眠時には沈黙していて，レム睡眠に入るとREM-on細胞として活動を上げる（Hobson 1975）．

アセチルコリンが覚醒・睡眠に一役かっていることは，多くの古典的な薬理学的実験で知られていた（10章）．たとえばコリン作動性の薬物の中枢や腹腔への投与で脳波と行動の乖離が起きること，覚醒・睡眠が影響をうけること，脳幹網様体の刺激で新皮質のアセチルコリン放出量が増加すること（Szerb 1965），また覚醒時とレム睡眠時に大脳新皮質からアセチルコリンの放出が増大すること（Jasper 1971）（図10. 1 C），アセチルコリン拮抗薬のスコポラミン (scopolamine) はレム睡眠の発現を抑え，フィゾスチグミン (physostigmine) でアセチルコリンの分解を抑えてアセチルコリン濃度を高めると，レム睡眠が発現することなどである．

Hobsonらは，コリン作動性の作動薬であるカルバコールをFTGに微量注入すると徐波睡眠を経ずにレム睡眠があらわれる，すなわち，レム睡眠の特徴である脳波の速波化，脱力，急速眼球運動，PGO波が引き起こされることを報告した．吻背側に注入の場合が，もっとも潜時が短いことから，（アセチルコリンの受容体である）ムスカリン受容体が重要な役割を演じていることが知られ，以来，アセチルコリンとレム睡眠についての研究が飛躍的に増加した (McCarley *2007).

カナダのJonesは1977年に青斑核を電流で破壊してノルアドレナリン量を減少させてもレム睡眠が減少しないことを疑問に思っていたが，その後，FTGを電流で破壊するとレム睡眠が3週間にわたって完全に消失することを1979年に認めたのでHobsonの説は確認されたかのように思われた（彼女はドパミンが覚醒に関与するはずというJouvetの仮説に従って1969年にリヨンで熱心に研究に取り組んだ神経科学者で（8章），現在は前脳基底部などの研究を手がけている（10章））．

単一細胞電気記録がこのような興味深い結果をもたらすことから，世界での研究の流れが変わってきた．酒井一弥はHobsonが帰国したあとJouvet研究室で，眼球運動，PGO波などについて（英米流の！）単一細胞活動の記録による研究を始め，レム睡眠時に活動する部位が青斑核α（以下LCα）とその腹側に拡がる青斑α傍核（以下peri-LCα）であるという結果を得た（Sakai *1984）．そしてHobsonらのいうFTGの細胞を通過線維を傷つけずに薬物によって破壊してもレム睡眠が存続することをつきとめ（Sastre 1981），FTGの細胞はレム睡眠発現の必要条件ではないことを報告した．すなわちJonesのFTGの物理的破壊によるレム睡眠の消失は延髄，橋，中脳を結ぶ通過線維の破壊によるものと考えられる．それでは，どこに責任部位があるのか，が問題となった．

解剖学的な実体としてのアセチルコリン細胞の脳内での局在は1981年に免疫組織化学法によって報告されたが（Kimura 1981），HobsonらのFTGにはアセチルコリン細胞は存在しなかった．

そこで，Hobsonらは別なシステムを考えざるを得なくなった．すなわち，FTGにはアセチルコリンによって駆動される非アセチルコリン細胞があるはずで，これらの細胞は外来のアセチルコリン細胞に由来するアセチルコリン（終末）によって調節されているはずである．そこで，この部位へ投射するアセチルコリン細胞がどこにあるのかが問題となり，その結果，レム睡眠・覚醒にかかわる細胞グループはLDTとPPTにあることが推測された．事実，FTGに逆行性のトレーサーを微量注入すると，LDTとPPTのアセチルコリン細胞が標識される（Mitani 1988；Quattrochi 1989）．

すなわち，LDTとPPTのアセチルコリン細胞が軸索をFTGに送ってFTG

のレム睡眠実行細胞を調節していることになる．FTGを切り出してスライス標本として組織培養し，アセチルコリンの作動薬を微量投与すると，FTG内側にある細胞の多くが興奮する．FTGに直接カルバコールを微量注入すると，5日にわたっての長期持続するレム睡眠が得られるほか，LDT/PPT細胞に*c-fos*が発現し，3日目に最大になり，コントロールの約10倍の数値を示すようになる（Quattrochi 2005）．また，レム睡眠断眠後のレム睡眠量増大期にも*c-fos*はLDTのアセチルコリン細胞に発現する（Maloney 1999）（異論は後述）．またLDTおよびPPTのアセチルコリン細胞を薬物破壊すると，数週間に及ぶレム睡眠の抑制が得られる（Webster 1988）．

これらのデータからHobsonは初期のモデルを修正し，FTGのグルタミン酸細胞とLDT/PPTのアセチルコリン細胞の複合体がアミン細胞群と相反してレム睡眠を引き起こすモデルに変更した．

ところでレム睡眠消失が得られたJouvetの初期の実験ではFTGには破壊が及んでいないことに注意したい（図11. 2 F, G, H）．すなわち，青斑核とその腹側，すなわちLCα，青斑下核（locus subcoeruleus：LSC）だけが破壊されていて，この場合はレム睡眠は完全に消失する．

図12. 2 Bにネコ中脳灰白質腹外側部（ventrolateral periaqueductal grey：以下vlPAG）の活動をGABA作動薬で抑制して長時間にわたってレム睡眠が

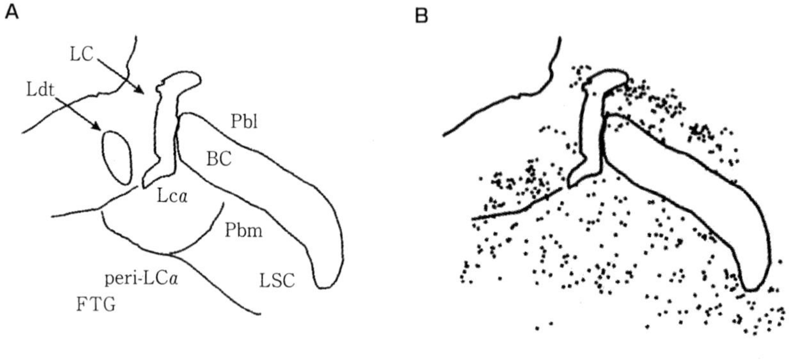

図12. 2　レム睡眠増加時に*c-fos*を発現する橋外背側被蓋の細胞（A）背外側橋被蓋の解剖学的区分．（B）レム睡眠増加時に活性化する細胞［Sastre 2003］．
BC：上小脳脚（結合腕），Ldt：背外側被蓋核，LC：青斑核，LCα：青斑核α，LSC：青斑下核，Pbl：外側結合腕傍核，Pbm：内側結合腕傍核，peri-LCα：LCα傍核．

持続した場合の *c-fos* の発現した橋背側被蓋細胞を示す（Sastre 2003）（12.4 節）．FTG ではなく LDT，青斑下核，peri-LCα の細胞が活動していることがわかる．

ネコの橋背側被蓋部にはノルアドレナリン細胞およびアセチルコリン細胞が散在している．電流による破壊はこの細胞群のみならず，この部位を通過している線維をも切断するから，少なくともこの部位の細胞か，あるいはこの部位を通過する線維の起始細胞あるいは投射先の組織がレム睡眠を発生させていることになる．事実，LDT の微弱な電気刺激でレム睡眠が増加する（Thakkar 1996）．8 章にみたように，PPT をふくむ中脳網様体・後部視床下部を同時に破壊してもレム睡眠が影響を受けなかったのは LDT が健常だったからであろう（Denoyer 1991）．

Hobson は日本から山本健一を招き，カルバコールの極微量注入とその注入部位近傍での単一細胞の長時間記録を実現し，レム睡眠誘発最適部位を決定した．興奮しているネコで 4 μg/250 n*l* のカルバコールの注入でも 5 分以内にレム睡眠状態に入り，レム睡眠はそのまま 4 時間連続する（Yamamoto 1990a, b）．この部位はレム睡眠時に選択的に活動する部位で青斑核の内腹側であり，Sakai の peri-LCα に近い．実際，このレム睡眠時にはこの部位でアセチルコリンが増加するのが確かめられている（Kodama 1990）．

リヨンでの実験では，カルバコール 0.4 μg/0.2 n*l* を青斑核自体，FTG および LCα と peri-LCα に投与すると，LCα と peri-LCα への注入の場合がもっともレム睡眠を誘発しやすく，FTG の内側部への注入がそれにつぎ，青斑核自体，FTG 自体への注入では顕著な効果はみられない（Vanni-Mercier 1989）．

ラットでは吻側橋網様体と LSC の細胞活動をテトロドトキシン（TTX）で一時的に不活化すると，レム睡眠が減少するが，LSC への投与の方がレム睡眠により選択的である（Sanford 2005）．

結論として，おそらく，FTG 中心部へ注入されるカルバコールの濃度が高いと拡散が背側被蓋にまで及んでレム睡眠を誘発するのだろう．したがって，FTG 細胞の薬物破壊がレム睡眠に何の影響を及ぼさない事実とあいまって，レム睡眠発生部位は peri-LCα とその近傍との説がもっとも有力と考えられる（Sakai *1984；Koyama 2000；小山 *1998, *2006）．

問題点は，アセチルコリン細胞はアセチルコリンそのものでは興奮しないことで，カルバコールが直接アセチルコリン細胞に作用するとは考えにくいことであった．それだけではなく，アセチルコリン細胞と非アセチルコリン細胞がこの狭い部位に混在していることも研究の進展を遅らせた．しかし，活動電位の幅の広いものがアセチルコリン細胞で，狭いものがグルタミン酸細胞に代表される非アセチルコリン細胞であること，アセチルコリン細胞が非アセチルコリン細胞を興奮させ，またその逆もありうることがわかったことから，レム睡眠発生の機序についての理解は以下のように急速に進展した（Sakai 1990, 1996, *2001；Koyama 1994a, 1998, 2000）.

アセチルコリン細胞には性質が異なるタイプがあり（5章），LDTとPPT，peri-LCα吻側の細胞は機能によって以下のようにいくつかのタイプに分類できる（図12. 3）．それらは，1）レム睡眠の始まる数十秒前から持続的に活動を増大させるREM-on細胞，2）覚醒時およびレム睡眠時に先行して興奮する

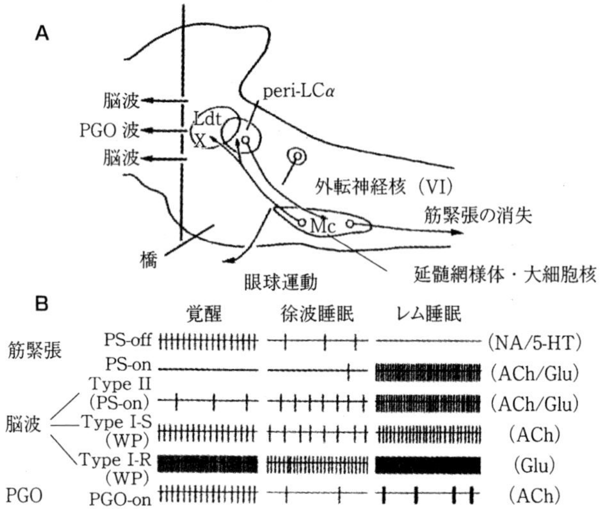

図 12. 3　睡眠・覚醒の調節に関与する脳幹細胞の活動様式［Sakai *2001］
Type I-Sは幅の広い，Type I-Rは幅の狭い活動電位を示す細胞．説明は本文参照のこと．

WP（W/REM）細胞，3）レム睡眠時のPGO波に同期した発火を示すPGO-on細胞（11章）に加えて，4）レム睡眠時に不規則で相動的な（phasicな）発火を示すphasic細胞である（El Mansari 1989；Sakai 1990；Koyama 1993；小山* 1998, * 2006）．

第1のグループのうち，LDT/PPT/peri-LCα吻側のアセチルコリン作動性REM-on細胞はカルバコールで抑制される．反対に，前述のように尾側peri-LCαの細胞近傍にカルバコールを極微量注入するとレム睡眠が2〜3倍以上に増加する（Vanni-Mercier 1989）．尾側peri-LCαのREM-on細胞の一部はおそらくグルタミン酸作動性と思われる．Sakaiらは前者をType I REM-on細胞，また，後者のアセチルコリンやその作動薬によって活性化されるタイプのperi-LCα細胞をType II REM-on細胞とよんだ（El Mansari 1989；Sakai 1990, * 2001）（図12.3，3段目）．

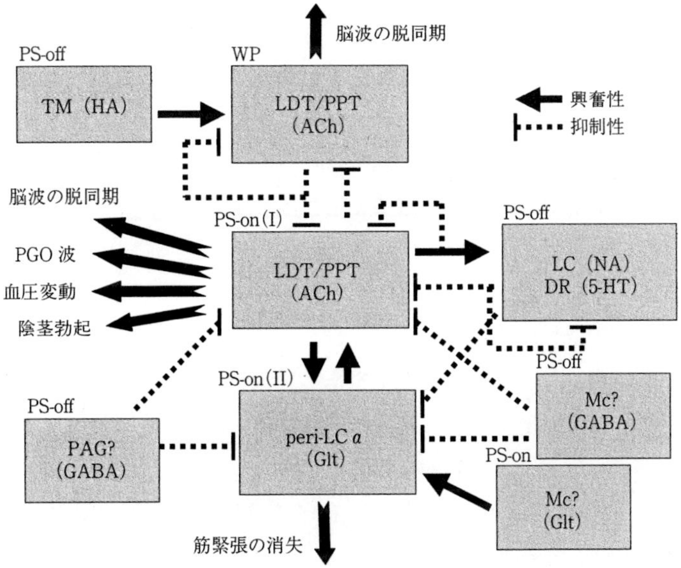

図 12.4　レム睡眠調節機構の概念図［小山 * 2006］

説明は本文参照のこと．

5-HT：セロトニン，Ach：アセチルコリン，DR：背側縫線核，GABA：ギャバ，LC：青斑核，LDT/PPT：背外側被蓋核 / 脚橋被蓋核，Glt：グルタミン酸，HA：ヒスタミン，Mc：延髄大細胞網様核，PAG：中脳灰白質，peri-LC α：青斑核α傍核，TM：隆起乳頭体核，WP：覚醒時-レム睡眠時に活性化する細胞，PS-on：レム睡眠時に活性化する細胞，PS-off：レム睡眠時に沈黙する細胞．

すなわち，Type Ⅰ細胞からのアセチルコリンでType Ⅱ細胞が活性化されると，Type Ⅱ細胞は折り返してType Ⅰをグルタミン酸で興奮させる，すなわち，ⅠとⅡの間には相互促進性（ポジティブフィードバック）の関係があってレム睡眠を発現・維持させると考えられる（図12.4中央）(Onoe 1995；Koyama 1998；Sakai 1996, *2001；小山 *2006).

第2のグループのWP細胞（図12.3B，4段目）は覚醒時にはノルアドレナリンによって強く興奮し，持続的な発火によって他のアミン細胞とともに視床や前脳基底部を介して皮質を覚醒に導く（7章）が，レム睡眠に入る直前に，すなわちノルアドレナリンの作用が低下すると，別な入力によって不規則に発火興奮し，前脳を刺激すると考えられる（小山 *1998).

12.3　REM-off（PS-off）細胞

これに対して，覚醒時には高い活動性を示し，徐波睡眠時に活動はやや低下し，レム睡眠直前には活動がかなり低下し始めて，レム睡眠時には沈黙してしまうREM-off (PS-off) 細胞の多くはセロトニン作動性とノルアドレナリン作動性である．反対に考えれば，レム睡眠はセロトニン/ノルアドレナリン細胞の活動が低下すると引き起こされることになる（図12.4右).

レム睡眠にモノアミン細胞が関与する説は，モノアミンの放出促進，再取り込みの阻害，分解酵素の阻害などによるシナプス間のモノアミン濃度の上昇でレム睡眠が抑制される薬理学的な事実をよく説明する（5章).

セロトニン細胞は脳幹の中心線上にある縫線核群（図1.4D）に多数密集しており，とくに背側縫線核での細胞外記録では，ほとんどのセロトニン細胞はどれをとっても同じような均質な活動を示す（McGinty 1976)．縫線核のセロトニン量は覚醒時には高く，徐波睡眠時に減少し，レム睡眠時に低下する(Strecker 1999)（5章参照).

多くのセロトニン細胞はLDT/PPTに線維を送っていて，LDT/PPTの活動を抑制している（Horner 1997；Steininger 1997；Thakkar 1998)．5-HT_{1A}受容体作動薬8-OH-DPATをマイクロダイアリシス法で背側縫線核に持続的に投与すると，自己抑制がかかりセロトニン放出量が減少してレム睡眠が増加す

る (Portas 1996, 2000a). したがってセロトニン細胞は覚醒にかかわると同時に, REM-off 細胞であると考えられる (図 12.4). しかし, 同じような実験では, 覚醒が増え, 徐波睡眠は減るがレム睡眠は増加しないという報告もあるし (Sakai * 2001), LDT/PPT への 8-OH-DPAT のマイクロダイアリシス投与では, WP 細胞は抑制されず, REM-on 細胞が抑制されてレム睡眠は減少する (Leonard 1994) ので, より詳しい実験が必要である.

ノルアドレナリン細胞は, 橋背側被蓋の青斑核に密集して (ラット), あるいは散在しており (ネコ, ヒト) (図 1.4 E, 12.2 A), 細胞外記録ではセロトニン細胞と同じように覚醒・REM-off 細胞としての活動を示す. 吻側 peri-LCα および PPT へのノルアドレナリン注入は覚醒を増加させて深い徐波睡眠を減少させる. また尾側 peri-LCα細胞の自発的な, あるいはカルバコールで誘発される持続発火はこのノルアドレナリンの微量注入によって抑制されるから (Sakai 1996), レム睡眠抑制は $\alpha 2$ 受容体を介していると考えられる (Crochet 1999a). 尾側 peri-LCα のノルアドレナリン終末は青斑核のほか, 延髄からも供給されているから, 責任細胞がどれかについてはこれから検討の余地がある.

ラット脳内にアセチルコリン, セロトニン, ノルアドレナリンを電気泳動的に微量投与して調べてみると, これらの細胞はそれぞれの伝達物質によって自己受容体を介して抑制される以外に, アセチルコリン細胞はセロトニン, ノルアドレナリンによって抑制され, ノルアドレナリン細胞はアセチルコリンで興奮するがセロトニンで抑制され, セロトニン細胞はアセチルコリンで抑制される (Koyama 1993). これは培養系でも確認されている (Leonard 1994).

これらの結果を総合すると, アミン細胞と一部のアセチルコリン細胞の活動が高い場合, 覚醒が維持され, これらの細胞の活動が前部視床下部の影響で低下すると徐波睡眠に入る. ある一定の時間が経過すると, 何らかの原因 (後述) によってアミン細胞の活動は最低になると同時に, 一部のアセチルコリン細胞および非アセチルコリン細胞が相互促進的に活性化し, その結果, アセチルコリンによって, 視床中継核が刺激され, 大脳新皮質や辺縁皮質が賦活されるから, レム睡眠中に持続的に脳波が脱同期化され, また延髄大細胞群が刺激されて脊髄運動細胞が抑制されて, 筋弛緩が引き起こされ (13 章), 同時に

PGO 波などの相動的な現象が引き起こされると考えられる．

何らかの原因というのは，REM-on 細胞の活動を調節しているアミン細胞の活動低下の原因が知られていないからである．最近，その候補となる物質として GABA やグルタミン酸などが考えられてきた．すなわち，抑制と興奮のバランスによってレム睡眠が生じる仮説である．

12. 4　何が REM-off 細胞を抑制するのか

レム睡眠に入る前にアミン細胞が活動を低下させるが，何がこれらを抑制し低下させているのだろうか？　アセチルコリン自体は青斑核のノルアドレナリン細胞を興奮させ，縫線核の約半数のセロトニン細胞を興奮させてしまう（Koyama 1993）．したがってアセチルコリンではなく，抑制物質である GABA が作用していることが考えられる（Luppi * 2007）．たとえば，peri-LCα へのムシモルの微量注入でレム睡眠は激減してしまう（Crochet 1999b）．青斑核周辺での GABA 濃度はレム睡眠時に増加するし（Nitz 1997），FTG へのカルバコール投与の直前にムシモルを微量注入しておくとレム睡眠の誘発増加は引き起こされずに，覚醒量の顕著な増加がみられる（Xi 2004）．

中脳灰白質腹外側部（以下 vlPAG）およびそのすぐ腹側の網様体の一部である中脳被蓋野背尾側部（dorsocaudal tegmental field：dcFTC ）（図 12. 5 A, B）を電流で破壊するとレム睡眠が顕著に増加することが知られていた（Petitjean 1975）．著者の参加した実験で，この二つの部位に GABA 作動薬のムシモルを微量注入して細胞の活動を抑制すると 5 時間にわたる持続的なレム睡眠が得られた（Sastre 1996）（図 12. 5 C）．

この部位を vlPAG と dcFTC の上下に分けて，ムシモルを微量注入して抑制すると dcFTC への注入の場合にかぎってレム睡眠の増加がみられる．興奮性物質であるカイニン酸（興奮性アミノ酸（5 章））を投与すると，覚醒が増加し，深い睡眠が減少し，レム睡眠はほとんど発現しなくなる（図 12. 5 D）（Crochet 2006）．グルタミン酸受容体の強力な作動薬である NMDA を vlPAG に微量注入すると深い睡眠だけが減少し，dcFTC に微量注入すると浅い睡眠が増加し，深い睡眠とレム睡眠が減少する（図 12. 5 E）．ラットでも vlPAG

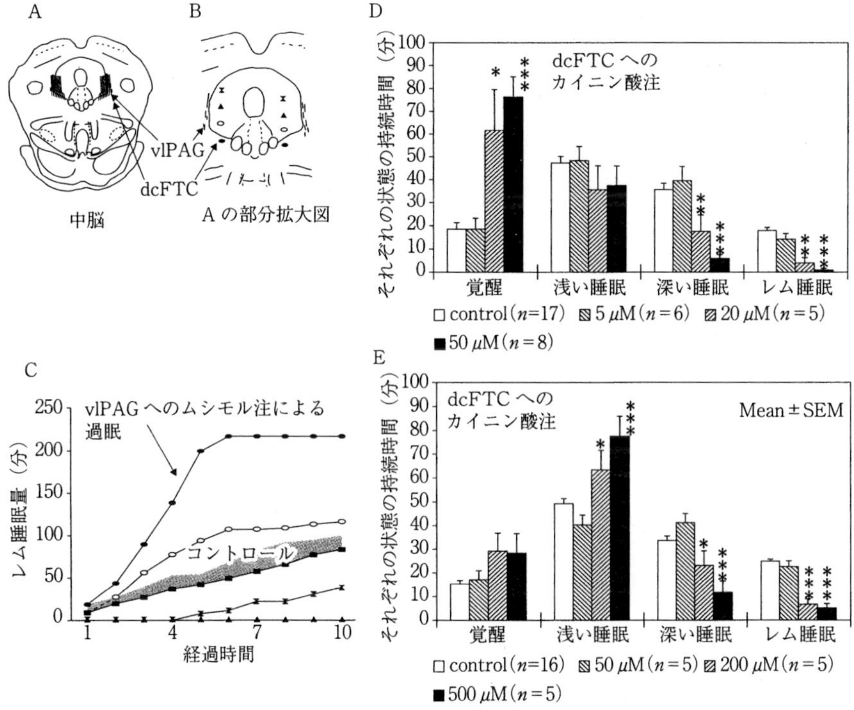

図 12.5　ネコ中脳（A）とその拡大図（B）.（C）ネコ中脳灰白質外腹側部（vlPAG）と中脳被蓋野背尾側部（dcFTC）へのムシモル注によるレム睡眠の増加 [Sastre 1996]. dcFTC へのカイニン酸微量投与（D）で覚醒が増加し深い睡眠とレム睡眠が減少，あるいは NMDA 微量投与（E）で浅い睡眠が増加しレム睡眠が減少する [Crochet 2006].

あるいは dcFTC をイボテン酸で破壊するとどちらでもレム睡眠持続時間は増加するが，とくに睡眠量の少ない夜間に著しい（Lu 2006a, b).

ネコでは順行性トレーサー注入実験によって，vlPAG/dcFTC の細胞は，青斑核をふくめて橋延髄網様体に広く投射することが知られている（Kitahama 1995). ラットでもこれらの細胞はネコの peri-LCα に相当する外背側被蓋下核（sublaterodorsal tegmental nucleus：以下 SLD）に GABA 作動性に投射している（Lu 2006). ネコ vlPAG/dcFTC を薬物破壊するとレム睡眠が増加，またラット SLD を薬物破壊するとレム睡眠が減少するから，vlPAG/dcFTC はレム睡眠許容系で, SLD がレム睡眠実行系といえる（Lu 2006a, b). すなわち，vlPAG/dcFTC の細胞が橋背側被蓋のレム睡眠実行系を抑制することでレム睡眠の発生が抑制される．

REM-on 実行系については，ネコの peri-LCα において，興奮性と抑制性のアミノ酸についての薬理学的な性質が研究されている．たとえばネコの尾側 peri-LCα にカイニン酸を微量注するとレム睡眠は3倍に増加する．ラットでも SLD にカイニン酸を微量注入すると，REM-on 細胞が興奮し，レム睡眠状態が引き起こされる．ネコ吻側 peri-LCα への投与では脳波の脱同期と行動的覚醒が引き起こされる．ただし，LDT/PPT，青斑核，中心灰白質への投与では効果はみられない．レム睡眠はアトロピンで抑制されるが，アトロピンの作用も peri-LCα へ注入される極微量のカイニン酸の作用で相殺されてレム睡眠が再発現する（Onoe 1995）．

GABA 拮抗薬であるビククリン，ギャバジンなど GABA の抑制作用を抑制する（つまり細胞を興奮させる）薬物の研究も始められた．ラット SLD やネコ peri-LCα の REM-on 細胞をビククリンで刺激するとレム睡眠が増加し（Boissard 2002；Xi 1999a, b；Pollock 2003），ムシモルで抑制すると減少する（Xi 1999a, b）．そして，ビククリンで誘発されたレム睡眠は興奮性アミノ酸の拮抗薬キヌレイン酸でうち消される（Boissard 2002）．

GABA 拮抗薬の微量投与で徐波睡眠およびレム睡眠時に低下していた青斑核細胞の活動が復活し（Darracq 1996；Gervasoni 1998），覚醒時での投与ではこれらの細胞の発火頻度がさらに上昇する．すなわち，通常は GABA 性の抑制が青斑核と縫線核にかかっていることになる．また，背側縫線核への GABA 終末が視索前野外側核と中脳灰白質由来であることが確認されている（Gervasoni 2000）．

一方，青斑核と縫線核のアミン細胞を抑制するのは外部からではなくてそれぞれの核内部の GABA 細胞であろう，という説もある．それはカルバコールによるレム睡眠誘導時に LDT/PPT 核内部の GABA 細胞に *c-fos* が発現するからである（Torterolo 2001）．

Saper らは以上の結果から以下のようなフリップ・フロップ（flip-flop）・システムを想定している（Lu * 2006b；Fuller * 2007）．

1）VLPO の背側に拡がる細胞は抑制性ではあるが，レム睡眠を促進する方向に働いていて（4章），橋や中脳，vlPAG，縫線核，青斑核へ投射している．

2）一方，オレキシン細胞（9章）は覚醒時には活動が高く，レム睡眠時に入るとその活動は低下してしまう．3）vlPAG+dcFTCのムシモルによる抑制はレム睡眠を増加させるが（Sastre 1996；Lu 2006a），ビククリンの前処置で拮抗される（Vanini 2007）．vlPAGはレム睡眠の発現にかかわるSLD，青斑下核，peri-LCαに抑制性の線維を送ってレム睡眠の発現を抑制する．以上の3システムがレム睡眠の発現を抑制するのだろう．SLDにもvlPAGにもGAD67mRNAをふくむGABA細胞が存在するから，以上を総合して考えてみると，SLDとvlPAGは互いに抑制しあっており，どちらが優勢になるかによってレム睡眠量が調節される，という仮説である．

以上をまとめると，Saper らはSLDとvlPAGにある興奮性と抑制性のアミノ酸細胞がレム睡眠のスイッチの機能を果たしていて，このスイッチが入ってからアミン細胞やLDT/PPTのアセチルコリン細胞が機能するというフリップ・フロップ仮説を立てているが，まだ実験的根拠の数は多くないし，都合のよい牽強附会な点も多く，したがって反論も数多い（Luppi *2007）．このレム睡眠スイッチをONにするメカニズムがどこにあるのかは，現在のところ明確ではなく，流れる滝の上流はまだはるかに高い位置にある．

12.5　延髄とレム睡眠

一方，延髄と橋背側被蓋野との線維連絡を断つとレム睡眠が消失し，カルバコールも効果を示さないことから，橋と延髄との交互作用があってはじめてレム睡眠が成立する（Vanni-Mercier 1991）（図12.4参照）．カルバコールで興奮する橋背側被蓋の細胞（type II）は延髄大細胞網様核へ線維を送っており，延髄大細胞網様核はまた橋背側被蓋に投射している（Sakai *2001）．延髄内側網様体の大細胞だけを薬物破壊すると，PGO波は影響を受けずにレム睡眠特有の皮質速波が64%減少する（Holmes 1994）．

また，セロトニン細胞を多く残存させ，アセチルコリン細胞を消失させるとレム睡眠の減少が顕著になる．すなわち，延髄縫線核のセロトニン細胞がアセチルコリン細胞の活動をさらに強く抑えるためであろう．実際，延髄のセロトニン細胞の活動が低下している状態でレム睡眠がみられる（Sakai 1983）．反対に，レム睡眠反跳の状態では延髄網様体の GABA 細胞は活動性を高めており，セロトニン細胞の活動性は低下している（Holmes 1994）．

12.6　視床下部からの制御

レム睡眠が下位脳幹で発生するとはいっても，やはり上位脳幹の調節を受けていることは疑えない．たとえば，橋と中脳の間で切断して，前方の間脳と前脳を摘出した，すなわち，視床下部と脳下垂体のない橋ネコではレム睡眠は1週間ほど存続したあと消失する（Jouvet 1995）．そこで，脳下垂体あるいは視床下部の抽出液を与えると，レム睡眠が回復してくることから，レム睡眠の発生源は橋にあっても，調節システムはそれより前方（吻側）の脳構造にあることは想像されていた．実際，腹側の上位脳幹，具体的には前脳基底部，視交叉上核，VLPO，視床下部の覚醒・睡眠システムなどが健在であれば，レム睡眠は長期間にわたって存続する．

また，健常ネコで薬物によってセロトニン濃度を低下させ，不眠を引き起こしてから延髄の腹外側部の巨大細胞の周囲に脳下垂体の抽出液を直接微量投与すると，徐波睡眠を経ずにレム睡眠だけが短い周期で断続的に発現する（Jouvet 1995）．レム睡眠を発現させるこの物質が何であるかは現在もわかっていない．

健常ネコでは脳下垂体だけを摘出してもレム睡眠には影響がみられないから，レム睡眠を引き起こす物質は脳下垂体から血中に放出された物質ではなく視床下部から線維を通じて供給された同一の物質と考えられる．すなわち橋以下の組織および視床下部が残存していればレム睡眠が消失することはないから，これらの組織からの物質が橋でのレム睡眠の発現を調節していることになる．

また前脳はレム睡眠量や発現タイミングの調整をしていると考えられる．一つは，SCN の生体時計で，睡眠量の日内変動をコントロールし，したがってレム睡眠量をも調節する（10 章）．ネコで前脳を除去したり，ラットで SCN を破壊するとレム睡眠の日内リズムも消失してしまう（Ibuka 1975）．またその近傍の視索前野背側部にはレム睡眠時に活動を高める細胞があり（Lu

2002)，後部視床下部のオレキシン細胞が持続した覚醒を作り出すことでレム睡眠の発現を抑えているのだろう（8, 9章）.

12.7　扁桃核からの制御

1963年にHobsonは「辺縁系がレム睡眠の発現に関与するはず」というJouvetの仮説に従ってリヨンの教室で仕事をしたが，前脳を切除しても，電流で破壊しても，切断しても，何の結果も得られなかった．レム睡眠はどうしても消失しなかったのである．それから40年経ち，最近の技術の進展にともなって，辺縁系がレム睡眠の発現に関与することがわかってきた（Morrison＊2000）.

外界からの情動性ストレスなどの情報によって左右される扁桃核の活動は，睡眠覚醒メカニズムに（不眠などの）影響を及ぼすが，また，レム睡眠時に扁桃核が活動を増大させることからもわかるように，睡眠覚醒メカニズムからも影響を受けている．すなわち，扁桃核と下位脳幹の睡眠覚醒メカニズムは相互関係にあると思われる．扁桃核は睡眠覚醒やレム睡眠の実行系ではないが，扁桃核は睡眠覚醒実行系へ線維を送り，また線維を受け取っていて，これらを修飾していると考えられる.

言い換えれば，扁桃核が自発活動を高めると不安や精神的興奮による情動的な覚醒が増加し，また扁桃核を電気刺激するとレム睡眠およびPGO波が増加する（Smith 1975；Deboer 1998）．扁桃核にカルバコールを直接投与すると下位脳幹に影響が及び，ネコではレム睡眠が増加するが（Calvo 1996），種差もみられラットでは減少する（Sanford 2006a）．扁桃核や新皮質が活性化されるときに前脳基底部の活動も上昇しているから，扁桃核へのアセチルコリン供給の一部は前脳基底部由来と考えられる.

反対にラットの扁桃核を直接テトロドトキシンやムシモルで不活化するとラットの暗期（活動期）で徐波睡眠が増加する（Sanford 2006b）．これらの処置で明期・暗期にかぎらずレム睡眠は減少するから，通常扁桃核の活動上昇はレム睡眠を増加させると考えられ，実際，GABA拮抗薬ビククリンで興奮させるとレム睡眠が増加する（Sanford 2002）．しかし，結果に整合性はない.

たとえば，扁桃核の切除で徐波睡眠，レム睡眠はともに増加する（Benca 2000）．

12.8　レム断眠と *c-fos* タンパク質の発現および問題点

最初期遺伝子である *c-fos* が発現する細胞を特定することでレム睡眠時の脳の細胞活動を調べることができる．しかし，*c-fos* を発現させるには現象の安定した持続時間が必要とされる．覚醒・睡眠が頻繁に繰り返される状態では，どちらの状態で *c-fos* が発現したのかを分離できない．

したがって，レム睡眠が持続するようにレム睡眠断眠を事前にしておき，反跳を誘導するか，脳内の一部を刺激，あるいは破壊して長時間持続するレム睡眠を得られるようにする（図 12. 2）（Sastre 2003）．レム睡眠をとらせないようにすると細胞の活動性の指標である *c-fos* が LDT のアセチルコリン細胞に認められるが（Maloney 1999；Merchant-Nacy 1992），そうでないという報告もある（Verret 2005）．SLD の REM-on 細胞にはレム睡眠時に *c-fos* が発現するが，PPT 細胞ではレム睡眠時に必ずしも *c-fos* は発現しない（Boissard 2002；Lu 2006b；Verret 2005）．

ただし，*c-fos* は必ずしも 100％の確率で細胞の活動性を示すとはかぎらない（Fields 1997）．いずれにしても *c-fos* を発現するアセチルコリン細胞の数は全体にくらべて少ない．

72 時間のレム断眠中と断眠後の *c-fos* の発現をラットで調べてみると，*c-fos* 発現細胞数はレム断眠回復期＞レム断眠中＞コントロールであった（Verret 2005）．レム断眠中にはアセチルコリン細胞には *c-fos* が発現しない．回復期の持続的レム睡眠時でも中脳での *c-fos* 発現はみられず，むしろ主として延髄で発現していることを考えると，レム睡眠の維持には，中脳のアセチルコリン細胞ではなく延髄のアセチルコリン細胞が活動しているとも考えられる．

逆行性トレーサーを青斑核に注入して求心性細胞の局在を調べてみると，青斑核へは視索前野，後部視床下部背側部，腹外側中脳灰白質，延髄からの投射が認められる（Verret 2006）．これらの細胞の一部（おそらく GABA 細胞かグリシン細胞：著者）が青斑核のノルアドレナリン細胞に抑制をかけていると考えられる．

最後に，レム睡眠はタンパク合成阻害剤のクロラムフェニコール（choramphenicol）やシクロヘキシミド（cycloheximide）によって長時間抑制されるが，同じタンパク合成阻害剤のチアンフェニコール（thiamphenicol）では阻害されないことがまだ解決されていない問題として残っている（Kitahama 1975；Petitjean 1979）．

以上にレム睡眠発現の原因について，矛盾した結果をもふくめて，紹介した．要約すると，橋に限局したレム睡眠の実行系は脳内のさまざまな部位から制御・抑制されていて，通常は覚醒時に発現することはない．レム睡眠の実行には橋背側被蓋と延髄の交互作用が必要であり，また橋背側被蓋にはアセチルコリン細胞と非アセチルコリン細胞があって，アミン細胞の調節を受けている．これらの実行系全体はさらに興奮性と抑制性のアミノ酸の影響下にあるが，そのさらに上流は，基本的に，先行する徐波睡眠とその中枢，さらに体温，代謝，日内リズムなどの内的ホメオスタシスであると考えられる．しかしながら，現在のところ，その実体はまだ明確には知られていない．

13. レム睡眠時の筋弛緩の中枢機序

13.1 夢で走っても動かないのはなぜか

夢の中で話したり，歩いたり，走ったり，殴り合ったりしても，それは行動として外部には表出されない．神経活動記録や脳イメージングの研究結果によれば，覚醒時に働く運動命令はレム睡眠時にも機能していることが知られている（Evarts 1966）．しかし，レム睡眠時には運動命令は筋肉までは伝達されない．抗重力筋である骨格筋の緊張の消失はレム睡眠時の特徴の一つであって，この状態では大きな筋肉は脱力状態にあって，姿勢を保つことができなくなり身体は動けなくなるからである．3章の図3. 1に示したように，レム睡眠時には，ネコは完全に横になってしまう．例外として，眼球運動や指など末端の小さな筋肉で，急速眼球運動や指の攣縮が認められる．

恒温動物では有酸素呼吸で主として骨格筋の常時緊張によって体温を維持している．徐波睡眠に入って骨格筋の緊張はやや低下するものの体温はやや低めに一定に保たれる．レム睡眠に入るとさらに体温が低下するのは，筋緊張の低下による．このように皮質が発達していてレム睡眠時に皮質が賦活される種では運動命令が脊髄へ伝達される途中でブロックされるが，同時に，外界と脳の間のフィードバックがないレム睡眠時での行動（夢幻様行動）が制限されることになる．進化は目的論的ではなく，結果論的に解釈すべきで，このようなメカニズムをもった種のみ存続が可能になったと考えてもよいだろう．レム睡眠時に運動命令が脊髄へ伝達される危険な場合を考えれば，その意義が理解できる．以下にその危険な例をあげる（Sastre 1979）．

13.2　夢幻様行動

一連の夢幻様行動（oneiric behavior）とそれにともなう脳の電気活動記録を同時に観察できるような装置を作り，動物を大きくて透明な記録ボックスに入れ，脳の電気活動と筋電図をポリグラフとオシロスコープで記録しながら，動物の行動をビデオカメラで撮影し，ミキサーを使って行動と電気活動記録の映像を一つのスクリーンに重ねて見られるようにして録画しておくと，同じ場面を何回もスローモーションで繰り返して観察でき，PGO 波，眼球運動，頭，手足の動きを観察することができる．

筋弛緩命令部位である青斑核のやや下に位置する青斑核 α 周辺部（図 13.1 A）とその下行路を両側に破壊すると，覚醒中の運動には何の支障もみられないが，レム睡眠時の筋緊張が消失する．手術後 8 日から 10 日間はレム睡眠量は非常に少ないが，2 週間後になるとレム睡眠が回復してきて，夢幻様行動が出現する．徐波睡眠中に姿勢筋がやや弛緩してきてレム睡眠に入り，皮質の速波化と PGO 波の発現がみられるようになると，動物は頭部を突然もちあげるが，このあと必ずステレオタイプな行動がみられる（図 13.1 B）．

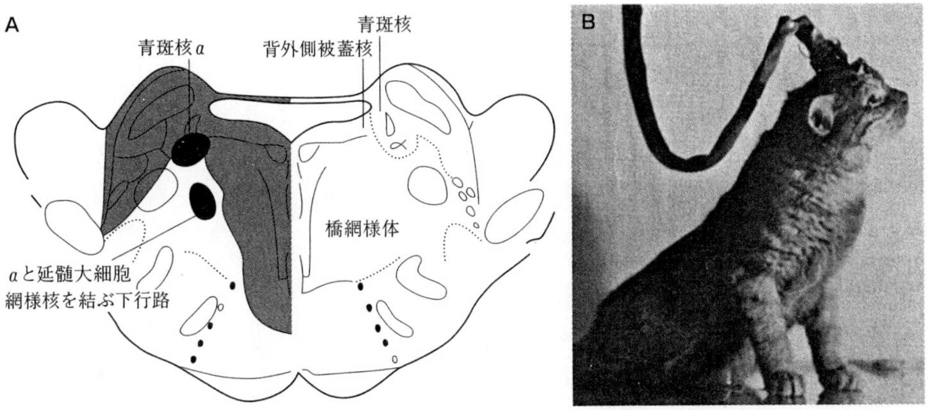

図 13.1　ネコ橋レベルで青斑核 α とその腹側の網様体の破壊で（A），レム睡眠中のネコが夢幻様行動を引き起こす（B）［Sastre 1979；Jouvet * 1972, 1992 より改変］．

1) 目の前に何かがあるように，眼で何かを探すようにし，頭と眼でその想像上の対象物を追跡する．音刺激はこの追跡行動には何の影響もみられない．

2) ネコは何かを探しているように観察箱の中を動き回り，獲物に接近するような姿勢をとることがあり，頭を前下方のほうに伸ばしハツカネズミやネズミのような想像上の獲物にそっと近づく姿勢をみせる．また前脚を軽くあげ，不動の姿勢で，獲物を待ち伏せするような姿勢をときどきみせることもある．

3) 特徴的な夢幻様行動に身づくろいがある．肢や脇腹をなめ，喉が渇いているようにして箱や床もなめる．覚醒時にネコに絆創膏を貼るとそれをとろうとしていつまでもなめているが，夢幻様行動中には絆創膏に気が惹かれることはない．前肢で顔やひげをさすったり，四肢とあしうらをなめたりということはない．

4) 攻撃的行動は以下のように二通り認められる．一つは想像上の獲物に向かって1回あるいは何回か繰り返して前肢をつきだして攻撃を加える捕食的行動で，前肢で獲物か何かをつかまえることで完結する．ときどきは歯で一撃を加えることもあり，前肢で軽く触ったり遊んだりということもある．

5) 怒りの行動がみられるときには，ネコは見えない敵と戦っているように，前肢を空中にあげ，耳を後方に垂れ，噛むように口を開ける．

6)「おびえ」がみられる場合，下半身を床になすりつけ，耳を後ろに垂れ，尾をややあげ気味にして，逃げ出そうとするかのようにして身体全体を後退させる．このおびえは怒りのような別な行動に変化することがあり，身体をまるめ，耳を垂れ，背中あるいはしっぽの毛を逆立て，噛みつきそうに口を開ける．攻撃，おびえ，怒り，いずれにしても覚醒中のようには唸ったり，鳴いたりはせず，夢幻様行動ではかすかなうめくような鳴き声が視覚的探索行動中に漏れる．雄ネコでの勃起，雌ネコでの誘発行為など性に関した行動も，ふるえ，あえぎ，嘔吐，くしゃみも観察されない．

50歳以上の中高年に好発するレム睡眠行動障害（REM sleep behavior disorder；RBD）では，レム睡眠に入るとベッドから抜け出して，歩き回ったり，鮮明な恐怖の夢を見た場合などパートナーに暴力を振るったりする（Boeve *2007）．正確な原因は不明であるが，脳に病変があり，筋弛緩実行部位に及ぶと，上記の実験動物のような行動に出るものと考えられる．

13.3　筋弛緩の中枢機序

レム睡眠状態での姿勢筋の弛緩は，青斑核 α とその周辺に位置する中程度の大きさの神経細胞からなる小さなグループによって引き起こされる（Sastre 1979）（図 13.1A）．これらの細胞はアセチルコリンに対して敏感で，たとえばコリン作動性受容体を刺激するような薬物カルバコールをその部位に与えると反応する（12 章）．この場合は，レム睡眠状態，覚醒状態を問わず姿勢筋の弛緩が認められる．これらの細胞は覚醒中には沈黙しており，レム睡眠の直前数分前になると活動的になり，レム睡眠中に活動が最高状態に達し，レム睡眠が終わるとまた沈黙する．

現在では青斑核 α とその周辺の橋網様体を橋抑制野（pontine inhibitory area：PIA）とよんでいるが（Sakai の尾側 peri-LCα もふくむ），この一群の細胞は橋延髄線維束によって延髄にある大細胞網様核と連絡している．延髄大細胞網様核は実は Magoun と Rhine が抑制機能をもった網様体（延髄抑制野）といっているものと同じである（7 章）．レム睡眠中に活動が高まる大細胞が脊髄の運動細胞の働きを抑制することで姿勢筋の弛緩が引き起こされる．橋抑制野から延髄網様体に抑制がかかるときの神経伝達物質はアミノ酸の一種のグリシンである．

カルバコールで誘発される筋弛緩状態ではグリシン細胞に *c-fos* が発現（細胞が活性化）する．これらは延髄の巨大細胞網様核とやや尾側の疑核の周囲に局在して，レム睡眠中に脊髄の運動細胞の活動を抑制する（Morales 2006）．したがって左右にある橋命令系と橋延髄線維束を全破壊するとレム睡眠中の姿勢筋弛緩はみられなくなり（図 13.1），それまで観察不可能だった紋切り型の行動がレム睡眠中にあらわれる．

除脳ネコの橋抑制野にカルバコールを投与すると脱力が引き起こされるが，その後にセロトニンを投与すると動物は脱力から回復することから，アセチルコリン系とセロトニン系が相反して筋緊張に関与している（Takakusaki 1994）．除脳ネコの脳幹への電気刺激や薬物刺激によって誘導される筋緊張の低下を詳細に検討すると同時に解剖学的に各神経核間の線維連絡を調べた結果

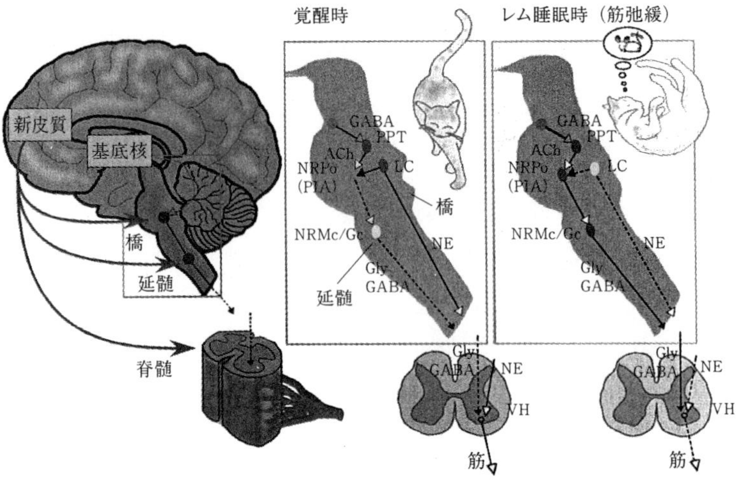

図 13. 2　覚醒時の筋緊張とレム睡眠時の筋弛緩の実行経路［児玉 *2006］
PPT：脚橋被蓋核，NRPo（PIA）：橋網様核（橋抑制野），NRMc/Gc：延髄網様核大細胞部，LC：青斑核，VH：脊髄前角，Ach：アセチルコリン，NE：ノルアドレナリン，Gly：グリシン，GABA：ギャバ．

を次に説明してみよう（Chase 1990；Lai 1988, 2001）．

図 13. 2 のように，覚醒時と徐波睡眠時にはアミン細胞からの興奮性出力が直接あるいは間接に筋緊張を保持しているが，アミン細胞の活動が低下し，レム睡眠にはいると活動の高まった PPT 細胞からのアセチルコリン終末は，橋抑制野と延髄傍内側核（NRPm）を興奮させ，橋抑制野は直接に，あるいは延髄網様核（NRMc）にある網様体脊髄路細胞を介して，抑制性アミノ酸であるグリシンと GABA によって脊髄前核の運動細胞を抑制する．

また，延髄網様核は中脳と橋の接合部由来のグルタミン酸による支配をも受けている．実際，筋緊張低下時には橋網様核と延髄傍内側核ではアセチルコリンが増加し，延髄網様核ではグルタミン酸が増加して抑制機能が増強される．また脊髄前核運動細胞部位でグリシンと GABA の増加，ノルアドレナリンとセロトニンの減少が認められている（Lai 2001；Kodama 2003）．

あるいは橋網様核が延髄網様核を介して脊髄前核の抑制性介在神経を興奮させる可能性もある（高草木 *1997）（図 13. 3）．ラットでも SLD の腹側を破壊するとレム睡眠時の脱力がみられなくなるが，トレーサー実験によって SLD

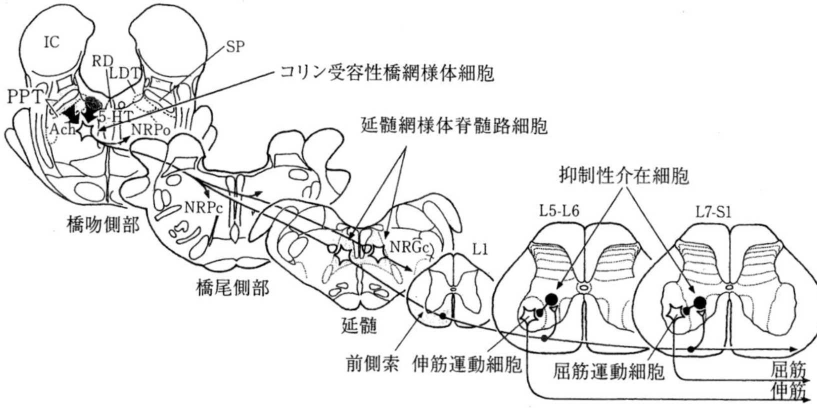

図 13.3 レム睡眠時の筋弛緩実行経路の別の仮説［高草木 * 1997］
脚橋被蓋核（PPT）のコリン作動性細胞はこの系の起始細胞（橋網様体細胞）に対して興奮性（hatched arrow）に，背側縫線核付近のセロトニン作動性細胞は抑制性（filled arrow）に作用すると考えられる．詳細は本文参照．PPT；脚橋被蓋核，RD；背側縫線核，IC；下丘，LDT；背外側被蓋核，SP；上小脳脚，NRPo；吻側橋網様核，NRPc；尾側橋網様核，NRGc；延髄巨大細胞性網様核，L1；第 1 腰髄，L5–L6；第 5–6 腰髄，L7–S1；第 7 腰髄－第 1 仙髄，Ach；アセチルコリン，5-HT；セロトニン．

から頸髄に直接のグルタミン酸作動性の投射があることがわかり（Lu 2006b），やはり抑制性介在神経を興奮させて脱力を引き起こすメカニズムがあるので，グリシンとの 2 本立てであるのかもしれない．

13.4 ナルコレプシーにおける脱力発作

9 章に述べたナルコレプシーの特徴の一つは，カタプレキシー（脱力発作）であり，オレキシンの欠損でカタプレキシーの強い症状が，OX2R の欠損でも中程度の症状があらわれる（Sakurai * 2005a）.

動物は攻撃するにしても逃走するにしても筋肉運動をしている．随意的な運動，情動的な運動，自動的な運動は，それぞれ新皮質の運動領，視床下部や辺縁系，中脳以下の脳幹によって制御されている．たとえば，われわれが何かを考えながらも歩くことができるのは中脳の自動制御による．除脳ネコでも橋吻側の楔状核を電気刺激すると歩行運動が誘発される．

ところが，そのやや外側の PPT を刺激すると脱力が引き起こされる（高草木 2005, ＊1997). 高草木らの実験 (2005) では, PPT の電気刺激によってアセチルコリン細胞が活動を高めると脱力と急速眼球運動が引き起こされるが, オレキシンを投与してから電気刺激をしても脱力は引き起こされない. 同じようにオレキシンを黒質網様部 (pars reticularis) に注入してから 30 分後に PPT の電気刺激を与えても上述のような脱力が引き起こされないことを確認し, PPT に GABA 拮抗薬のビククリンを投与すると PPT への電気刺激の脱力効果が再現する. したがって, ナルコレプシー疾患では視床下部のオレキシンおよび黒質網様部と PPT の GABA が機能しないために情動的な刺激が PPT を賦活して脱力を誘発すると考えられる.

すなわち正常動物ではオレキシンが PPT や黒質網様部からの GABA 細胞を賦活して, PPT のアセチルコリン細胞の活動を抑制しているために, 脱力/カタプレキシーは引き起こされない (Takakusaki 2005).

しかし, ナルコレプシーにみられるカタプレキシーはレム睡眠時に観察される脱力 (9 章) とは最終出力において実行系が共通であるにしても, その誘因のメカニズムは異なると考えられる (西野 ＊2006).

たとえば, モノアミンの作用を増強する三環系抗うつ薬はカタプレキシーに効果がある. しかしドパミンの D2/D3 拮抗薬はカタプレキシーを抑えてもレム睡眠を抑制しないから, カタプレキシーはレム睡眠時の筋弛緩とは上流において別系統と考えられる. 姿勢制御は新皮質, 線条体をふくむ基底核, 小脳, 脳幹網様体, 脊髄などで実行されている. これらのいずれかの部位がオレキシン欠損のために正常に機能しない, すなわちオレキシン欠乏に由来する脳の広汎な部位の機能異常として考えることもできる (高草木 ＊1997；Takakusaki 2005). さらに, 情動発作には扁桃核が関与しているから, オレキシン欠損動物で扁桃核の刺激がどのような現象を引き起こすのか検証する必要がある.

西野によれば, オレキシンは睡眠・覚醒のほかに摂食やエネルギー恒常性機構などの視床下部の基本的な機能を調節していて, ナルコレプシーも睡眠障害をふくめた視床下部の全体的な障害としてとらえることが妥当と考えられる (西野 ＊2006；Nishino ＊2007).

14. 自律神経系および陰茎の勃起

14.1 自律神経系の嵐

怖い夢あるいはマラソンをしている夢を見てはっとして目を覚ますと，まだ心臓がドキドキしているような気がする．夢でそのような体験をしているときに実際心拍数が増えたり，血圧が上がったりしているのかという疑問についてはまだ明確な答はないが，レム睡眠中に循環，呼吸，体温などの自律神経系の機能が変化することはよく知られている事実である．このような現象を「レム睡眠期の自律神経系の嵐」とよんでいる．

徐波睡眠時には血圧や心拍数，呼吸数などは持続的に安定していて，一定値を維持している．これは交感神経系の活動低下にともなって，副交感神経系の働きが優勢になるためで，この状態では，視床下部や迷走神経系の自律的な生体機能恒常維持（ホメオスタシス）が優位に働いているからである．前頭前野内側部も延髄に線維を送っていて，自律機能の調節に関与している．致死性家族性不眠（6 章）で自律機能の障害が認められるのは視床と前頭前野内側部が破壊されたか，両者の間の連絡がなくなったからであろうと考えられている(Lugaresi * 1986)．

レム睡眠に入ると，これらの機能は安定性を失い，不規則にあるいは一過性にあるいは突発的に変化する．すなわち血圧や心拍数の上昇や下降が頻繁になる．

14.2 循環機能

血圧は横臥状態では低下する．ラットでは，徐波睡眠時には循環系機能は安定して一定値を維持しているが，レム睡眠時に背外側被蓋核（LDT）の細胞の活動が上昇し（図 14.1 の 4, 5 段目），脳波が速波化すると，血圧は不安定にゆらぎはじめ，10 mmHg ほど増減する（図 14.1 の 3 段目）（Koyama 2003b；小山 ＊2006）．レム睡眠時 100 秒の間にスパイク状の血圧上昇が 3〜4 回出現する．収縮期血圧の最大値は覚醒時にも経験できないほどの上昇（50 mmHg）が観察される（勢井 ＊2006）．

血圧は頸動脈洞の圧受容器，延髄のアドレナリン細胞（C1-C2 群），迷走神経，および交感神経などの神経回路によって調節されており，最終的には血管内径の太さによって支配される（Misu 2003）．内径は血管の筋肉の緊張によって決定され，筋緊張は筋交感神経によって調節されている．近年，筋交感神経活動をマイクロニューログラフィーによって記録することができるようになった．徐波睡眠時には筋交感神経活動は低下するが，レム睡眠時には覚醒レベルにまで上昇するので，血管内径が縮小し末梢血管抵抗が増大して血圧が上昇す

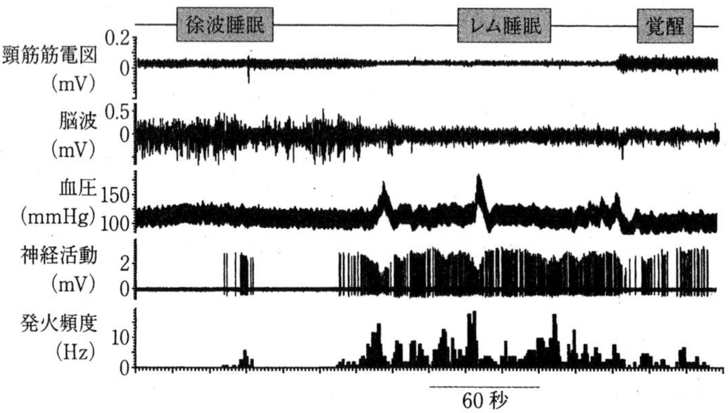

図 14.1　レム睡眠時の血圧変動に先行して発火する LDT のアセチルコリン細胞 [小山 ＊2006]
レム睡眠中に生じる大きな血圧（BP）変動に数秒先行して，血圧変動に同期した発火活動を示す．

る（Miki 2003）.

このようなレム睡眠時にみられる自律機能の乱高下は中枢神経系，とくに前脳の調節系の影響を受けているためと考えられる．その理由は，11章に述べたように，中脳レベルで脳幹を切断した動物ではレム睡眠が発現しても，血圧・心拍数の変動がみられなくなること（Kanamori 1995）から推察できる．すなわち中脳より上位からの不規則な信号が下位脳幹に伝えられないからである．

レム睡眠時の突発的な血圧上昇については，ラットの中脳被蓋野に存在する上行性のA10ドパミン細胞群を薬物で破壊するとレム睡眠時の血圧変動が消失することから（Sei 1999a），A10細胞群がより上位のシステムに働いて血圧変動を引き起こすと考えられる．このような血圧上昇に先行してLDTのアセチルコリン細胞が相動的に発火頻度を増加させることが確認されている（小山＊2006）．したがって，LDTのアセチルコリン細胞がA10細胞群とどのように関連しているかについては，これからの研究の余地がある．海馬θ波の周波数の増加後に変動があらわれることから，海馬やA10細胞群の投射先であるさらに上位のシステム，線条体や辺縁系などの高次脳機能が関与しているのだろう（Sei 1996）．

また通常は圧受容体からの信号が延髄で処理されることでフィードバックがかかり血圧の自動的な調節が行われるが，圧受容体にかかわる神経線維を切断しておくと，血圧調節のホメオスタシスが障害され，レム睡眠時にはさらに血圧変動が増大する（Sei 1999b）．したがって，下位脳幹の血圧安定化機能を上位脳が干渉して，不規則な血圧が引き起こされると考えられる．

14.3 呼 吸 機 能

徐波睡眠時に非常に規則的な呼吸はレム睡眠時に大きく乱れる．呼吸数が上下し，数秒間の停止（無呼吸）が認められることがあり，また胸腔内圧のリズムが不規則化する（図14.2）（勢井＊2006）．

呼吸は頸動脈小体と大動脈体，延髄腹側表面の化学受容器によって血中の二酸化炭素分圧［PCO_2］や水素イオン分圧［H^+］の上昇，酸素分圧［PO_2］の

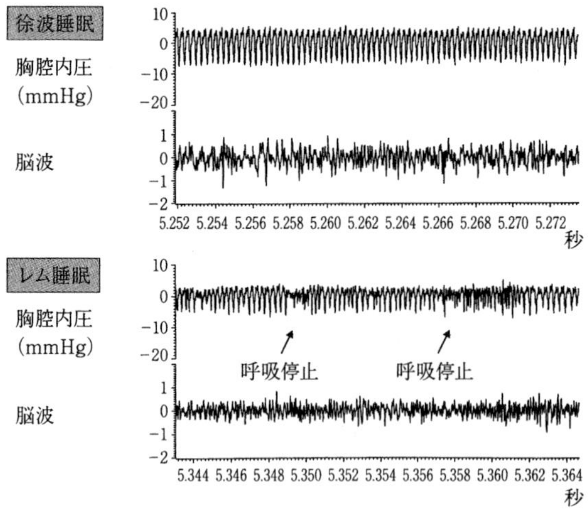

図 14. 2　マウスのレム睡眠期の胸腔内圧変動［勢井 *2006］

低下などが検知され，これらの情報によって延髄背側群と腹側群および橋に存在する呼吸中枢が機能する．

近年社会問題としてとりあげられている成人の睡眠時無呼吸症候群の多くは，肥満にともなう気道の閉塞によって呼吸が円滑に行われず，血中の PCO_2 の上昇や PO_2 低下によって覚醒が引き起こされ，分圧が正常に回復すると睡眠に入るが，この覚醒が頻繁に起こることによって夜間の睡眠量減少，とくに深い睡眠（第 3 と第 4 段階）の不足となり，日中の眠気を引き起こす．また，心循環機能への悪影響が認められている．

レム睡眠時での無呼吸は徐波睡眠時の無呼吸にくらべて持続時間が長く，PCO_2 の上昇や PO_2 低下も著しい．筋緊張の低下にともない，上気道の確保に関与する「オトガイ舌筋」を支配する舌下神経核において，ノルアドレナリンの減少とグリシンの増加がみられ，三叉神経でもセロトニンの減少がみられている（13 章）．

呼吸リズム発現に関しては，延髄腹側部の疑核近傍に存在する「歩調とり細胞」といわれるベッティンガー前核（PreBötzinger nucleus）が関与している．この核の薬物的破壊によってレム睡眠時に特有な無呼吸が発生し，破壊後の日数経過とともに増悪していくから，この核の何らかの障害や壊死などが，レム睡眠時無呼吸症の一原因となるものと思われる（McKay 2005）.

14.4 体 温 調 節

3章で紹介したように，哺乳類と鳥類は体内環境温度を一定に維持することによって環境適応性を獲得してきた．脳温がほとんど変動しないので，つねに活動を続けることができる反面，積極的に脳細胞を休息させねばならない．すなわち，細胞活動が高いままでいると，消耗がはげしくなるので，積極的に細胞を過分極化し，その機能を抑え，その間に細胞の修復，代謝産物の解毒化，排除などを行うが，その現象が徐波睡眠にあらわれると説明してきた．

体温は外界に奪われる熱を補充するために骨格筋活動由来の恒常的熱産生によって維持されているが，ラットでは褐色脂肪細胞によっても熱が産生される．体温を調節する仕組みも巧妙にできており，外気温が低い環境では体毛や羽毛や皮下脂肪で耐寒システムが作り上げられているだけではなく，末梢血管を収縮させ血液から熱が外界に放散するのを防いでいる．

外気温が高いときには体温を上げないためにじっとして骨格筋を使用した運動をしないようにし，末梢血管を拡張させ，皮膚に汗腺のある種では汗が蒸発するときに奪われることで外界へ熱を放散する．徐波睡眠時にも覚醒時と同じように視床下部による体温の恒常維持が実行されていて，視床下部は環境温度が上昇すると体温を下げ，低下すると体温を上げるように機能する．

ヒトでは暑い場合は眠れないことが多いが，ラットやマウスの場合実験室の気温を34℃に上げると徐波睡眠量・レム睡眠量はともに増加する．反対に気温を4℃に下げると覚醒が増え，徐波睡眠量・レム睡眠量ともに減少する．これは脳内の覚醒システムが寒冷に反応するためであるが，また骨格筋をふるわせるのに覚醒が必要であると同時に，レム睡眠時の骨格筋弛緩による体温低下を防ぐためでもある．3週間ほどで耐寒性を獲得してくると次第にレム睡眠量が回復してくる（Roussel 1984）．さらに気温を−10℃に低下させると24時間にわたって徐波の振幅が減少し，レム睡眠量は激減し，常温に戻すと反跳がみられる（Cerri 2005）．

体温は視床下部で調節されているが（8章），徐波睡眠の発生と密接な関係にある．室温を31.5℃に上げると視索前野細胞の *c-fos* 発現が強くなるし（Gong 2000），視索前野や前部視床下部の刺激によって，体温は下降し，破壊によって上昇する．ネコ視索前野の薬物破壊では体温が上昇し，不眠におちいる（Sallanon 1986, 1987b）（8章）．視索前野の睡眠細胞は温熱感受細胞と同じかあるいは混在しているから視索前野を暖めると体温の低下と睡眠が引き起こされる（McGinty ＊2001）．4章に触れたように長期の断眠によって体温が低下する．断眠によって睡眠圧が増大し，これらの細胞の活動が上昇して体温が下降するのであろうし，体温下降作用のある PGD_2 の増加蓄積にもよるのであろう（4章）．

麻酔下で，後部視床下部に極微量のイボテン酸を投与すると細胞が興奮し，体温は上昇し，同時にふるえが観察される．すなわち，後部視床下部のふるえの責任部位の興奮によって体温が上昇する．反対に後部視床下部の細胞破壊後にみられる急性効果（8章, 図8.4B）では，体温低下とレム睡眠の急増が術後にみられ，術直後夜間の体温低下は著しい（Sallanon 1987b；Denoyer 1991）（8章）．GABA 作動薬のムシモル投与で後部視床下部細胞の活動を一時的に抑制しても同じ結果が得られることから，後部視床下部細胞が体温上昇とレム睡眠の抑制に関与しているものと考えられる．

ヒトでは入眠期には皮膚温が上昇して熱放散を行い，深部温が低下しはじめ，脳温も下がる．この状態で脳血流量はある程度減少する．レム睡眠に入ると体温の調節は安定性を欠くようになり，視床下部レベルでのふるえやあえぎ，血管運動などに由来する体温調節機構に変調が認められる（Parmeggiani 1987）．通常の調節状態とは異なり，レム睡眠時には環境温度が上昇すると，末梢血管が収縮して皮膚温が低下し，下降すると末梢血管が拡張して皮膚温が上昇する．すなわち，気温が下がると熱を余計に奪われ，上がると体内に熱をためてしまう状態になり，ホメオスタシス・サーモスタットが働かない，まさに「逆説的な状態」になる．

通常，徐波睡眠がある一定程度持続してからレム睡眠が発現するが，このときすでに脳温はある程度低下している．言い方を変えれば，ある基準まで脳温が低下するとレム睡眠があらわれる（Jouvet 1989）．健常ネコであれば，視床下部の体温調節機構が機能して，ふるえ（骨格筋の収縮）が引き起こされ，脳温が35.5℃以上に上昇し，レム睡眠が消失する．

ところが，橋ネコでは視床下部による体温調節メカニズムがないから，体温が低下しても「ふるえ」は引き起こされないし，一度レム睡眠状態に入ると筋弛緩が起きて，さらに体温は低下する．橋ネコでは，延髄の血管拡張収縮運動によってわずかに体温調節ができるだけで，脳温は基本的に環境温度に左右される．脳温が35.5〜36℃以上であればレム睡眠は発現しないが，それ以下であれば発現し，より低温になるにつれてレム睡眠持続時間は増加する（Jouvet 1989）．

すなわち，図14.3のように，人為的に環境温度を変化させると，とくに34℃から徐々に低温にしていくと，脳温も環境温度と同じように低下していく．29℃より低くなるとレム睡眠が80%ほどをしめるようになり，25℃では5時間連続のレム睡眠をしめすようになる．

脳温が低下すると一般に神経活動もそれにともなって低下するが，おそらく，その寒冷感受性の程度に差があり，低温に敏感なレム睡眠抑制系（許容系）が活動を低下させ，レム睡眠実行系が低温でも活動できれば，レム睡眠が増加すると思われる（Jouvet 1989）．たとえばセロトニン細胞を冷却するとその活動が低下してレム睡眠が発現しやすいように（Cespuglio 1979），モノアミン細胞とアセチルコリン細胞とでは温度感受性が異なるのではないかとも考

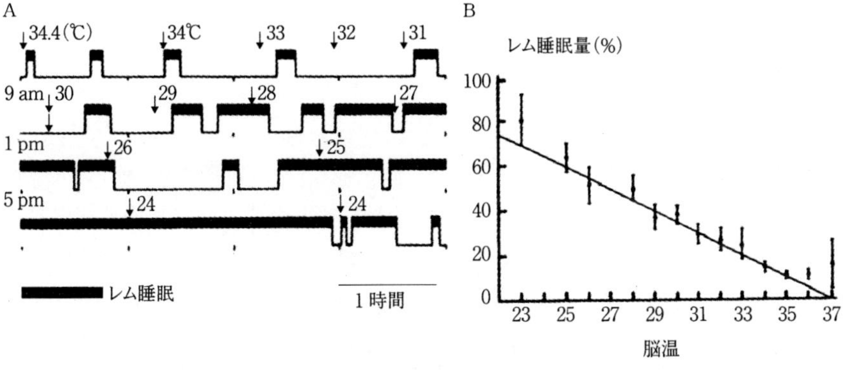

図 14.3 (A) 16時間にわたって，環境温度を低下させて脳温を低下させた場合の橋ネコのレム睡眠持続時間の変化．(B) レム睡眠量は脳温が低くなるほど持続時間が長くなる［Jouvet (1989a) より改変］．

えられるが，まだ実験的決着はついていない．

すなわち，通常は「自律神経系による体温調節機構がレム睡眠の発現を抑制していて，徐波睡眠時の脳温低下にともないレム睡眠が引き起こされてさらに脳温が低下し，ある一定の限界に達すると，視床下部と延髄の体温調節機構のフィードバックがきき始め，脳温が上昇してレム睡眠が終了する」(Jouvet 1989)．

これらの実験的事実は，体表面積の大きい小動物では，体熱が奪われやすく，脳温がすぐに低下するためにレム睡眠が発現しやすいこと，そのまま低下を進行させないために頻回に覚醒して脳温を上昇させる必要が（大動物にくらべて）あるために，1回のレム睡眠持続時間が短くなり，発現回数がより多くなること，体温と同じ環境温に動物をおくと徐波睡眠が増加すること，などの現象すべてをもっともよく説明する（3章）．またヒトでは睡眠時間が長くなるにつれて，体温および脳温が低下し，とくに朝方にもっとも低下したあとに持続の長いレム睡眠が発現する事実にも合致する．

14.5 レム睡眠時の陰茎勃起

睡眠時の陰茎勃起については，古来から知られてはいたが，周期性があることが確かめられたのは1944年Olmeyerによってである．陰茎にリングをはめておいて勃起するとスイッチが切れ，回路が切れると動く針によって，煤紙に記録されるようにしておくと，約6時間の睡眠中に約90分の間隔で勃起が認められ，のちにこの現象がレム睡眠時に起こることがわかった（Fisher *1965）．

Fisherは，内径1mmのシリコン・プラスチック管に水銀を満たし，両端に白金電極の栓をして環状にし，陰茎の基部に差し込んで，管長の増加に対応する電位を計測している．彼らの結果では，勃起はレム睡眠の2.5分前に起こり，萎縮はレム睡眠終了の40秒前に始まり，完全にもとに戻るのに12分を要している．断眠後にレム睡眠反跳があるが，そのときにも勃起が認められる．

成人でも老人でも，新生児でもレム睡眠時の勃起が観察されている．成人での生起率は約80%で，レム睡眠時に必ず起きるわけではなく，徐波睡眠時に起こる場合もある．戦争で背側被蓋に銃弾による損傷をこうむって以来ポリグラフ上レム睡眠を示さない患者でも陰茎の勃起が報告されている（Lavie 1979, 1984）．

勃起不全による性的不能を訴える患者でレム睡眠時に勃起が認められる場合は，機能不全というよりも心理的な問題がある場合と解釈されるし，レム睡眠時に勃起が認められない場合はホルモン分泌などによる機能不全がある，と考えられている．

覚醒時の陰茎勃起のメカニズムは，仙髄 S2 から S4 レベルの副交感神経系に由来する．主としてアセチルコリンと一酸化窒素ガス（NO）によって，血管および平滑筋が弛緩し，血液が海綿体に流入することで静脈が圧迫されて血液の流出が妨げられることによる（図 14.4）．

血管収縮には交感神経系が関与する．すなわち，ノルアドレナリンによって血管収縮が起こる．事実，交感神経系の働きを反映する皮膚通電電位抵抗は徐波睡眠時には高くレム睡眠時には消失する．勃起不全の患者の 36% ではレム睡眠時にも皮膚通電電位抵抗が高い（Ware 1984）．レム睡眠時には交感神経系の働きが低下し，副交感神経系が優位になることが陰茎勃起の一因と考えられるが，動物の種によって各効果器への自律神経系の関与の仕方にはやや差違があり複雑である．

脊髄より上位を切断してから，あるいは脊髄損傷患者で，性器を物理的に刺

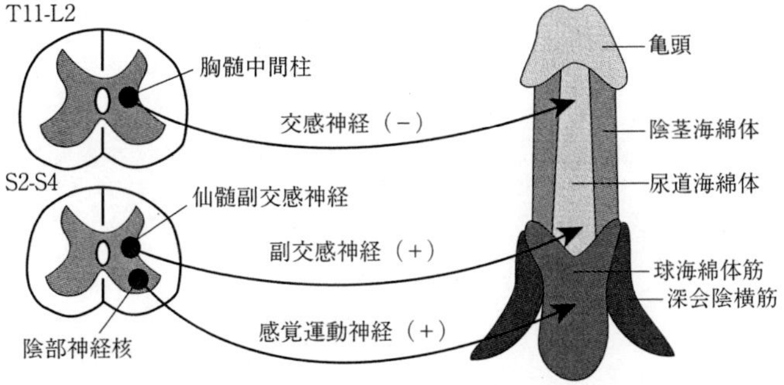

図 14.4　陰茎勃起に関与する脊髄の神経支配［Hirshkowitz * 2005］
陰茎勃起は脊髄からの交感，副交感神経支配によって調節される．T11-L2：胸髄 11- 腰髄 2，S2-S4：仙髄 2-4.

激すると勃起と射精が引き起こされるから，勃起と射精は脊髄だけでも成立する（Hirshkowitz＊2005）．しかし，脊髄損傷患者ではレム睡眠時の勃起が観察されないから，レム睡眠時の勃起は脊髄よりさらに上位中枢の支配を受けていることになる．この上位中枢の一つは延髄の大細胞群(paragigantocelluaris)（図 14. 5 D）で，この部位のセロトニン細胞が交感神経節に投射していて勃起を抑制すると考えられる．覚醒時，徐波睡眠時のセロトニン細胞は活動が高いが，レム睡眠時には消失するから，交感神経節の働きも低下して，レム睡眠時には抑制がとれる．しかし，現在のところ，この部位でのセロトニン細胞の活動は記録されていない．

もう一つは視床下部の室傍核（hypothalamic paraventricular nucleus：PVN）で，脊髄の勃起中枢へ直接オキシトシン線維を送って直接あるいは間接的に副交感神経節細胞を興奮させる（図 14. 5 B）．オキシトシンは雌では乳汁射出・子宮筋収縮ホルモンとして名高いが雄での機能がよくわからなかったペプチドである．

ほかにまだ不確かではあるが，ノルアドレナリンやドパミンなどの候補もあり，これら二つのシステムが脊髄の勃起実行中枢を抑制したり興奮させたりす

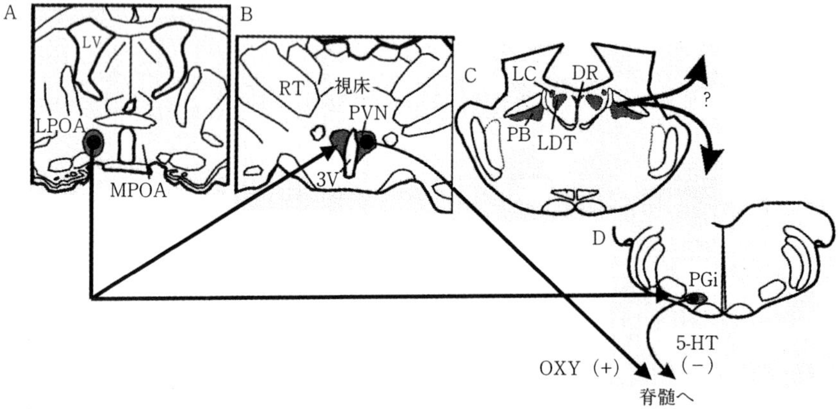

図 14. 5　陰茎勃起に関与する脊髄より上位の神経支配［Hirshkowitz＊2005 より改変］

LPOA：視索前野外側核，MPOA：視索前野内側核，RT：視床網様核，PVN：室傍核，3V：第 3 脳室，LC：青斑核，DR：背側縫線核，PB：結合腕傍核，LDT：背外側被蓋核，Pgi：内側巨細胞性傍核，5-HT：セロトニン，OXY：オキシトシン．

るという仮説も有力である．

匂いによって勃起が引き起こされる事実から，さらに上位の中枢として嗅球，扁桃核，分界条（BNST）があげられる．海馬の刺激が勃起を引き起こす報告もあり，海馬と皮質の関与する記憶や想像がもとになってやはり勃起が引き起こされると思われるが，脊髄の勃起中枢には直接は影響を与えていない．視索前野内側核は性行動に必須であって，アンドロゲン感受細胞があり，また薬物による刺激で勃起が引き起こされ，破壊によって性交がさまざまな動物種でみられなくなる．

中脳吻側での切断後にもレム睡眠は持続するが，勃起は観察されないからレム睡眠時の勃起についてはそれより上位の脳が関与していることがわかる(Sachs 1979)．視索前野腹外側核（VLPO）をふくむ視索前野が睡眠の生成にかかわっていることは前章で再三述べたが，Schmidt らは外側および視索前野内側核を薬物破壊してレム睡眠時陰茎勃起への効果を調べた．動物では覚醒時の勃起については観察されているが，レム睡眠時には，とくにラットでは肉眼でそれとわかるほどには観察されていなかった．Schmidt は血圧測定用の細いカテーテルをラット陰茎海綿体内に設置する方法を工夫して海綿体内圧の上昇

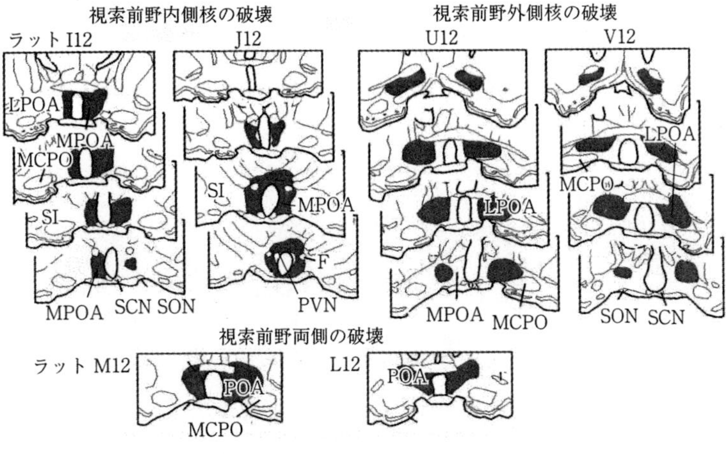

図 14.6　ラット視索前野外側核の破壊でレム睡眠時の陰茎勃起が消失する［Schmidt 2000］

LPOA：視索前野外側核，MPOA：視索前野内側核，LV：側脳室，MCPO：視索前野大細胞部，PVN：室傍核，SCN：視交叉上核，SI：無名質，SON：視索上核．

をモニターすることに成功し，ヒト以外にもレム睡眠時の陰茎勃起が存在することを明らかにした（Schmidt 1994）．

その結果（図 14. 6），視索前野の大きな破壊は徐波睡眠とレム睡眠の減少を招くが，視索前野外側核の小さな破壊は睡眠に影響を与えることなく，レム睡眠時の勃起を消失させる結果を得た．視索前野内側核破壊では効果はなかった（Schmidt 2000）．視索前野外側核の破壊によっても覚醒時の勃起は影響を受けないから，状態によって勃起の成立機序は内外でやや異なる．

視索前野外側核からは脊髄に直接投射しないから，出力はどこかの地点で中継されているはずであり，順行性トレーサー PHAL を用いた実験によって視索前野外側核から室傍核と延髄の巨大細胞網様核への連絡が明らかにされた．したがって，この部位からさらに脊髄へ投射されると思われる（図 14. 5 A, B, D）．

前述のようにレム睡眠中には，脊髄の勃起中枢を抑制している延髄のセロトニン細胞の活動が低下することが考えられるが，前脳の存在なしでは機能しえない．したがって，レム睡眠実行系からの上行性信号が視索前野外側核を興奮させ，延髄大細胞群あるいは室傍核を中継して，脊髄勃起中枢を駆動すると考

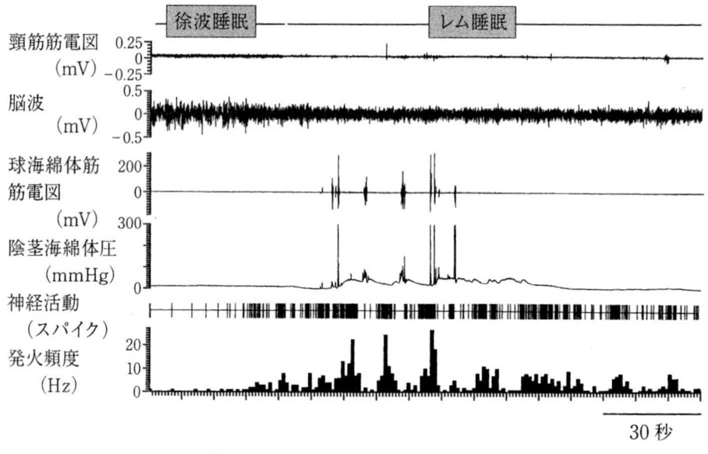

図 14. 7　レム睡眠中の陰茎勃起に同期して発火する背外側被蓋核のアセチルコリン細胞［小山 *2006］

陰茎勃起の際には，陰茎海綿体圧の緩やかな上昇とそれに重なる急激な上昇，急激な上昇に同期した球海綿体筋のバースト発火がみられる．この細胞は陰茎海綿体圧の急激な上昇に数秒先行して相動的発火を示す．

えられる．

図 14.7 のように皮質脳波が脱同期化する前から LDT の神経活動が高まり，バースト状に発火するが，陰茎の勃起は発火開始にやや遅れて発生し，発火の停止前に収縮を始める．陰茎海綿体圧は均質ではなく球海綿体筋のバースト波と同期する傾向がある（小山 *2006）．この発火開始にやや遅れて発生する点で前述の Fisher（*1965）の記述と異なり，種差も考えられるが，現在の時点では，おそらくラットでの記述の方がより正確と思われる．

15. 個体発生と神経系の可塑性

15.1 新生児のリズムの発達

新生児を観察しているといつも眠っているだけのように見える．お腹が空いていたり，オムツが濡れていれば，泣いてその要求を知らせる．昼でも夜でも同じで，そのたびに母親を目覚めさせる．しかしこの時期には，瀬川昌也（1999；Segawa *1999, *2006）によると，短い覚醒と睡眠が交互に出現しているし（縮日リズム），1カ月をすぎると覚醒と睡眠の時間帯が分かれてきて日中の覚醒が増え，夜間の睡眠が増加してくる．

Kleitmanら（*1962）が，乳児の生後11日から182日まで5分刻みに覚醒と睡眠を調べたデータを図15.1に示す．線は睡眠状態，白い部分が覚醒状態であり，点は授乳時である．下段の数字は時刻，左コラムの数字は週，右コラムの数字は睡眠の占める%をあらわす．不規則で速い覚醒・睡眠リズムの交代は次第に遅くなり，昼夜の区別がついてくることがわかる．種によって異なるが，動物でも覚醒・睡眠リズムの発達は同じようである（Jouvet-Mounier 1968）．

この多相性のリズムは新陳代謝の速度や神経系の発達などホメオスタティックな生理機能および視交叉上核（SCN）の機能に関係していると考えられる．睡眠中枢，覚醒中枢が未完成なこと，体温調節が未完成であるために，体温が低下し，レム睡眠様の体動や急速眼球運動をともなう未分化睡眠が発現しやすいことなどがあげられる．

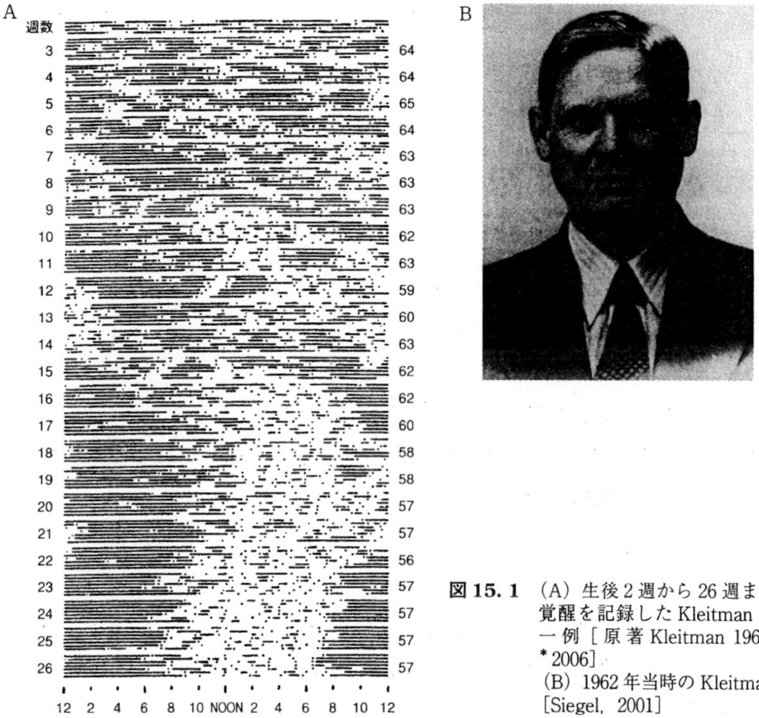

図 15.1　(A) 生後 2 週から 26 週までの睡眠覚醒を記録した Kleitman の日誌の一例［原著 Kleitman 1962；神山 * 2006］
(B) 1962 年当時の Kleitman の肖像［Siegel, 2001］

神経系の発達と日内リズムに関しては，ハムスターでは生後 3 日で SCN 一側の細胞数は約 6〜8000 個に達した直後に約 3400 個に落ち着くという報告がある（Muller 1998）．網膜からの神経線維は細胞数が激減した生後 5 日に SCN に見えはじめ，SCN からは生後 2 日から線維が伸び始める．したがって網膜→ SCN →視床下部の連絡は生後開始されるわけで，光による同調は生後この時期から発現するのだろう．

ラットの新生仔の SCN 細胞を分散培養し，単一細胞の電気活動を数週間にわたって記録すると，個々の細胞に周期の異なる日内リズムが認められるが，リズム周期は正規分布していて，その平均値は約 24 時間であった．SCN 細胞を分散させない通常の組織培養では分布が狭い．多数の周期の異なった細胞が相互に影響しあって全体の SCN としてのリズムが形成されるのであろう（Welsh 1995）．

2カ月をすぎると覚醒・睡眠の昼夜のリズムができてきて，4カ月には昼夜の区別に同調したリズムが確立してくる．概日性のリズムが確立すると，成長ホルモンおよびメラトニンの夜間分泌がみられるようになり，脳幹・視床下部・松果体の連絡が次第に強化され，6カ月目にACTHの明け方の分泌が，8〜10カ月に体温のリズムがあらわれてくる（Segawa *2006）．メラトニン分泌量はヒトでは1〜5歳でもっとも多く，思春期前から減少を始め，20歳から老齢期にいたるまで低いまま安定する（Waldhauser 1988）．

新生児期からの覚醒・睡眠について述べたが，その原型はすでに胎児期から存在している．受精卵から胎児に発達するにつれて，脳神経系も次第に発達していく．細胞は軸索を標的細胞へ伸ばしていくが，たどり着かない場合，あるいは余剰の場合にはアポトーシスを起こして死滅する．このような細胞間の競合・淘汰を経て神経細胞のネットワーク構築が行われていくが，これらのプロセスはすべて遺伝子のプログラムにほぼ従っている．脳幹が完成度を高めるにつれて機能も精緻になっていく．

胎生期には橋・中脳網様体，前脳基底部，視床下部のネットワーク，視床—皮質回路も未発達であるから，脳波学的には明確な基準で覚醒・睡眠について定義できない．おそらく，先にできあがる下位脳幹からの刺激によって前脳が刺激されて前脳の構造が発達していくのであろう．

胎生9週から10週で自発的な胎動があらわれ，胎動は増加して20週で周期性をもつようになり（Sterman 1972），28週から30週で眼球運動と連動するようになる．超音波法による胎児の検査によって，眼球運動は，胎生16週から18週で認められるようになるが散発的で，レム睡眠の特徴である急速眼球運動は24週から26週で毎分20回ほどに増加する．35週から36週でさらに頻度を増して群発し，周期性をもつようになるが（Prechtl 1983），胎動も急速眼球運動もない時間帯が50%（32週）から56%（40週）を占めるようになる（Parmelee 1972）．

アゴにあるオトガイ筋は40週から持続性の緊張が消失するようになるが，レム睡眠時のみに消失するのは生後3カ月経ってからである（Parmelee 1972）．レム睡眠は，脳波像では成人のそれとは異なり明確ではないが，行動面では急速眼球運動と痙攣・脱力と不規則な呼吸が認められる．心拍変動数の増減は眼球運動時と無眼球運動時にそれぞれ対応する．眼球運動時にほぼ連動して陰茎の勃起がみられ（Koyanagi 1991），37 週の胎児では心拍数変動がレム睡眠に入ると昂進するのに同期して排尿がみられる．排尿中枢は青斑核近傍のバーリントン氏核でレム睡眠発生機序と連動していると想像しうる（Koyanagi 1992）．

生後すぐに開眼して独立した行動がとれる離巣性の哺乳類，たとえばモルモット，ブタ，ヒツジなどの新生仔ではレム睡眠量は少なく，ラット，ネコ，ヒトのような生後は閉眼していて匍匐や歩行もできない趨巣性の種の新生仔ではレム睡眠量が多い．これは出生時での脳の成熟度と関連があり，未成熟なほどレム睡眠量が多い（Jouvet-Mounier 1968）．すなわち，離巣性の哺乳類では脳幹も視床下部もまた大脳皮質もかなり成熟しているのに対し，趨巣性の種では後脳が発達してレム睡眠が発現しても，前脳が発達していないので，視床下部の下位脳幹への制御ができないから胎児や胎仔はある意味で前脳のない橋ネコの状態に似る．レム睡眠にともなう完全な筋弛緩ではなく体動が認められるのは，骨格筋への抑制命令も未完成であり運動を制御することができないからである．また視床—皮質回路も未発達なために皮質が成人のようには機能せず，脳波も同期化・脱同期化のような明確な区別はつかない．

ヒトやラット，ネコの出生後は，図 15. 2 のようにミエリンによって包まれ

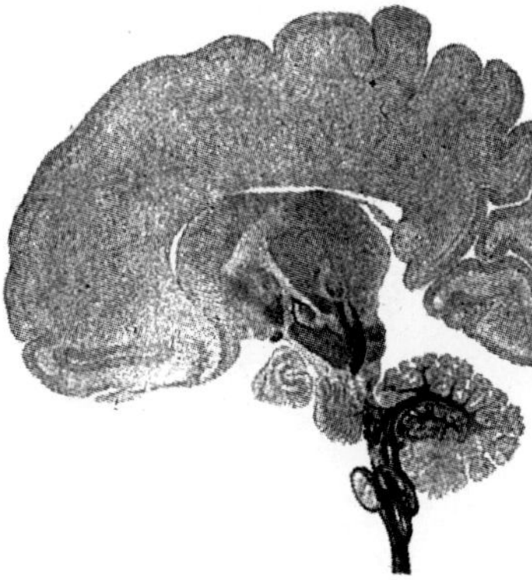

図 15. 2　Weighert 法による新生児の脳の髄鞘染色［Flechsig 1920］．
神経線維の髄鞘化は下位から上位へ進む．この段階では大脳皮質は髄鞘化されていない．

た神経線維は橋・延髄レベルに限局していて，神経線維が少しずつミエリンによって包まれてくる（髄鞘化）ことで新皮質の機能が高まってくる（Flechsig ＊1920）．おそらく，遺伝情報に基づく橋・中脳網様体からの内部刺激および環境からの刺激によって視床や前脳基底部を介して新皮質が刺激されて，徐々に新皮質の構造および覚醒が完成していくと考えられる．遺伝プログラムによるという根拠は，暗環境で育てても明暗環境で育てても，眼球運動の発達パターンに差がないからである（Mirmiran ＊1995）．

幼弱ラットのレム睡眠量は生後 12〜21 日で急激に減少する．脚橋被蓋核（PPT）のアセチルコリン細胞の発達と関係があると考えられ，*in vitro* でこれらの細胞にニコチン受容体作動薬を与えると，出生直後では興奮し，21 日目には抑制される．ニコチン受容体が PPT 細胞発達時のレム睡眠発生に関与しているらしい（Good 2007）．カルバコール投与では興奮する細胞と抑制される細胞の 2 種があり，レム睡眠減少期間中にその性質の変化はない．アセチルコリンの合成酵素をふくむ細胞数はラット生後 1〜3 日齢の新生仔の LDT/PPT ではまず減少してから 3 週にわたって増加しはじめる（Ninomiya 2005）．

徐波睡眠も新皮質と視索前野の細胞の発達とともに完成されてくると思われる．視索前野の熱感受細胞は睡眠細胞と同一であるかどうかはまだわからないが，これらの細胞による体温調節メカニズムも睡眠メカニズムも未熟児や新生児ではまだ発達していない．彼らの体熱の源は代謝速度の速い褐色細胞にあるといわれており，ある意味でまだ変温動物の状態にあるので，環境温度によって体温が変動する．母親の体温が必要で，放っておかれるとラットの新生仔は体温が低下してしまうが，いつのまにか身体を寄せ合って体熱の放散を防いでいるし，環境温が上がれば離ればなれになって眠るように，行動上でのフィードバックが存在している．

15.2 神経系の可塑性と発達

脳神経系は，外界からの刺激に反応して，個体を生存させていかねばならない．それには刺激の種類に応じて適切な反応をし，体験したことを次回に役立てる必要がある．その前に脳神経系のハードウェアを組み立てなければならない．それは受精後に順序よく作り上げられる．

脳神経系はコンピュータによくたとえられることがあるが，基本的なところで大きく異なっている．コンピュータでは，回路は半導体や絶縁物質で構成されていて，それぞれの位置や配線の組み合わせを変えることはできないし，あらかじめ，仕事の目的をもったプログラムによって演算が行われている．ハードウェアに関しては，破損など物理的な力が加わった場合，そのまま放っておいているだけでは修復は困難である．ウイルスなどの進入によってプログラムが変更されても，自己修復ができる場合とできない場合がある．

脳神経系は，コンピュータのように毎秒数億の加算のような高速な演算はできないが，コンピュータと異なり，回路を自己構築し，自己修復することができる．これは，生物を構成する細胞の自己を変形させる能力に依存している．数百億からの細胞各々は自ら他の細胞と連絡をすることができるから，その組み合わせは天文学的数字にのぼる．そして粘土のように程よい柔らかさをもっていて，外から力を加えると，変形し，そのかたちを保つことができる．これを「可塑性（plasticity）」とよんでいるが，構築や修復だけではなく，遺伝的にプログラムされてさえいれば，与えられた外界の状況に柔軟に反応し，学習し，回路を自己修正していくことができる．たとえば，言葉を使用できる能力は人類に備わった遺伝的能力である（遺伝）が，話す言語は育った国の言語である（環境）．先天的にも後天的にも神経回路は形成されるが，それは新たなシナプスの生成という意味では同じである．

脳血管障害（出血や梗塞）のあとのリハビリテーションで機能回復がみられるように，障害を受けた以外の部位が代わって機能するのは脳神経系の可塑性の典型的な例である．年齢が低いほど機能回復が速い．最近，CT 診断によって，頭蓋内に脳脊髄液が充満して，皮質はもちろんのこと視床，視床下部などの前脳が薄い煎餅のようになっている症例がフランスで報告された．この患者は日常生活にも脳の機能にもまったく異常がない．乳児期から現在まで扁平化が進むのに時間がかかったので，可塑能力によって適応ができたと考えられる．

乳児の脳神経系は可塑性に富み，遺伝的プログラムによって形成されながら，同時に外界からの情報によってシナプス連絡を増大させていく．胎内にいたときに聞いた母親の声をすでに記憶している．乳児は耳にしている声の持ち主が母親であることを知り，母親の乳房をまさぐって乳を吸おうとする．これは誰に教えられたのでもない生得的な行動で，あらかじめ神経系に組み込まれている．そして眠っているときににっこり笑う表情をする．これはレム睡眠中のたんなる機械的な筋肉の収縮にすぎない，この微笑が母親との接触をより緊密にする役割をもつ．これらの行動は広い意味で遺伝子によって先祖から伝えられた生得的な記憶（ネットワーク）といえる．

視覚も次第に発達してきて，もののかたちや色彩を認知するようになるが，実際の対象物は記憶に残らなくても，かたちと色彩そのものは死ぬまで記憶に残る．純粋な色彩カタログという記憶もあるが，多くの場合，藤色とか茜色などのように物体の色の記憶として蓄えられるから，視覚だけではなく，触覚や嗅覚など他の感覚に連合した記憶で，脳全体に分散して蓄えられるのだろう．このような感覚記憶は原始的であり，言語で表現するのは困難である．藤とか茜のような具体的な物体を思い浮かべてもらうしかない．

このように基本的な神経組織が組み立てられ，情動的記憶や感覚記憶，運動記憶に基づいた基本的な行動が確立していくにつれて，のちになって発達してくる海馬や新皮質に意味記憶や体験記憶が付加され，複雑な行動が可能になってくる．

言語は1歳半で2語文が話せる程度で，2歳をすぎてから3語文を使用して他人とコミュニケーションがとれるようになる．ではこの間に学習がないかというとそうではない．周囲の会話の音声にさらされ，脳内で模倣を繰り返して（Agnew *2007），会話（聴覚）と動作・状況（視覚ほかすべて）との間の規則性（意味）を見いだし，文法（規則）を学習する．おそらく睡眠中に長期増強が成立するのだろう．

睡眠と脳の可塑性にかかわるモデルとして鳥（ゼブラフィンチ）の歌の学習があげられる．生後のかぎられたある時期（臨界期）に雄の若鳥は父親の歌を記憶し，脳内にその鋳型を形成し，実際に歌い，フィードバック修正をしながら，次第に成熟した歌を獲得する（宮本ら *2006）．発声運動制御はRA神経核（Robustus archistrialis）であるが，睡眠中のRA神経核では覚醒時に歌っているときと類似した自発性活動パターンが認められた（Dave 2000）．雄の若鳥の歌は日を追うにつれて成熟したものになるが，一日の中で歌の構造は大きく変動する．夜間の睡眠のあと歌の構造は悪化し，目覚めて朝の練習をすると回復する．これはRA神経核で睡眠中にリプレイが行われているが，聴覚フィードバック修正がないことによるものと推測されている．

視覚系の視床—皮質回路では覚醒時には視覚情報を処理し速波をしめしているが，睡眠中は徐波を示す．臨界期に，視覚入力によって，視皮質細胞は反応特性が劇的に変化し維持される．単眼遮蔽すると遮蔽眼に対する皮質の反応性は低下し，反対側の皮質へ優位性がシフトする．この眼優位性が断眠によって抑制されることが確かめられた（Frank *2001）．この可塑性の程度は徐波睡眠量に比例する．

出生直後にネコやマウスを完全な暗黒で飼育し，成熟後に睡眠脳波を解析すると，徐波睡眠の振幅が視覚野で顕著に低下する（Miyamoto 2003a, b；宮本 *2006）．体性感覚野に触覚刺激を与えると領域特異的な睡眠徐波の増強がみられる（Vyazovskiy 2000）．徐波は皮質由来であり，皮質の細胞やシナプスの変性脱落減弱あるいは増強増大によって徐波の振幅が影響される可能性もある．以上の実験モデルは明快であるが，まだ報告例が少なく，これからの発展が望まれる分野である．

15.3 遺伝と環境

橋背側部を破壊されて，レム睡眠時に筋弛緩のなくなったネコの夢幻様行動の観察結果から想定されたJouvetの「遺伝プログラムの実行がレム睡眠時に行われる説」は別名「予行演習説」とよばれ，レム睡眠時に神経ネットワークの形成・編成が行われ，その回路のテストが行われる説である．

動物の生得的行動の基本となる神経ネットワークは受精後からその動物種の遺伝子に書き込まれたプログラムどおりに完成されていく．動物で習性とよばれる行動形態はヒトでは「くせ」とよばれ，あるいは人格的に「性格」とよばれて，遺伝的性質が強く，後天的な修正がかけにくい．ある意味でコンピュータの演算システム（operating system）に似て，このシステム上でソフトウェア・プログラムが動き，データが処理される．ヒトでも動物でも先天的な，あるいは生後すぐに組み込まれた個人（体）的な枠組みの中で思考や反応が起きる．一卵性双生児の場合，肉体的な特徴（ハードウェア）だけではなく，知能や性格（つまり情報処理能力や性質）などが似通うのは，演算システムが遺伝的に同じように構成されるからである．

一方，ヒトは動物に比較して後天的な情報獲得の自由度が高い．すなわち学習によって刺激に対する反応を変更していく能力がある．学習による後天的な行動反応様式やデータ処理は新生児の頃から環境と相互関係をもって形成されていき，天文学的な数のシナプスの組み合わせによって表現されるから，かぎられた数の遺伝子情報だけで構築することは困難で，遺伝情報によらない神経ネットワークが作られる．その安定化と複雑化に PGO 波がかかわる，という説がある（11 章）．また，「性格」は基本的にはあまり修正されないが，それはこのネットワークに修正がかかっても PGO 波によって復元されて原型が維持されるためとも考えられる（Jouvet *1992）．しかし，この仮説についてはまだ実証的な証拠はみつけられていない．

一方，「レム睡眠によって新皮質が持続的に賦活され，神経系の発達が促進される学説」は，より考えやすい．覚醒も徐波睡眠も未成熟な新生児期には，急速眼球運動や筋肉の弛緩，陰茎の勃起にみられるように可視的な行動上のレム睡眠がみられる．仔ネコの単眼を遮蔽すると対応する外側膝状体の細胞のサイズはやや小さくなるが，橋を破壊して PGO 波を発生させないようにすると，さらに小さくなる（Marks 1995）．精神遅滞児ではレム睡眠量も急速眼球運動も少ないが（Grubar 1983），それは脳幹からの刺激が弱いために，新皮質の成熟が遅れるからと考えられる．

レム睡眠時に新皮質が持続的に刺激されれば，遺伝子情報によるネットワークの完成に加えて覚醒時に入力された外部環境からの情報や学習によるネットワークの構築の修正が行われるのだろうと想像されている．それは豊かな環境を経験させるとレム睡眠量が増加し，*c-fos* タンパク質発現が増加し（Bertini 2002），アセチルコリンの使用率が高まるなどの根拠の上に立つものである．新皮質が肥厚し，重量が増大し，樹状突起の発達もよく，シナプスの大きさや数も増加する．

ウィスター研究所の畑井新喜司による 1916 年の実験では，ドブネズミのいないフロリダのドルテュガス島にシロネズミ30対を放し，野生化させた結果，1年経過後にこれらのシロネズミの脳重がコントロール群にくらべて6%重くなっていることがすでに報告されていた．実験室であっても刺激の豊かな環境で育った場合，脳重が増えるが，レム睡眠も増加する（Gutwein 1980）．また，さまざまな感覚刺激や自由に運動できるような環境におかれた場合，大脳新皮質に神経系の可塑性にかかわる遺伝子*zif-268*が徐波睡眠中に発現する（Ribeiro 1999）し，反対に刺激の乏しい環境で飼育すると，レム睡眠は減少することが知られている．

15.4 レム睡眠断眠と発達障害，気分障害

このように睡眠中に回路のシナプス構造の維持と安定化が進展すると考えられる．シナプスにおける長期増強（long term potentiation：LTP）や長期抑圧（long term depression：LTD）の成立とそれに関連するタンパクなどの物質の合成が学習や記憶の実体だとすると，これらの成立が遅延する，あるいは消失することが脳の発達障害の原因とも考えられる．

たとえば，ラット新生仔を母親から離して飼育した場合，成熟してから明期での不眠が増加し，オレキシンAとコルチコトロピン放出ホルモン（CRH）量が増加する（Feng 2007）．しかし，ヒト新生児期の不安が成人の不眠に結びつくかどうかはまだ詳細には研究されていない．

レム睡眠を$\alpha 2$受容体刺激剤のクロニジン（Clonidine）で抑制すると，成熟してからの脳幹や新皮質の脳重は減少する．生後28日間に豊かな刺激を与えても，クロニジンでレム睡眠抑制をしていると脳の生育は阻害される．さらに成熟期にはレム睡眠潜時の短縮，入眠時レム睡眠の高頻度発現，睡眠覚醒リズムの障害，セロトニン細胞の自発発火の減少，不安の増大，性行動の減少などがあらわれる（Mirmiran *1995）．ただし，この結果がレム睡眠抑制によるものか，薬物によるものかについては議論の余地がある．

瀬川らは，乳児期早期の睡眠覚醒リズムの発達障害があることで，抗重力筋緊張の低下，ひいては乳児期後半の上下肢協調運動の発達障害がもたらされ，また乳児期およびそれ以降の人間関係の発達障害，環境への適応障害，同一性

の保持など自閉症の徴候を出現させる可能性を示唆している（Segawa *2006）.

一方，うつ病の患者でレム断眠をすると症状が軽快すること，動物でレム断眠をすると，興奮性が高まり，電撃に対する被感受性が高まったり，ペダルを押すことで快楽中枢を電流で自己刺激するような実験では，微弱な電流（快楽）でもペダルを押す回数が増え，脳の被刺激性が高まることが知られている.

ヒトのうつ病では就寝後からレム睡眠が早期にあらわれ，レム睡眠持続時間も健常者と比較して長く，また健常者では睡眠後期に多い急速眼球運動と副腎皮質ホルモンの分泌が睡眠前期に前進移行している．モノアミン酸化酵素阻害剤やモノアミンの取り込みを阻害する三環系抗うつ剤で，脳内モノアミン濃度を増大させ，レム睡眠を減少させることで症状が軽快する場合が多い.

前述のように，ラットの8～21日齢の新生仔にクロニジンや三環系抗うつ剤のクロルイミプラミン（clorimipramine）を連続投与して長期にわたってレム睡眠を抑制すると，成熟してから，ヒトのうつ病と類似した症状である不安，性行動や自己刺激反応などの快楽や報酬への反応の減弱，レム睡眠の増加，とくに相動的な運動などの異常があらわれる（Mirmiran *1995）．Vogel ら（2000）によると，レム睡眠抑制後の反跳は2週齢のラットではみられず，3週齢から観察されるようになる．そしてこれらのレム睡眠抑制や薬物処置はレム睡眠の正常な発達を妨げ，成熟期にレム睡眠を増加させる．物質的実体としては，モノアミン神経系を刺激したり，脳幹（PPT と LDT）のアセチルコリン細胞の働きを変質させることで，幼若期のレム睡眠が抑制されると，成熟してからこれらの機能の抑制あるいは昂進がレム睡眠を増加させ，うつ病特有の自閉感，悲哀感が引き起こされると想像されている.

脳幹（PPT と LDT）のアセチルコリン細胞は覚醒・睡眠調節のほか運動，筋弛緩，呼吸，血圧，感覚入力の修飾に関与しているが（11～13章），前述のように，アセチルコリン合成酵素をふくむ細胞数はラット生後1～3日齢の新生仔の PPT ではまず減少してから3週にわたって増加するから（Ninomiya 2005），この時期に脳幹アセチルコリン細胞の働きを抑制することは避けるべきである.

15.5　老 化 と 睡 眠

睡眠発生メカニズムが老化すると，レム睡眠をふくむ全睡眠時間の減少，徐波の振幅の減少（眠りが浅い），睡眠が持続しないで頻繁に目が覚め，朝早く目覚めるなどの現象があらわれる．睡眠は脳神経系が自ら積極的に代謝速度を低下させその間にシステムを修復する現象であるが，脳自身の老化によって睡眠の機能が低下する．

とくに日内リズムは加齢によって位相が前進する．体温リズムが前進することによって睡眠リズムも前進し，早寝早起きとなる．老化すると，個体差はあるが，日内リズムのめりはりがなくなり，睡眠も 1 回の持続が短くなり断片化する，すなわち，リズムの振幅が小さくなり，減衰する．個体差はあるが老齢のラットの体温が低い場合，日内リズム振幅は低減しており，全睡眠量は変化がないが，徐波睡眠もレム睡眠も日内リズム振幅は小さくなる（Li 1995）．SCN を破壊すると睡眠・覚醒の日内リズムが崩壊することから，老化による日内リズム振幅の低減は SCN の機能低下によるものと考えられ，動物実験が行われている．

In vitro ではスライスされた SCN の細胞活動の減衰が観察されている（Li 1995）．しかし，SCN 内の c-fos タンパク質の発現は明期と暗期で異なっても，年齢差は認められていない（Miller 2005）．SCN 総細胞数は減少していないことが報告されているが，日内リズムに関与していると思われるアルギニンバソプレッシン（AVP）と血管作動性腸管ペプチド量の低下と AVP 含有細胞数の低下が報告されている（Weinert＊2000）．

アルツハイマー病では覚醒が短縮し断片化して，レム睡眠量も減少，徐波睡眠の質が低下・減少し紡錘波や K 複合が減少する（Loewenstein 1982；Prinz 1982a, b）．これらの症状は前脳基底部のアセチルコリン細胞の変性脱落による皮質および皮質下アセチルコリン・神経システムの機能低下によるものかもしれない．

パーキンソン病では脳幹（PPT と LDT）のアセチルコリン細胞数が減少しているが，アルツハイマー病ではその報告はない．しかし，神経原線維変化や老人斑が増加していて，機能の低下が想像されている．加齢ネコのLDTとPPTでアセチルコリン細胞数に変化はみられないが，細胞のサイズが縮小しており，樹状突起の長さと数が減少していて，電顕所見では，ミトコンドリアや細胞質，樹状突起の微小管や髄鞘の消失などがみられている（Zhang J. H. 2005）．PPTアセチルコリン細胞の損傷をつくるTg2576 APP murineによるアルツハイマー病の動物モデルではレム睡眠量が減少している（Zhang B. 2005）．10，12章に述べたように，脳幹のアセチルコリン細胞は前脳基底部，前頭葉，視床に投射していて，覚醒やレム睡眠の発現に関与しているからである．

これに対して，アセチルコリン分解酵素を阻害する薬物の投与によってアセチルコリン濃度を増量すると，アルツハイマー病の症状が改善されると同時に，レム睡眠量の増加も観察されている．これらのデータは前脳基底部の活動がレム睡眠時に高まることに一致する（10章）．また，アセチルコリンはレム睡眠および学習・記憶に密接にかかわっており，アセチルコリンを介して認知行動およびレム睡眠が相互に関係していると考えられる（Schredl 2001）．

要約すると，幼弱なほど脳神経系に可塑性があり，成長・老化するにつれて可塑性は減じ，レム睡眠量は少なくなる．幼若期に神経細胞は種に特有な，あるいは個体に特有な基本的なネットワークを遺伝情報にもとづいて作り上げ，外界からの情報は，既存のネットワークに組み入れられて再編成が行われる．その作業は覚醒，徐波睡眠，あるいはレム睡眠時に，形成するネットワークの種類それぞれにとって最適な状態で行われる．実体としては，神経細胞が可塑性に富み柔軟であればシナプスの形成が速くそして多いわけで，神経系全体が老化すると細胞の機能低下とともにシナプスの形成は遅くなり，あるいは変性脱落がみられるようになると，その結果としてシナプス数も減少する．

成熟した動物では，新しい環境や課題に対したときに，シナプスの成長・消失，増減をともなうネットワークの再編が睡眠中に行われており，脳の可塑性と睡眠との関連が指摘されているが，詳細は別の機会に譲る．

以上のように睡眠と脳神経系の可塑性の間には正の相関がみられる．しかしながら，これら二者の互いの原因・結果関係についてはまだわからない部分が多く，今後の研究の発展が望まれる．

全体のまとめとあとがき

Bergerが1920年代に脳波を発見して以来，脳の活動や睡眠が科学的に研究できるようになり，それから20年して，脳幹網様体が覚醒に関与し，それを前脳が調節していることがわかってきた．1950年代にヒトで，ついで動物でレム睡眠が発見されてから夢も詳しく研究されてきた．夢に興味のあった著者が37年前にリヨン大学医学部実験医学教室の「門前の小僧」になった頃から，さまざまな新技術があらわれ，とくに今世紀に入って爆発的な研究の進展があり，今までの定説が変化したので，本書で「少しばかり習った経を読む」ことになった．

はじめは，『特集・夢と睡眠（2006)』（ブレイン・メディカル誌18号）に執筆をお願いした研究者のみなさんにまたお願いしようと思っていたのに，編集者のご意見で「一貫した流れ」が必要とのこと，「なかなか悟らぬ愚かな僧」として，この難題に取り組むことになった．本書は兄弟子や同朋衆，門を出入りするえらい人たちをつかまえては，教えてもらったことを書き綴ったものである．

一口に睡眠といってもいろいろな分野があって，その背後にある基本的な知識がないと理解がむずかしいから，まずそちらの方で悪戦苦闘し，「なぜ」については触れずに「どのように発現するのか」だけを書いてみた．

覚醒・睡眠は脳神経系内の複雑なネットワークによって作り出されている．それは現在と，よりよい明日を生きるためである．生きるためにはエネルギーが必要とされる．骨格筋や内臓筋が動くと大きなエネルギーを使うが，脳も同じである．では，小さな神経細胞たちが何にエネルギーを使うかといえば，細胞膜の内外のイオン差（つまり電位差）を保ったり，シナプス間の情報のやりとりに使っている．これらの細胞の努力が消えてしまうことは，とりもなおさず，死ぬということである．考える細胞が働かなくなれば，考えることができない．人間は「食べて飲んでセックスし働いて遊んで」生きているが，これら小さな細胞たちにも定期的に休みをとらせてあげなければならない．そして適度に働いてもらうのが細胞たちを長生きさせる秘訣であり，ひいては脳の，そして身体全体を長生きさせる秘訣であると思われる．

基本的には覚醒は「脳全体」，睡眠は「前脳」から，レム睡眠は「橋」から発生する．とはいえ，互いに影響を与えながら，頑張って仕事をしている．そして，仲間の誰かが具合が悪くなっても，時間をかけて元通りにうまく働くようにする．とにかく，しぶとい．つまり，「睡眠や覚醒」は生きとし生ける者にとってそれだけ重要だということである．

生きとし生ける者は人間だけには限らない．哺乳類や鳥類だけではなく，トカゲもカエルもハエもイソギンチャクも神経系のある生物は，神経系を興奮させたり休めたりして生きている．神経系のない単細胞動物でさえ興奮してばかりでは疲れ果ててしまうだろう．「眠り」は必要不可欠なだけではなく，神経系を修復してくれたり，記憶をまとめてくれたりもする．とにかく，目覚めていれば，人生は「働く，遊ぶ，悩む，喜ぶ」などの連続である．そのためにも，睡眠をたっぷりとって英気を養い，明日に備えてこそ，明日への希望がわいてくるというものである．こんなことが，文献をまとめている間に，少しずつわかってきた．

しかし，明日にはまた新しい研究結果が出ていて，考え方が変わるかもしれない．脳科学はそういう新しい学問である．正確な記述をこころがけたつもりだが，著者の思い違いもあるかもしれない．読者には，「教科書を信じてはいけないし，また研究者はいつも既成知識を疑ってかからなければいけない」という Jouvet 教授の格言を伝えておきたい．「おかしいな」と疑問があったり，さらに詳しいことを知りたい方は，引用文献のほか，National Medical Library の提供する PubMed を利用して原著あるいはその要約を入手していただきたい．

本書の完成は，世界に散らばる多くの研究者のみなさんのおかげであるが，とくに，何もわからぬ門前の小僧を入門させてくれ，この37年間にわたって厳しいながらも心暖かく指導してくれたJouvet教授のおかげである．実験医学教室のみなさんにも助けていただいた．鳥居鎮夫先生には朝倉書店からの出版の労をとっていただき，また多くの助言をいただいた．早石 修先生，井上昌次郎先生をはじめ，裏出良博，大津 浩，岡村 均，小川景子，梶村尚史，児玉 亨，小山純正，勢井宏義，仙波和恵，西野精治の諸兄姉，朝倉書店編集部には執筆中にいろいろとお世話になった．これらの方々に深くお礼申し上げたい．

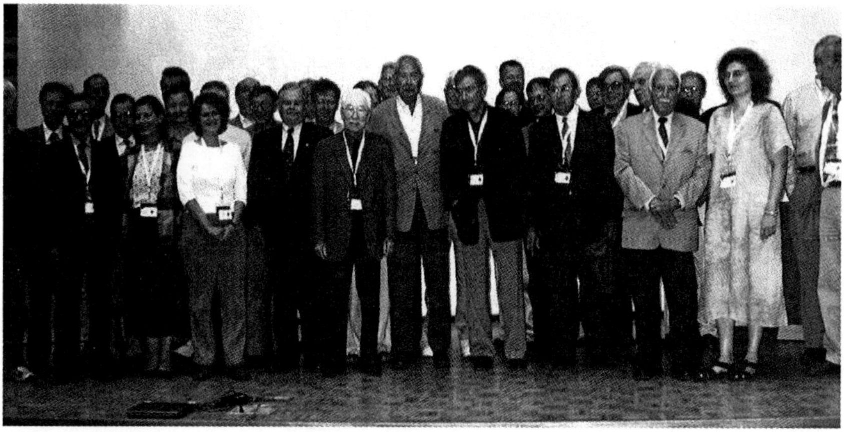

Jouvetの業績をたたえて世界の睡眠学者が，2003年9月リヨンに集まった．Borbély, Sakai, Debru, Adrien, Lin, Peyron, Saper, Guilleminault, McCarley, Mignot, Hayaishi, Jones, McGinty, Jouvet, Dement, Tobler, Luppi, Siegel, Vincent, Naquet,（順不同・敬称略）（著者撮影）

引用文献

なるべく原著を引用したが，紙面の都合上，筆頭著者が同一の場合，その著者の総説で代表する場合もある．その場合は年代の新しいものにした．総説は左肩の*で示す．

*Agnew, Z.K., Bhakoo, K.K. & Puri, B.K. (2007). The human mirror system: a motor resonance theory of mind-reading, *Brain Res Rev.*, **54**, 286-293.

Amzica, F. & Steriade, M. (1998). Electrophysiological correlates of sleep delta waves. *Electroencephalogr Clin Neurophysiol.*, **107**, 69-83.

Angeleri, F., Marchesi, G. & Quattrini, A. (1969). Effects of chronic thalamic lesions on the electrical activity of the neocortex and on sleep, *Arch Ital Biol.*, **107**, 633-667.

Aserinsky, E. & Kleitman, N. (1953). Regularly occurring periods of eye motility, and concomitant phenomena, during sleep, *Science*, **118**, 273-274.

Aston-Jones, G. & Bloom, F.E. (1981). Activity of norepinephrine-containing locus coeruleus neurons in behaving rats anticipates fluctuations in the sleep-waking cycle, *J Neurosci.*, **1**, 876-886.

Aston-Jones, G., Chen, S. et al. (2001). A neural circuit for circadian regulation of arousal, *Nat Neurosci.*, **4**, 732-738.

Balkin, T.J., Braun, A.R. et al. (2002). The process of awakening: a PET study of regional brain activity patterns mediating the re-establishment of alertness and consciousness, *Brain*, **125**, 2308-2319.

*Basheer, R., Strecker, R.E. et al. (2004). Adenosine and sleep-wake regulation, *Prog Neurobiol.*, **73**, 379-396.

Batini, C., Moruzzi, G. et al. (1958). Persistent pátterns of wakefulness in the pretrigeminal midpontine preparation 8, *Science*, **128**, 30-32.

Benca, R.M., Obermeyer, W.H. et al. (2000). Effects of amygdala lesions on sleep in rhesus monkeys, *Brain Res.*, **879**, 130-138.

Berendse, H.W. & Groenewegen, H.J. (1991). Restricted cortical termination fields of the midline and intralaminar thalamic nuclei in the rat, *Neuroscience*, **42**, 73-102.

Berlucchi, G. (1966). Electroencephalographic activity fo the isolated hemiserebrum of the cat 12, *Exp Neurol*, **15**, 220-228.

Bertini, G., Peng, Z.C. et al. (2002). Fos induction in cortical interneurons during spontaneous wakefulness of rats in a familiar or enriched environment, *Brain Res Bull.*, **57**,

631-638.

*Bland, B.H. & Oddie, S.D. (1998). Anatomical, electrophysiological and pharmacological studies of ascending brainstem hippocampal synchronizing pathways, *Neurosci Biobehav Rev.*, **22**, 259-273.

Bobbo, D., Galvani, F. et al. (2002). Light exposure of the chick embryo influences monocular sleep, *Behav Brain Res.*, **134**, 447-466.

Boeve, B.F., Silber, M.H. et al. (2007). Pathophysiology of REM sleep behaviour disorder and relevance to neurodegenerative disease, *Brain*, **130**, 2770-2788.

Boissard, R., Gervasoni, D. et al. (2002). The rat ponto-medullary network responsible for paradoxical sleep onset and maintenance: a combined microinjection and functional neuroanatomical study, *Eur J Neurosci.*, **16**, 1959-1973.

Boissard, R., Fort, P. et al. (2003). Localization of the GABAergic and non-GABAergic neurons projecting to the sublaterodorsal nucleus and potentially gating paradoxical sleep onset, *Eur J Neurosci.*, **18**, 1627-1639.

Bolton, R.F., Cornwall, J. & Phillipson, O.T. (1993). Collateral axons of cholinergic pontine neurones projecting to midline, mediodorsal and parafascicular thalamic nuclei in the rat, *J Chem Neuroanat.*, **6**, 101-114.

Braun, A.R., Balkin, T.J. et al. (1997). Regional cerebral blood flow throughout the sleep-wake cycle. An $H_2(^{15})O$ PET study, *Brain*, **120**, 1173-1197.

Braun, A.R., Balkin, T.J. et al. (1998). Dissociated pattern of activity in visual cortices and their projections during human rapid eye movement sleep, *Science*, **279**, 91-95.

Bremer, F. (1937). L'activité cérébrale au cours du sommeil et de la narcose. Contribution à l'étude du mécanisme du sommeil 3, *Bull Acad roy med belge*, **4**, 68-86.

Burk, J.A. & Sarter, M. (2001). Dissociation between the attentional functions mediated via basal forebrain cholinergic and GABAergic neurons, *Neuroscience*, **105**, 899-909.

Butcher, L.L. & Woolf, N.J. (1986). Central cholinergic systems: synopsis of anatomy and overview of physiology and pathology. In A. B. Scheibel & A. F. Wechsler (Eds.), *The Biological Substrates of Alzheimer's Disease*, Academic Press, New York, pp. 73-86.

Buzsaki, G., Bickford, R.G. et al. (1988). Nucleus basalis and thalamic control of neocortical activity in the freely moving rat, *J Neurosci.*, **8**, 4007-4026.

Buzsaki, G. (2002). Theta oscillations in the hippocampus, *Neuron*, **33**, 325-340.

Calvo, J.M., Simon-Arceo, K. & Fernandez-Mas, R. (1996). Prolonged enhancement of REM sleep produced by carbachol microinjection into the amygdala, *Neuroreport.*, **7**, 577-580.

Cape, E.G. & Jones, B.E. (1998). Differential modulation of high-frequency gamma-electroencephalogram activity and sleep-wake state by noradrenaline and serotonin microinjections into the region of cholinergic basalis neurons, *J Neurosci.*, **18**, 2653-2666.

Cape, E.G., & Jones, B.E. (2000). Effects of glutamate agonist versus procaine microinjections into the basal forebrain cholinergic cell area upon gamma and theta EEG activity and sleep-wake state, *Eur J Neurosci.*, **12**, 2166-2184.

Cerri, M., Ocampo-Garces, A. et al. (2005). Cold exposure and sleep in the rat: effects on sleep architecture and the electroencephalogram, *Sleep*, **28**, 694-705.

Cespuglio, R., Gomez, M.E. et al. (1979). Effect of cooling and electrical stimulation of nuclei of raphe system on states of alertness in cat, *Electroencephalogr Clin Neurophysiol.*, **47**, 289-308.

*Chase, M.H. & Morales, F.R. (1990). The atonia and myoclonia of active (REM) sleep, *Annu Rev Psychol.*, **41**, 557-584.

Chemelli, R.M., Willie, J.T. et al. (1999). Narcolepsy in orexin knockout mice: molecular genetics of sleep regulation, *Cell*, **98**, 437-451.

Chou, T.C., Bjorkum, A.A. et al. (2002). Afferents to the ventrolateral preoptic nucleus, *J Neurosci.*, **22**, 977-990.

Chou, T.C., Scammell, T.E. et al. (2003). Critical role of dorsomedial hypothalamic nucleus in a wide range of behavioral circadian rhythms, *J Neurosci.*, **23**, 10691-10702.

Chu, M., Huang, Z.L. et al. (2004). Extracellular histamine level in the frontal cortex is positively correlated with the amount of wakefulness in rats, *Neurosci Res.*, **49**, 417-420.

Clemente, C.D., Sterman, M.B. & Wyrwicka, W. (1963). Forebrain inhibitory mechanisms: conditioning of basal forebrain induced EEG synchronization and sleep, *Exp Neurol.*, **7**, 404-417.

Cordeau, J. & Mancia, M. (1958). Effect of unilateral chronic lesion sof the midbrainon the electrocortical activity of the cat 13, *Arch Ital Biol.*, **96**, 374-399.

Crochet, S. & Sakai, K. (1999a). Alpha-2 adrenoceptor mediated paradoxical (REM) sleep inhibition in the cat., *Neuroreport*, **10**, 2199-2204.

Crochet, S. & Sakai, K. (1999b). Effects of microdialysis application of monoamines on the EEG and behavioural states in the cat mesopontine tegmentum, *Eur J Neurosci.*, **11**, 3738-3752.

Crochet, S., Onoe, H. & Sakai, K. (2006). A potent non-monoaminergic paradoxical sleep inhibitory system: a reverse microdialysis and single-unit recording study, *Eur J Neurosci.*, **24**, 1404-1412.

Czeisler, C.A., Zimmerman, J.C. et al. (1980). Timing of REM sleep is coupled to the circadian rhythm of body temperature in man, *Sleep*, **2**, 329-346.

Dahan, L., Astier, B. et al. (2007). Prominent burst firing of dopaminergic neurons in the ventral tegmental area during paradoxical sleep, *Neuropsychopharmacology*, **32**, 1232-1241.

*Dang-Vu, T.T., Desseilles, M. et al. (2007). Neuroimaging in sleep medicine, *Sleep Med.*, **8**, 349-372.

Danguir, J. & Nicolaidis, S. (1980). Intravenous infusions of nutrients and sleep in the rat: an ischymetric sleep regulation hypothesis, *Am J Physiol.*, **238**, E307-E312.

Darracq, L., Gervasoni, D. et al. (1996). Effect of strychnine on rat locus coeruleus neurones during sleep and wakefulness, *Neuroreport*, **8**, 351-355.

Dave, A.S. & Margoliash, D. (2000). Song replay during sleep and computational rules for sensorimotor vocal learning, *Science*, **290**, 812-816.

Deboer, T., Sanford, L. D. et al. (1998). Effects of electrical stimulation in the amygdala on ponto-geniculo-occipital waves in rats, *Brain Res.*, **793**, 305-310.

deLecea, L.L., Kilduff, T.S., Peyron, C. et al. (1998). The hypocretins: hypothalamus-specific peptides with neuroexcitatory activity, *Proc Natl Acad Sci U S A.*, **95**, 322-327.

Dement, W. & Wolpert, E.A. (1958a). Relationships in the manifest content of dreams occurring on the same night, *J Nerv Ment Dis.*, **126**, 568-578.

Dement, W. & Wolpert, E.A. (1958b). The relation of eye movements, body motility, and external stimuli to dream content, *J Exp Psychol.*, **55**, 543-553.

Dement, W.C., Mitler, M.M. & Henriksen, S.J. (1972). Sleep changes during chronic administration of parachlorophenylalanine, *Rev Can Biol.*, **31**, 239-246.

Denoyer, M., Kitahama, K. et al. (1989a). 5-hydroxytryptophan uptake and decarboxylating neurons in the cat hypothalamus, *Neuroscience*, **31**, 203-211.

Denoyer, M., Sallanon, M. et al. (1989b). Reversibility of para-chlorophenylalanine-induced insomnia by intrahypothalamic microinjection of L-5-hydroxytryptophan, *Neuroscience*, **28**, 83-94.

Denoyer, M., Sallanon, M. et al. (1991). Neurotoxic lesion of the mesencephalic reticular formation and/or the posterior hypothalamus does not alter waking in the cat, *Brain Res.*, **539**, 287-303.

Deurveilher, S. & Semba, K. (2005). Indirect projections from the suprachiasmatic nucleus to major arousal-promoting cell groups in rat: implications for the circadian control of behavioural state, *Neuroscience*, **130**, 165-183.

Drummond, S.P., Smith, M.T. et al. (2004). Functional imaging of the sleeping brain: review of findings and implications for the study of insomnia, *Sleep Med Rev.*, **8**, 227-242.

*Economo, C.V. (1929). Schlaftheorie 9, *Ergebn Physiol.*, **28**, 312-339.

Eggermann, E., Serafin, M. et al. (2001). Orexins/hypocretins excite basal forebrain cholinergic neurones, *Neuroscience*, **108**, 177-181.

Eguchi, N., Minami, T. et al. (1999). Lack of tactile pain (allodynia) in lipocalin-type prostaglandin D synthase-deficient mice, *Proc Natl Acad Sci U S A.*, **96**, 726-730.

El Mansari, M., Sakai, K. & Jouvet, M. (1989). Unitary characteristics of presumptive cholinergic tegmental neurons during the sleep-waking cycle in freely moving cats, *Exp Brain Res.*, **76**, 519-529.

Espana, R.A., Baldo, B.A. et al. (2001). Wake-promoting and sleep-suppressing actions of hypocretin (orexin) : basal forebrain sites of action, *Neuroscience*, **106**, 699-715.

Espana, R.A., Valentino, R.J. & Berridge, C.W. (2003). Fos immunoreactivity in hypocretin-synthesizing and hypocretin-1 receptor-expressing neurons: effects of diurnal and nocturnal spontaneous waking, stress and hypocretin-1 administration, *Neuroscience*, **121**, 201-217.

Estabrooke, I.V., McCarthy, M.T. et al. (2001). Fos expression in orexin neurons varies with behavioral state, *J Neurosci.*, **21**, 1656-1662.

Evarts, E.V. (1966). Pyramidal tract activity associated with a conditioned hand movement in the monkey, *J Neurophysiol.*, **29**, 1011-1027.

Everson, C.A., Bergmann, B.M. & Rechtschaffen, A. (1989). Sleep deprivation in the rat: III. Total sleep deprivation, *Sleep*, **12**, 13-21.

Feng, P., Vurbic, D., Wu, Z. & Strohl, K.P. (2007). Brain orexins and wake regulation in rats exposed to maternal deprivation, *Brain Res.*, **1154**, 163-172.

Fields, R.D., Eshete, F. et al. (1997). Action potential-dependent regulation of gene expression: temporal specificity in ca2+, cAMP-responsive element binding proteins, and mitogen-activated protein kinase signaling, *J Neurosci.*, **17**, 7252-7266.

Fisher, C., Gorss, J. & Zuch, J. (1965). Cycle of peinle erection synchronous dreaming (REM) sleep. Preliminary report, *Arch Gen Psychiatry*, **12**, 29-45.

Fournier, G.N., Materi, L.M. et al. (2004a). Cortical acetylcholine release and electroencephalogram activation evoked by ionotropic glutamate receptor agonists in the rat basal forebrain, *Neuroscience*, **123**, 785-792.

Fournier, G.N., Semba, K. & Rasmusson, D.D. (2004b). Modality- and region-specific acetylcholine release in the rat neocortex, *Neuroscience*, **126**, 257-262.

Frank, M. (1999). Phylogeny and evolution of rapid eye movement (REM) sleep. In B. Mallick & S. Inoue (Eds.), *Rapid Eye Movement Sleep*, Narosa, New Delhi, pp. 17-38.

Frank, M.G., Issa, N.P. & Stryker, M.P. (2001). Sleep enhances plasticity in the developing visual cortex, *Neuron*, **30**, 275-287.

Franken, P., Chollet, D. & Tafti, M. (2001). The homeostatic regulation of sleep need is under genetic control, *J Neurosci.*, **21**, 2610-2621.

Franzini, C. (1992). Brain Metabolism and Blood Flow during Sleep, *J Sleep Res.*, **1**, 3-16.

*Flechsig, P.E. (1920). *Anatomie des menschlichen Gehirns und Rückenmarks auf myelogenetischer Grundlage*, Leipzig, Thieme.

Fuentealba, P. & Steriade, M. (2005). The reticular nucleus revisited: intrinsic and network properties of a thalamic pacemaker, *Prog Neurobiol.*, **75**, 125-241.

Fukuda, S., Zhu, Z. & Morita, S. (2007). Role of orexin in the cholinergic ascending arousal system--orexin-induced arousal from anesthesia, *Masui*, **56**, 19-29.

Fuller, P.J., Clements, J.A. & Funder, J.W. (1985). Localization of arginine vasopressin-neurophysin II messenger ribonucleic acid in the hypothalamus of control and Brattleboro rats by hybridization histochemistry with a synthetic pentadecamer oligonucleotide probe, *Endocrinology*, **116**, 2366-2368.

*Fuller, P.M., Saper, C.B. & Lu, J. (2007). The pontine REM switch: past and present, *J Physiol.*, **584**, 735-741.

Gallopin, T., Fort, P. et al. (2000). Identification of sleep-promoting neurons *in vitro*, *Nature*, **404**, 992-995.

Gallopin, T., Luppi, P.H. et al. (2005). The endogenous somnogen adenosine excites a subset of sleep-promoting neurons via A2A receptors in the ventrolateral preoptic nucleus, *Neuroscience*, **134**, 1377-1390.

Gaus, S.E., Strecker, R.E. et al. (2002). Ventrolateral preoptic nucleus contains sleep-active, galaninergic neurons in multiple mammalian species, *Neuroscience*, **115**, 285-294.

Gerozissis, K., De Saint, H.Z. et al. (1995). Changes in hypothalamic prostaglandin E2 may predict the occurrence of sleep or wakefulness as assessed by parallel EEG and microdialysis in the rat, *Brain Res.*, **689**, 239-244.

Gervais, R. & Pager, J. (1982). Functional changes in waking and sleeping rats after lesions in the olfactory pathways, *Physiol Behav.*, **29**, 7-15.

Gervasoni, D., Darracq, L. et al. (1998). Electrophysiological evidence that noradrenergic neurons of the rat locus coeruleus are tonically inhibited by GABA during sleep, *Eur J Neurosci.*, **10**, 964-970.

Gervasoni, D., Peyron, C. et al. (2000). Role and origin of the GABAergic innervation of dorsal raphe serotonergic neurons, *J Neurosci.*, **20**, 4217-4225.

Gong, H., Szymusiak, R. et al. (2000). Sleep-related c-Fos protein expression in the preoptic hypothalamus: effects of ambient warming, *Am J Physiol Regul Integr Comp Physiol.*, **279**, R2079-R2088.

Gong, H., McGinty, D. et al. (2004). Activation of c-fos in GABAergic neurones in the preoptic area during sleep and in response to sleep deprivation, *J Physiol.*, **556**, 935-946.

Gonzalez, M., Valatx, J.L. & Debilly, G. (1996). Role of the locus coeruleus in the sleep rebound following two different sleep deprivation methods in the rat, *Brain Res.*, **740**, 215-226.

Good, C.H., Bay, K.D. et al. (2007). Muscarinic and nicotinic responses in the developing pedunculopontine nucleus (PPN), *Brain Res.*, **1129**, 147-155.

Gooley, J.J., Schomer, A. & Saper, C.B. (2006). The dorsomedial hypothalamic nucleus is critical for the expression of food-entrainable circadian rhythms, *Nat Neurosci.*, **9**, 398-407.

*Gottesmann, C. (2001). The golden age of rapid eye movement sleep discoveries. 1. Lucretius--1964, *Prog Neurobiol.*, **65**, 211-287.

*Gottesmann, C. & Gottesman, I. (2007). The neurobiological characteristics of rapid eye movement (REM) sleep are candidate endophenotypes of depression, schizophrenia, mental retardation and dementia, *Prog Neurobiol.*, **81**, 237-250.

Griffond, B., Risold, P.Y. et al. (1999). Insulin-induced hypoglycemia increases preprohypocretin (orexin) mRNA in the rat lateral hypothalamic area, *Neurosci Lett.*, **262**, 77-80.

Gritti, I., Mainville, L. & Jones, B.E. (1994). Projections of GABAergic and cholinergic basal forebrain and GABAergic preoptic-anterior hypothalamic neurons to the posterior lateral hypothalamus of the rat, *J Comp Neurol.*, **339**, 251-268.

Gritti, I., Mariotti, M. & Mancia, M. (1998). GABAergic and cholinergic basal forebrain and preoptic-anterior hypothalamic projections to the mediodorsal nucleus of the thalamus in the cat, *Neuroscience*, **85**, 149-178.

*Grubar, J.C. (1983). Sleep and mental deficiency, *Rev Electroencephalogr Neurophysiol Clin.*, **13**, 107-113.

*Guilleminault, C., Lugaresi, E. et al. (1994). *Fatal familial insomnia. Inherited prion disease, sleep, and the thalamu*, Raven, p.1.

Gutwein, B.M. & Fishbein, W. (1980). Paradoxical sleep and memory (I): Selective alterations following enriched and impoverished environmental rearing, *Brain Res Bull.*, **5**, 9-12.

Haas, H. & Panula, P. (2003). The role of histamine and the tuberomamillary nucleus in the nervous system, *Nat Rev Neurosci.*, **4**, 121-130.

Hanada, Y. & Kawamura, H. (1981). Sleep-waking electrocorticographic rhythms in chronic cerveau isole rats, *Physiol Behav.*, **26**, 725-728.

Hara, J., Beuckmann, C.T. et al. (2001). Genetic ablation of orexin neurons in mice results in narcolepsy, hypophagia, and obesity, *Neuron*, **30**, 345-354.

*Hayaishi, O. & Urade, Y. (2006). Prostaglandins and the regulation of sleep and wakefulness, In M. Monti & P.R. Pandi-Perumal (Eds.), *The Neurochemistry of Sleep and Wakefulness*, Cambridge Univ Press, pp. 363-383.

Herholz, K., Pawlik, G. et al. (1985). Computer assisted mapping in quantitative analysis of cerebral positron emission tomograms, *J Comput Assist Tomogr.*, **9**, 154-161.

Hess, W. (1925). Uber die Wechselbeziehungen zwischen und vegetativen Functionen. 10. In Anonymous *Abhandl aus dem Schweiz Arch Neurol Psychiat*, Zurich, pp.1-60.

*Hirshkowitz, M. & Schmidt, M.H. (2005). Sleep-related erections: clinical perspectives and neural mechanisms, *Sleep Med Rev.*, **9**, 311-329.

Hobson, J.A., McCarley, R.W. & Wyzinski, P.W. (1975). Sleep cycle oscillation: reciprocal discharge by two brainstem neuronal groups, *Science*, **189**, 55-58.

*Hobson, J.A. & Pace-Schott, E.F. (2002). The cognitive neuroscience of sleep: neuronal systems, consciousness and learning, *Nat Rev Neurosci.*, **3**, 679-693.

Hofle, N., Paus, T. et al. (1997). Regional cerebral blood flow changes as a function of delta and spindle activity during slow wave sleep in humans, *J Neurosci.*, **17**, 4800-4808.

Holmes, C.J. & Jones, B.E. (1994). Importance of cholinergic, gabaergic, serotonergic and other neurons in the medial medullary reticular formation for sleep-wake states studied by cytotoxic lesions in the cat, *Neuroscience*, **62**, 1179-1200.

Honda, Y., Juji, T. et al. (1986). HLA-DR2 and Dw2 in narcolepsy and in other disorders of excessive somnolence without cataplexy, *Sleep*, **9**, 133-142.

Hong, Z.Y., Huang, Z.L. et al. (2005). An adenosine A receptor agonist induces sleep by increasing GABA release in the tuberomammillary nucleus to inhibit histaminergic systems in rats, *J Neurochem.*, **92**, 1542-1549.

Horner, R.L., Sanford, L.D. et al. (1997). Serotonin at the laterodorsal tegmental nucleus suppresses rapid-eye-movement sleep in freely behaving rats, *J Neurosci.*, **17**, 7541-7552.

Horvath, T.L., Peyron, C., et al. (1999). Hypocretin (orexin) activation and synatic innervation of the locus coeruleus noradrenergic system. *J Comp Neurol.*, **415**, 145-159.

Huang, Z.L., Qu, W.M. et al. (2001). Arousal effect of orexin A depends on activation of the histaminergic system, *Proc Natl Acad Sci U S A.*, **98**, 9965-9970.

Huang, Z.L., Qu, W.M. et al. (2005). Adenosine A2A, but not A1, receptors mediate the arousal effect of caffeine, *Nat Neurosci.*, **8**, 858-859.

Huang, Z.L., Mochizuki, T. et al. (2006). Altered sleep-wake characteristics and lack of arousal response to H3 receptor antagonist in histamine H1 receptor knockout mice, *Proc Natl Acad Sci U S A.*, **103**, 4687-4692.

Hunsley, M.S., Curtis, W.R. & Palmiter, R.D. (2006). Behavioral and sleep/wake characteristics of mice lacking norepinephrine and hypocretin, *Genes Brain Behav.*, **5**, 451-457.

Ibuka, N. & Kawamura, H. (1975). Loss of circadian rhythm in sleep-wakefulness cycle in the rat by suprachiasmatic nucleus lesions, *Brain Res.*, **96**, 76-81.

Inoué, S., Honda, K. & Komoda, Y. (1995). Sleep as neuronal detoxification and restitution, *Behav Brain Res.*, **69**, 91-96.

Jacobs, B.L. (1986). Single unit activity of locus coeruleus neurons in behaving animals, *Prog Neurobiol.*, **27**, 183-194.

Jacobs, B.L. & Azmitia, E.C. (1992). Structure and function of the brain serotonin system, *Physiological Reviews*, **72**, 165-229.

*Jacobs, B.L. & Fornal, C.A. (1993). 5-HT and motor control: a hypothesis, *Trends Neurosci.*, **16**, 346-352.

Jasper, H. (1949). Diffuse projection systems: the integrative action of the thalamic reticular system 2, *Electroencep clin Neurophysiol.*, **1**, 405-419.

Jasper, H.H. & Tessier, J. (1971). Acetylcholine liberation from cerebral cortex during paradoxical (REM) sleep, *Science*, **172**, 601-602.

Jones, B.E., Bobillier, P. & Jouvet, M. (1969). Effect of destruction of neurons containing catecholamines of the mesencephalon on the wake-sleep cycle in cats, *C R Seances Soc Biol Fil.*, **163**, 176-180.

Jones, B.E., Harper, S.T. & Halaris, A.E. (1977). Effects of locus coeruleus lesions upon cerebral monoamine content, sleep-wakefulness states and the response to amphetamine in the cat, *Brain Res.*, **124**, 473-496.

Jones, B.E. (1979). Elimination of paradoxical sleep by lesions of the pontine gigantocellular tegmental field in the cat, *Neurosci Lett.*, **13**, 285-293.

*Jones, B.E. (1995). Reticular formation. Cytoarchitecture, transmitters and projections. In G. Paxinos (Ed.), *The Rat Nervous System*, Academic Press, Australia, pp.155-171.

*Jones, B.E. (2004). Activity, modulation and role of basal forebrain cholinergic neurons innervating the cerebral cortex, *Prog Brain Res.*, **145**, 157-169.

*Jones, B.E. (2005). From waking to sleeping: neuronal and chemical substrates. *Trends*

Pharmacol Sci., **26**, 578-586.

Jouvet, M., Benoit, O. et al. (1957). Effects of caffeine on cerebral electrical activity, *C R Seances Soc Biol Fil.*, **151**, 1542-1545.

Jouvet, M. (1962). Recherches sur les structures nerveuses et les mécanismes responsables des différentes phases du sommeil physiologique, *Arch Ital Biol.*, **100**, 125-206.

*Jouvet, M. (1966). Paradoxicak Sleep-A study of its nature and mechanisms, *Prog Brain Res.*, 20-62.

*Jouvet, M. (1972). The role of monoamines and acetylcholine-containing neurons in the regulation of the sleep-waking cycle, *Ergeb Physiol.*, **64**, 166-307.

*Jouvet, M. (1975). Cholinergic mechanisms and sleep. In P.G. Waser (Ed.), *Cholinergic Mechanism*, Raven Press, New York, pp.455-476.

*Jouvet, M. (1979). Le comportement onirique, *Pour la Science*, **25**, 136-152.

*Jouvet, M., Buda, C. & Sastre, J.P. (1989a). Hypothermia induces a quasi permanent paradoxical sleep state in pontine cats. In A. Malan & B. Canguilhem (Eds.), *Living in the Cold II*, John Libbey Eurotext Ltd, pp.487-497.

*Jouvet, M., Denoyer, M. et al. (1989b). Slow wave sleep and indoleamines: A hypothalamic target. In A. Wauquier (Ed.), *Slow Wave Sleep: Physiological, Pathophysiological Functional Aspects*, Raven, New York, pp.91-108.

*Jouvet, M. (1992). Le sommeil et le Rêve, Odile Jacob, Paris.

Jouvet, M., Buda, C. & Sastre, J.P. (1995). Is there a bulbar pacemaker responsible for the ultradian rhythm of paradoxical sleep?, *Arch Ital Biol.*, **134**, 39-56.

Jouvet-Mounier, D. & Astic, L. (1968). Study of the course of sleep in the young rat during the 1st postnatal month, *C R Seances Soc Biol Fil.*, **162**, 119-123.

Kajimura, N., Uchiyama, M. et al. (1999). Activity of midbrain reticular formation and neocortex during the progression of human non-rapid eye movement sleep, *J Neurosci.*, **19**, 10065-10073.

Kajimura, N., Nishikawa, M. et al. (2004) Deactivation by benzodiazepine of the basal forebrain and amygdala in normal humans during sleep: a placebo-controlled $[^{15}O]H_2O$ PET study, *Am J Psychiatry.*, **161**, 748-751.

Kanamori, N., Sakai, K. et al. (1995). Effect of decerebration on blood pressure during paradoxical sleep in cats, *Brain Res Bull.*, **37**, 545-549.

Kapas, L., Obal, F. Jr et al. (1996). The effects of immunolesions of nerve growth factor-receptive neurons by 192 IgG-saporin on sleep, *Brain Res.*, **712**, 53-59.

Karashima, A., Nakamura, K. et al. (2002). Phase-locking of spontaneous and elicited ponto-geniculo-occipital waves is associated with acceleration of hippocampal theta waves during rapid eye movement sleep in cats, *Brain Res.*, **958**, 347-358.

Karmanova, I.G. & Lazarev, S.G. (1979). Stages of sleep evolution (facts and hypotheses), *Waking Sleeping*, **3**, 137-147.

Kaur, S., Junek, A. et al. (2008). Effects of ibotenate and 192IgG-saporin lesions of the nucleus basalis magnocellularis/substantia innominata on spontaneous sleep and wake states and on recovery sleep after sleep deprivation in rats, *J Neurosci.*, **28**, 491-504.

Kayama, Y., Negi, T. et al. (1982). Effects of locus coeruleus stimulation on neuronal activities of dorsal lateral geniculate nucleus and perigeniculate reticular nucleus of the rat, *Neuroscience*, **7**, 655-666.

Kayama, Y., Ohta, M. & Jodo, E. (1992). Firing of 'possibly' cholinergic neurons in the rat laterodorsal tegmental nucleus during sleep and wakefulness, *Brain Res.*, **569**, 210-220.

Khateb, A., Fort, P. et al. (1995). Cholinergic nucleus basalis neurons are excited by histamine *in vitro*, *Neuroscience*, **69**, 495-506.

Khateb, A., Fort, P. et al. (1998). GABAergic input to cholinergic nucleus basalis neurons, *Neuroscience*, **86**, 937-947.

Kimura, H., McGeer, P.L. et al. (1981). The central cholinergic system studied by choline acetyltransferase immunohistochemistry in the cat, *J Comp Neurol.*, **200**, 151-201.

Kimura, M., Majde, J.A. et al. (1994). Somnogenic effects of rabbit and recombinant human interferons in rabbits, *Am J Physiol.*, **267**, R53-R61.

Kitahama, K. & Valatx, J.L. (1975). Effets du chloramphenicol et thiamphenicol sur le sommeil de la souris, *C R Soc Biol.* (*Paris*), **169**, 1522-1525.

Kitahama, K. & Valatx, J.L. (1979). Strain differences in amphetamine sensitivity in mice. II. Overcompensation of paradoxical sleep after deprivation in two C57 strains, *Psychopharmacology* (*Berl.*), **66**, 291-295.

Kitahama, K. & Valatx, J.L. (1980). Instrumental and pharmacological paradoxical sleep deprivation in mice: strain differences, *Neuropharmacology*, **19**, 529-535.

*Kitahama, K., Maeda, T. et al. (1994). Monoamine oxidase: distribution in the cat brain studied by enzyme- and immunohistochemistry: recent progress, *Prog Neurobiol.*, **42**, 53-78.

Kitahama, K., Sastre, J.P. et al. (1995). Efferent and affrerent projections of the ventrolateral periaqueductal gray repsonsible for sleep and wakefulness in the cat, *Fourth IBRO World Congress of Neuroscience*, pp.408.

Kitsikis, A. & Steriade, M. (1981). Immediate behavioral effects of kainic acid injections into the midbrain reticular core, *Behav Brain Res.*, **3**, 361-380.

Kjaer, T.W., Law, I. et al. (2002). Regional cerebral blood flow during light sleep--a H (2) (15) O-PET study, *J Sleep Res.*, **11**, 201-207.

*Kleitman, N. (1962). *Sleep and Wakefulness*, The university of Chicago Press, p.1.

Kodama, T., Takahashi, Y. & Honda, Y. (1990). Enhancement of acetylcholine release during paradoxical sleep in the dorsal tegmental field of the cat brain stem, *Neurosci Lett.*, **114**, 277-282.

Kodama, T., Lai, Y.Y. & Siegel, J.M. (1992). Enhancement of acetylcholine release during REM sleep in the caudomedial medulla as measured by *in vivo* microdialysis, *Brain Res.*, **580**, 348-350.

Kodama, T., Lai, Y.Y. & Siegel, J.M. (2003). Changes in inhibitory amino acid release linked to pontine-induced atonia: an *in vivo* microdialysis study, *J Neurosci.*, **23**, 1548-1554.

Kojima, M., Hosoda, H. et al. (1999). Ghrelin is a growth-hormone-releasing acylated peptide from stomach, *Nature*, **402**, 656-660.

Koyama, Y. & Kayama, Y. (1993). Mutual interactions among cholinergic, noradrenergic and serotonergic neurons studied by ionophoresis of these transmitters in rat brainstem nuclei, *Neuroscience*, **55**, 1117-1126.

Koyama, Y., Jodo, E. & Kayama, Y. (1994a). Sensory responsiveness of "broad-spike" neurons in the laterodorsal tegmental nucleus, locus coeruleus and dorsal raphe of awake rats: implications for cholinergic and monoaminergic neuron-specific responses, *Neuroscience*, **63**, 1021-1031.

Koyama, Y. & Hayaishi, O. (1994b). Firing of neurons in the preoptic/anterior hypothalamic areas in rat: its possible involvement in slow wave sleep and paradoxical sleep, *Neurosci Res.*, **19**, 31-38.

Koyama, Y., Honda, T. et al. (1998). *In vivo* electrophysiological distinction of histochemically-identified cholinergic neurons using extracellular recording and labelling in rat laterodorsal tegmental nucleus, *Neuroscience*, **83**, 1105-1112.

Koyama, Y. & Sakai, K. (2000). Modulation of presumed cholinergic mesopontine tegmental neurons by acetylcholine and monoamines applied iontophoretically in unanesthetized cats, *Neuroscience*, **96**, 723-733.

Koyama, Y., Takahashi, K. et al. (2003a). State-dependent activity of neurons in the perifornical hypothalamic area during sleep and waking, *Neuroscience*, **119**, 1209-1219.

Koyama, Y., Takahashi, K. et al. (2003b). Cholinergic neurons in the brainstem are involved in the fluctuation of blood pressure during oaradoxical sleep, *Sleep and Biological Rhythms*, **1**, 105-106.

Koyanagi, T., Horimoto, N. & Nakano, H. (1991). REM sleep determined using in utero penile tumescence in the human fetus at term, *Biol Neonate.*, **60** Suppl 1, 30-35.

Koyanagi, T., Horimoto, N. et al. (1992). The temporal relationship between the onset of rapid eye movement period and the first micturition thereafter in the human fetus with advance in gestation, *Early Hum Dev.*, **30**, 11-19.

Krout, K.E., Belzer, R.E. & Loewy, A.D. (2002). Brainstem projections to midline and intralaminar thalamic nuclei of the rat, *J Comp Neurol.*, **448**, 53-101.

Kume, K., Kume, S. et al. (2005). Dopamine is a regulator of arousal in the fruit fly, *J Neurosci.*, **25**, 7377-7384.

Lai, Y.Y. & Siegel, J.M. (1988). Medullary regions mediating atonia, *J Neurosci.*, **8**, 4790-4796.

Lai, Y.Y., Kodama, T. & Siegel, J.M. (2001). Changes in monoamine release in the ventral horn and hypoglossal nucleus linked to pontine inhibition of muscle tone: an *in vivo* microdialysis study, *J Neurosci.*, **21**, 7384-7391.

Lavie, P., Hefez, A., Halperin, G. & Enoch, D. (1979). Long-term effects of traumatic war-related events on sleep, *Am J Psychiatry*, **136**, 175-178.

Lavie, P., Pratt, H. et al. (1984). Localized pontine lesion: nearly total absence of REM sleep, *Neurology*, **34**, 118-120.

Ledoux, L., Sastre, J.P. et al. (1996). Alterations in c-fos expression after different experimental procedures of sleep deprivation in the cat, *Brain Res.*, **735**, 108-118.

Lee, M.G., Hassani, O.K. & Jones, B.E. (2005). Discharge of identified orexin/hypocretin neurons across the sleep-waking cycle, *J Neurosci.*, **25**, 6716-6720.

Leonard, C.S. & Llinas, R. (1994). Serotonergic and cholinergic inhibition of mesopontine cholinergic neurons controlling REM sleep: an *in vitro* electrophysiological study, *Neuroscience*, **59**, 309-330.

Leonard, T.O. & Lydic, R. (1997). Pontine nitric oxide modulates acetylcholine release, rapid eye movement sleep generation, and respiratory rate, *J Neurosci.*, **17**, 774-785.

Li, H. & Satinoff, E. (1995). Changes in circadian rhythms of body temperature and sleep in old rats, *Am J Physiol.*, **269**, R208-R214.

Lidbrink, P. (1974). The effect of lesions of ascending noradrenaline pathways on sleep and waking in the rat, *Brain Res.*, **74**, 19-40.

Lin, J.S., Skai, K. & Jouvet, M. (1986). Rôle des systèmes histaminergiques hypothalamiques dans la régulation des états de vigilance chez le chat, *C R Acad Sci.(III)*, **303**, 469-474.

Lin, J.S., Kitahama, K. et al. (1993). Histaminergic system in the cat hypothalamus with reference to type B monoamine oxidase, *J Comp Neurol.*, **330**, 405-420.

Lin, J.S., Hou, Y. & Jouvet, M. (1996). Potential brain neuronal targets for amphetamine-, methylphenidate-, and modafinil-induced wakefulness, evidenced by c-fos immunocytochemistry in the cat, *Proc Natl Acad Sci U S A.*, **93**, 14128-14133.

*Lin, J.S. (2000). Brain structures and mechanisms involved in the control of cortical activation and wakefulness, with emphasis on the posterior hypothalamus and histaminergic neurons, *Sleep Med Rev.*, **4**, 471-503.

Lindsley, D.B., Schreiner, L.H. et al. (1950). Behavioral and EEG changes following chronic brain stem lesions in the cat, *Electroencephalogr Clin Neurophysiol.*, **2**, 483-498.

Linkowski, P. (1999). EEG sleep patterns in twins, *J Sleep Res.*, **8** Suppl 1, 11-13.

Llinás, R.R. & Paré, D. (1991). Of dreaming and wakefulness, *Neuroscience*, **44**, 521-535.

Loewenstein, R.J., Weingartner, H. et al. (1982). Disturbances of sleep and cognitive functioning in patients with dementia, *Neurobiol Aging*, **3**, 371-377.

Lu, J., Greco, M.A. et al. (2000). Effect of lesions of the ventrolateral preoptic nucleus on NREM and REM sleep, *J Neurosci.*, **20**, 3830-3842.

Lu, J., Zhang, Y.H. et al. (2001). Contrasting effects of ibotenate lesions of the paraventricular nucleus and subparaventricular zone on sleep-wake cycle and temperature regulation, *J Neurosci.*, **21**, 4864-4874.

Lu, J., Bjorkum, A.A. et al. (2002). Selective activation of the extended ventrolateral preoptic nucleus during rapid eye movement sleep, *J Neurosci.*, **22**, 4568-4576.

Lu, J. & Greco, M.A. (2006a). Sleep circuitry and the hypnotic mechanism of GABAA drugs, *J Clin Sleep Med.*, **2**, S19-S26.

*Lu, J., Sherman, D. et al. (2006b). A putative flip-flop switch for control of REM sleep, *Nature*, **441**, 589-594.

*Lugaresi, E., Medori, R. et al. (1986). Fatal familial insomnia and dysautonomia with selective degeneration of thalamic nuclei, *N Engl J Med.*, **315**, 997-1003.

*Luppi, P.H., Gervasoni, D. et al. (2007). Paradoxical (REM) sleep genesis: The switch from an aminergic-cholinergic to a GABAergic-glutamatergic hypothesis, *J Physiol Paris*, **100**, 217-283.

Lyamin, O.I., Mukhametov, L.M. et al. (2002). Unihemispheric slow wave sleep and the state of the eyes in a white whale, *Behav Brain Res*, 125-129.

Lyamin, O.I., Mukhametov, L.M. & Siegel, J.M. (2004). Relationship between sleep and eye state in Cetaceans and Pinnipeds, *Arch Ital Biol.*, **142**, 557-568.

Lydic, R., Baghdoyan, H.A. et al. (1991). Regional brain glucose metabolism is altered during rapid eye movement sleep in the cat: a preliminary study, *J Comp Neurol.*, **304**, 517-529.

Maloney, K.J., Mainville, L. & Jones, B.E. (1999). Differential c-Fos expression in cholinergic, monoaminergic, and GABAergic cell groups of the pontomesencephalic tegmentum after paradoxical sleep deprivation and recovery, *J Neurosci.*, **19**, 3057-3072.

Maloney, K.J., Mainville, L. & Jones, B.E. (2002). c-Fos expression in dopaminergic and GABAergic neurons of the ventral mesencephalic tegmentum after paradoxical sleep deprivation and recovery, *Eur J Neurosci.*, **15**, 774-778.

Manns, I. D., Mainville, L. & Jones, B. E. (2001). Evidence for glutamate, in addition to acetylcholine and GABA, neurotransmitter synthesis in basal forebrain neurons projecting to the entorhinal cortex, *Neuroscience*, **107**, 249-263.

*Maquet, P., Peters, J. et al. (1996). Functional neuroanatomy of human rapid-eye-movement sleep and dreaming, *Nature*, **383**, 163-166.

Marcus, J.N., Aschkenasi, C.J. et al. (2001). Differential expression of orexin receptors 1 and 2 in the rat brain, *J Comp Neurol.*, **435**, 6-25.

Marks, G.A., Shaffery, J.P. et al. (1995). A functional role for REM sleep in brain maturation, *Behav Brain Res.*, **69**, 1-11.

Marrosu, F., Portas, C. et al. (1995). Microdialysis measurement of cortical and hippocampal acetylcholine release during sleep-wake cycle in freely moving cats, *Brain Res.*, **671**, 329-332.

Matsumura, H., Goh, Y. et al. (1988). Awaking effect of PGE2 microinjected into the preoptic area of rats, *Brain Res.*, **444**, 265-272.

Matsumura, H., Honda, K. et al. (1989). Awaking effect of prostaglandin E2 in freely moving rats, *Brain Res.*, **481**, 242-249.

Matsumura, H., Nakajima, T. et al. (1994). Prostaglandin D2-sensitive, sleep-promoting zone defined in the ventral surface of the rostral basal forebrain, *Proc Natl Acad Sci*

U S A., **91**, 11998-12002.

McCarley, R.W. & Hobson, J.A. (1970). Cortical unit activity in desynchronized sleep, *Science*, **167**, 901-903.

*McCarley, R.W. (2007). Neurobiology of REM and NREM sleep, *Sleep Med.*, **8**, 302-330.

*McCormick, D.A. (1992). Neurotransmitter actions in the thalamus and cerebral cortex and their role in neuromodulation of thalamocortical activity, *Prog Neurobiol.*, **39**, 337-388.

*McCormick, D.A. & Bal, T. (1997). Sleep and arousal: thalamocortical mechanisms. *Annu Rev Neurosci.*, **20**, 185-215.

McGinty, D. & Sterman, M. (1968). Sleep suppression after basal forebrain lesion in the cat 15, *Science*, **160**, 1253-1255.

McGinty, D.J. & Harper, R.M. (1976). Dorsal raphe neurons: depression of firing during sleep in cats, *Brain Res.*, **101**, 569-575.

*McGinty, D. & Szymusiak, R. (2001). Brain structures and mechanisms involved in the generation of NREM sleep: focus on the preoptic hypothalamus, *Sleep Med Rev.*, **5**, 323-342.

McKay, L.C., Janczewski, W.A. & Feldman, J.L. (2005). Sleep-disordered breathing after targeted ablation of preBotzinger complex neurons, *Nat Neurosci.*, **8**, 1142-1144.

Merchant-Nancy, H., Vazquez, J. et al. (1992). c-fos proto-oncogene changes in relation to REM sleep duration, *Brain Res.*, **579**, 342-346.

Metherate, R., Cox, C.L. & Ashe, J.H. (1992). Cellular bases of neocortical activation: modulation of neural oscillations by the nucleus basalis and endogenous acetylcholine, *J Neurosci.*, **12**, 4701-4711.

Metherate, R. & Ashe, J.H. (1993). Nucleus basalis stimulation facilitates thalamocortical synaptic transmission in the rat auditory cortex, *Synapse*, **14**, 132-143.

Methippara, M.M., Alam, M.N. et al. (2000). Effects of lateral preoptic area application of orexin-A on sleep-wakefulness, *Neuroreport*, **11**, 3423-3426.

Mieda, M., Williams, S.C. et al. (2004a). Orexin neurons function in an efferent pathway of a food-entrainable circadian oscillator in eliciting food-anticipatory activity and wakefulness, *J Neurosci.*, **24**, 10493-10501.

Mieda, M., Willie, J.T. et al. (2004b). Orexin peptides prevent cataplexy and improve wakefulness in an orexin neuron-ablated model of narcolepsy in mice, *Proc Natl Acad Sci U S A.*, **101**, 4649-4654.

Mignot, E., Guilleminault, C. et al. (1988). Effect of alpha 1-adrenoceptors blockade with prazosin in canine narcolepsy, *Brain Res.*, **444**, 184-188.

Miki, K., Kato, M. & Kajii, S. (2003). Relationship between renal sympathetic nerve activity and arterial pressure during REM sleep in rats, *Am J Physiol Regul Integr Comp Physiol.*, **284**, R467-R473.

Miller, J.P., McAuley, J.D. & Pang, K.C. (2005). Spontaneous fos expression in the suprachiasmatic nucleus of young and old mice, *Neurobiol Aging*, **26**, 1107-1115.

*Mirmiran, M. (1995). The function of fetal/neonatal rapid eye movement sleep, *Behav Brain Res.*, **69**, 13-22.

Misu, Y., Kitahama, K. & Goshima, Y. (2003). L-3,4-Dihydroxyphenylalanine as a neurotransmitter candidate in the central nervous system, *Pharmacol. Ther.*, **97**, 117-137.

Mitani, A., Ito, K. et al. (1988). Cholinergic projections from the laterodorsal and pedunculopontine tegmental nuclei to the pontine gigantocellular tegmental field in the cat, *Brain Res.*, **451**, 397-402.

Miyamoto, H. & Hensch, T.K. (2003a). Reciprocal interaction of sleep and synaptic plasticity, *Mol Interv.*, **3**, 404-417.

Miyamoto, H., Katagiri, H. & Hensch, T. (2003b). Experience-dependent slow-wave sleep development, *Nat Neurosci.*, **6**, 553-554.

Mizoguchi, A., Eguchi, N. et al. (2001). Dominant localization of prostaglandin D receptors on arachnoid trabecular cells in mouse basal forebrain and their involvement in the regulation of non-rapid eye movement sleep, *Proc Natl Acad Sci USA.*, **98**, 11674-11679.

Mochizuki, T., Yamatodani, A. et al. (1992). Circadian rhythm of histamine release from the hypothalamus of freely moving rats, *Physiol Behav.*, **51**, 391-394.

Modirrousta, M., Mainville, L. & Jones, B.E. (2004). GABAergic neurons with alpha2-adrenergic receptors in basal forebrain and preoptic area express c-Fos during sleep, *Neuroscience*, **129**, 803-810.

*Montagna, P. (2005). Fatal familial insomnia: a model disease in sleep physiopathology, *Sleep Med Rev.*, **9**, 339-353.

Monti, J.M., D'Algelo, L. et al. (1988). Effect of DSP-4, a noradrenergic neurotoxin, on sleep and wakefulness and sensitivity to drugs acting on adrenergic receptors in the rat, *Sleep*, **11**, 370-377.

Morales, F.R., Sampogna, S. et al. (2006). Brainstem glycinergic neurons and their activation during active (rapid eye movement) sleep in the cat, *Neuroscience*, **142**, 37-47.

Moriguchi, T., Sakurai, T. et al. (1999). Neurons containing orexin in the lateral hypothalamic area of the adult rat brain are activated by insulin-induced acute hypoglycemia, *Neurosci Lett.*, **264**, 101-104.

*Morrison, A.R., Sanford, L.D. & Ross, R.J. (2000). The amygdala: a critical modulator of sensory influence on sleep, *Biol Signals Recept.*, **9**, 283-296.

Morrison, R. & Dempsey, E. (1942). A study of thalamo-cortical relations 1, *Amer J Physiol.*, **135**, 281-292.

*Moruzzi, G. (1972). The sleep-waking cycle, *Ergeb Physiol.*, **64**, 1-165.

Mukhametov, L.M., Supin, A.Y. & Polyakova, I.G. (1977). Interhemispheric asymmetry of the electroencephalographic sleep patterns in dolphins, *Brain Res.*, **134**, 581-584.

Muller, C. & Torrealba, F. (1998). Postnatal development of neuron number and connections in the suprachiasmatic nucleus of the hamster, *Brain Res Dev Brain Res.*, **110**, 203-213.

Murakami, M., Kashiwadani, H. et al. (2005). State-dependent sensory gating in olfactory cortex, *Neuron*, **46**, 285-296.

Nagasaki, H., Kitahama, K. et al. (1980). Sleep-promoting effect of the sleep-promoting substance (SPS) and delta sleep-inducing peptide (DSIP) in the mouse, *Brain Res.*, **192**, 276-280.

Naquet, R., Lanoir, J. & Albe-Fessard, D. (1965). Alterations transitoires ou definitives de zones diencephaliques chez le chat. Leur effets sur l'activite electrique corticale et le sommeil. In M. Jouvet (Ed.), *Aspects Anatomo-fonctionnels de la Physiologie du Sommeil*, CNRS, Paris, pp.107-131.

Nauta, W. (1946). Hypothalamic regulation of sleep in rats. An experimental study, *J Neurophysiol.*, **9**, 285-316.

Nelson, J.P., McCarley, R.W. & Hobson, J.A. (1983). REM sleep burst neurons, PGO waves, and eye movement information, *J Neurophysiol.*, **50**, 784-797.

Ninomiya, Y., Kayama, Y. & Koyama, Y. (2005). Postnatal development of cholinergic neurons in the mesopontine tegmentum revealed by histochemistry, *Int J Dev Neurosci.*, **23**, 711-721.

*Nishino, S. (2007). Clinical and neurobiological aspects of narcolepsy, *Sleep Medicine*, **8**, 373-399.

Nitz, D. & Siegel, J.M., (1997). GABA release in the locus coeruleus as a function of sleep/wake state, *Neuroscience*, **78**, 795-801.

Nofzinger, E.A., Mintun, M.A. et al. (1997). Forebrain activation in REM sleep: an FDG PET study, *Brain Res.*, **770**, 192-201.

*Nofzinger, E.A. (2005). Neuroimaing and Sleep Medicine, *Sleep Med.*, **9**, 157-172.

Nofzinger, E.A. (2006). Neuroimaging of sleep and sleep disorders, *Curr Neurol Neurosci Rep.*, **6**, 149-155.

*Okamura, H. (2004). Clock genes in cell clocks: roles, actions, and mysteries, *J Biol Rhythms*, **19**, 388-399.

Okuma, T. & Fujimori, M. (1963). Electrographic and evoked potential studies during sleep in the cat, *Folia Psychiat Neurol Jap.*, **17**, 25-50.

Oleksenko, A.I., Mukhametov, L.M. et al. (1992). Unihemispheric sleep deprivation in bottlenose dolphins, *J Sleep Res.*, **1**, 40-44.

Onoe, H. & Sakai, K. (1995). Kainate receptors: a novel mechanism in paradoxical (REM) sleep generation, *Neuroreport*, **6**, 353-356.

Paré, D., Curro Dossi, R. et al. (1990). Brainstem genesis of reserpine-induced ponto-geniculo-occipital waves: an electrophysiological and morphological investigation, *Exp Brain Res.*, **81**, 533-544.

*Parmeggiani, P.L. (1987). Interaction between sleep and thermoregulation: an aspect of the control of behavioral states, *Sleep*, **10**, 425-435.

Parmelee, A.H., Stern, E. & Harris, M.A. (1972). Maturation of respiration in prematures and young infants, *Neuropadiatrie*, **3**, 294-304.

Parmentier, R., Ohtsu, H. et al. (2002). Anatomical, physiological, and pharmacological characteristics of histidine decarboxylase knock-out mice: evidence for the role of brain histamine in behavioral and sleep-wake control, *J Neurosci.*, **22**, 7695-7711.

Parmentier, R., Anaclet, C. et al. (2006). The brain H3-receptor as a novel therapeutic target for vigilance and sleep-wake disorders, *Biochem Pharmacol.*, **73**, 1157-1171.

Peigneux, P., Laureys, S. F. et al. (2001). Generation of rapid eye movements during paradoxical sleep in humans, *Neuroimage*, **14**, 701-708.

Pentreath, V.W., Rees, K. et al. (1990). The somnogenic T lymphocyte suppressor prostaglandin D2 is selectively elevated in cerebrospinal fluid of advanced sleeping sickness patients, *Trans R Soc Trop Med Hyg.*, **84**, 795-799.

Petitjean, F., Sakai, K. et al. (1975). Hypersomnia by isthmic lesion in cat. II. Neurophysiological and pharmacological study, *Brain Res.*, **88**, 439-453.

Petitjean, F., Buda, C. et al. (1979). The effect of chloramphenicol on sleep in cat – comparison with thiamphenicol, erythromycine, and oxytetracycline, *Psychopharmacology*, **66**, 147-153.

Peyron, C., Tighe, D.K. et al. (1998). Neurons containing hypocretin (orexin) project to multiple neuronal systems, *J Neurosci.*, **18**, 9996-10015.

Pinzar, E., Kanaoka, Y. et al. (2000). Prostaglandin D synthase gene is involved in the regulation of non-rapid eye movement sleep, *Proc Natl Acad Sci U S A.*, **97**, 4903-4907.

*Piéron, H. (1913). Le probléme physiologique du sommei, Masson et cie, Paris, pp.1-520.

Pollock, M.S. & Mistlberger, R.E. (2003). Rapid eye movement sleep induction by microinjection of the GABA-A antagonist bicuculline into the dorsal subcoeruleus area of the rat, *Brain Res.*, **962**, 68-77.

Pompeiano, O. & Morrison, A.R. (1966). Vestibular origin of the rapid eye movements during desynchronized sleep, *Experientia*, **22**, 60-61.

Portas, C.M., Thakkar, M. et al. (1996). Microdialysis Perfusion of 8-hydroxy-2- (Di-Propylamino) Tetrelin (8-OH-DPAT) in the dorsal raphe nucleus decrease serotonin release and increases rapid eye movement sleep in the freely moving cat, *J Neurosci.*, **16**, 2820-2828.

Portas, C.M., Thakkar, M. et al. (1997). Role of adenosine in behavioral state modulation: a microdialysis study in the freely moving cat, *Neuroscience*, **79**, 225-235.

*Portas, C.M., Bjorvatn, B. & Ursin, R. (2000a). Serotonin and the sleep/wake cycle: special emphasis on microdialysis studies, *Prog Neurobiol.*, **60**, 13-35.

Portas, C. M., Krakow, K. et al. (2000b). Auditory processing across the sleep-wake cycle: simultaneous EEG and fMRI monitoring in humans, *Neuron*, **28**, 991-999.

Prechtl, H.F. & Nijhuis, J.G. (1983). Eye movements in the human fetus and newborn, *Behav Brain Res.*, **10**, 119-124.

Prinz, P.N., Peskind, E.R. et al. (1982a). Changes in the sleep and waking EEGs of nondemented and demented elderly subjects, *J Am Geriatr Soc.*, **30**, 86-93.

Prinz, P.N., Vitaliano, P.P. et al. (1982b). Sleep, EEG and mental function changes in senile dementia of the Alzheimer's type, *Neurobiol Aging*, **3**, 361-370.

Prober, D.A., Rihel, J. et al. (2006). Hypocretin/orexin overexpression induces an insomnia-like phenotype in zebrafish, *J Neurosci.*, **26**, 13400-13410.

Quattrochi, J.J., Mamelak, A.N. et al. (1989). Mapping neuronal inputs to REM sleep induction sites with carbachol-fluorescent microspheres, *Science*, **245**, 984-986.

Quattrochi, J.J., Bazalakova, M. & Hobson, J.A. (2005). From synapse to gene product: prolonged expression of c-fos induced by a single microinjection of carbachol in the pontomesencephalic tegmentum, *Brain Res Mol Brain Res.*, **136**, 134-176.

Ram, A., Pandey, H.P. et al. (1997). CSF levels of prostaglandins, especially the level of prostaglandin D2, are correlated with increasing propensity towards sleep in rats, *Brain Res.*, **751**, 81-89.

Ranson, S. & Magoun, H. (1939). The hypothalamus 17, *Ergebn Physiol.*, **41**, 56-163.

Rattenborg, N.C. (2006). Do birds sleep in flight? *Naturwissenschaften*, **93**, 413-425.

Rechtschaffen, A. & Kales, A. (1968). *A Manual of Standardized Terminology, Techniques and Scoring System for Sleep Stages of Human Subjects*, Washington. D.C., Public Health Service, U.S. Government Printing Office.

Ribeiro, S., Goyal, V. et al. (1999). Brain gene expression during REM sleep depends on prior waking experience, *Learn Mem.*, **6**, 500-508.

Roussel, B., Turrillot, P. & Kitahama, K. (1984). Effect of ambient temperature on the sleep-waking cycle in two strains of mice, *Brain Res.*, **294**, 67-73.

Sachs, B.D. & Garinello, L.D. (1979). Spinal pacemaker controlling sexual reflexes in male rats, *Brain Res.*, **171**, 152-156.

Sakai, K., Petitjean, F. & Jouvet, M. (1976). Effects of ponto-mesencephalic lesions and electrical stimulation upon PGO waves and EMPs in unanesthetized cats, *Electroencephalogr Clin Neurophysiol.*, **41**, 49-63.

Sakai, K. & Jouvet, M. (1980). Brain stem PGO-on cells projecting directly to the cat dorsal lateral geniculate nucleus, *Brain Res.*, **194**, 500-505.

Sakai, K., Vanni-Mercier, G. & Jouvet, M. (1983). Evidence for the presence of PS-OFF neurons in the ventromedial medulla oblongata of freely moving cats, *Exp Brain Res.*, **49**, 311-314.

*Sakai, K. (1984). Central mechanisms of paradoxical sleep, *Exp Brain Res.*, suppl 8, 3-18.

Sakai, K., el Mansari, M.M. & Jouvet, M. (1990). Inhibition by carbachol microinjections of presumptive cholinergic PGO-on neurons in freely moving cats, *Brain Res.*, **527**, 213-223.

Sakai, K., Koyama, Y. (1996). Are there cholinergic and non-cholinergic paradoxical sleep-on neurones in the pons? *Neuroreport*, **7**, 2449-2453.

Sakai, K., Crochet, S. & Onoe, H. (2001). Pontine structures and mechanisms involved in the generation of paradoxical (REM) sleep, *Arch Ital Biol.*, **139**, 93-107.

Sakurai, T., Amemiya, A. et al. (1998). Orexins and orexin receptors: a family of hypothalamic neuropeptides and G protein-coupled receptors that regulate feeding behavior, *Cell*, **92**, 573-585.

*Sakurai, T. (2005a). Roles of orexin/hypocretin in regulation of sleep/wakefulness and energy homeostasis 2116, *Sleep Med Rev.*, **9**, 231-241.

Sakurai, T., Nagata, R. Y. et al. (2005b). Input of orexin/hypocretin neurons revealed by a genetically encoded tracer in mice, *Neuron*, **46**, 297-308.

Sakurai, T., Amemiya, A. et al. (2008). Orexins and orexin receptors: a family of hypothalamic neuropeptides and G protein-coupled receptors that regulate feeding behavior, *Cell*, **92**, 573-585.

Sallanon, M., Kitahama, K. et al. (1986). Insomnie de longue durée après lésion des périkaryons de l'aire préoptique paramédiane chez le chat, *C R Acad Sci.* (*III*), **303**, 403-409.

Sallanon, M., Kitahama, K. et al. (1987a). Effects of electrolytic lesion of hypothalamic paraventricular nucleus and its related areas on the sleep waking cycle in the cat, *Arch Ital Biol.*, **125**, 305-315.

Sallanon, M., Aubert, C. et al. (1987b). L'insomnie consécutive à la lésion de la région préoptic paramédiane est réversible par inactivation de l'hypothalamus postérieur chez le chat, *C R Acad Sci.* (*III*), **35**, 561-567.

Sallanon, M., Buda, C. et al. (1988). Hypophysectomy does not disturb the sleep-waking cycle in the cat, *Neurosci Lett.*, **88**, 173-178.

Sallanon, M., Denoyer, M. et al. (1989). Long-lasting insomnia induced by preoptic neuron lesions and its transient reversal by muscimol injection into the posterior hypothalamus in the cat, *Neuroscience*, **32**, 669-683.

Sanford, L.D., Parris, B. & Tang, X. (2002). GABAergic regulation of the central nucleus of the amygdala: implications for sleep control, *Brain Res.*, **956**, 276-284.

Sanford, L.D., Yang, L. et al. (2005). Tetrodotoxin inactivation of pontine regions: influence on sleep-wake states, *Brain Res.*, **1044**, 42-50.

Sanford, L.D., Yang, L. et al. (2006a). Cholinergic regulation of the central nucleus of the amygdala in rats: effects of local microinjections of cholinomimetics and cholinergic antagonists on arousal and sleep, *Neuroscience*, **141**, 2167-2176.

Sanford, L.D., Yang, L. et al. (2006b). Effects of tetrodotoxin (TTX) inactivation of the central nucleus of the amygdala (CNA) on dark period sleep and activity, *Brain Res.*, **1084**, 80-88.

*Saper, C.B., Scammell, T.E. & Lu, J. (2005). Hypothalamic regulation of sleep and circadian rhythms, *Nature*, **437**, 1257-1263.

*Sarter, M. & Bruno, J.P. (2000). Cortical cholinergic inputs mediating arousal, attentional processing and dreaming: differential afferent regulation of the basal forebrain by telencephalic and brainstem afferents, *Neuroscience*, **95**, 933-952.

Sastre, J.P. & Jouvet, M. (1979). (Oneiric behavior in cats) Le comportement onirique du chat 2897, *Physiol Behav.*, **22**, 979-989.

Sastre, J.P., Sakai, K. & Jouvet, M. (1981). Are the gigantocellular tegmental field neurons responsible for paradoxical sleep? *Brain Res.*, **229**, 147-161.

Sastre, J.P., Buda, C. et al. (1996). Importance of the ventro-lateral region of the periaqueductal gray in the control of paradoxical sleep as studied by muscimol microinjections in the cat, *Neuroscience*, **74**, 415-426.

Sastre, J.P., Buda, C. et al. (2003). Differential c-fos expression in the rhinencephalon and striatum after enhanced sleep-wake states in the cat, *Eur J Neurosci 2000*, **12**, 1397-1410.

Satoh, S., Matsumura, H. et al. (1996). Promotion of Sleep Mediated by the A2a-adenosine receptor and possible involvement of this receptor in the sleep induced by prostaglandin D2 in rats, *Proc Natl Acad Sci U S A.*, **93**, 5980-5984.

Satoh, S., Matsumura, H. et al. (1999). Region-dependent difference in the sleep-promoting potency of an adenosine A2A receptor agonist, *Eur J Neurosci.*, **11**, 1587-1597.

Satoh, S., Matsumura, H. et al. (2004). FOS expression in orexin neurons following muscimol perfusion of preoptic area, *Neuroreport*, **15**, 1127-1131.

Scammell, T., Gerashchenko, D. et al. (1998). Activation of ventrolateral preoptic neurons by the somnogen prostaglandin D2, *Proc Natl Acad Sci U S A.*, **95**, 7754-7759.

Scheibel, M.E. & Scheibel, A.B. (1975). Dendrites and neuronal couplers: The dendrite bundle. In Santini, M. (Ed.), *Golgi Centennial Symposium*, Raven Press, NY, pp.347-352.

Schmidt, M.H., Valatx, J.L. et al. (1994). Experimental evidence of penile erections during paradoxical sleep in the rat, *Neuroreport*, **5**, 561-564.

Schmidt, M.H., Valatx, J.L. et al. (2000). Role of the lateral preoptic area in sleep-related erectile mechanisms and sleep generation in the rat, *J Neurosci.*, **20**, 6640-6647.

Schredl, M., Weber, B. et al. (2001). Donepezil-induced REM sleep augmentation enhances memory performance in elderly, healthy persons, *Exp Gerontol.*, **36**, 353-361.

*Segawa, M. (1999). Ontogenesis of REM sleep. In B. Mallick & S. Inoue (Eds.), *Rapid Eye Movement Sleep*, Narosa, New Delhi, pp.39-50.

*Segawa, M. (2006). Epochs of development of the sleep-wake cycle reflect the modulation of the higher cortical function particular for each epoch, *Sleep and Biol Rhythms.*, **4**, 4-15.

Sei, H. & Morita, Y. (1996). Acceleration of EEG theta wave precedes the phasic surge of arterial pressure during REM sleep in the rat, *Neuroreport*, **7**, 3059-3062.

Sei, H., Ikemoto, K. et al. (1999a). Injection of 6-hydroxydopamine into the ventral tegmental area suppresses the increase in arterial pressure during REM sleep in the rat 1, *Sleep Res Online.*, **2**, 1-6.

Sei, H., Morita, Y. et al. (1999b). Sino-aortic denervation augments the increase in blood pressure seen during paradoxical sleep in the rat, *J Sleep Res.*, **8**, 45-50.

*Semba, K. (2000). Multiple output pathways of the basal forebrain: organization, chemical heterogeneity, and roles in vigilance, *Behav Brain Res.*, **115**, 117-141.

Senba, E., Daddona, P.E. et al. (1985). Coexistence of adenosine deaminase, histidine decarboxylase, and glutamate decarboxylase in hypothalamic neurons of the rat, *J Neu-*

rosci., **5**, 3393-3402.

Sherin, J.E., Shiromani, P.J. et al. (1996). Activation of ventrolateral preoptic neurons during sleep, *Science*, **271**, 216-219.

Sherin, J.E., Elmquist, J.K. et al. (1998). Innervation of histaminergic tuberomammillary neurons by GABAergic and galaninergic neurons in the ventrolateral preoptic nucleus of the rat, *J Neurosci.*, **18**, 4705-4721.

*Shosaku, A., Kayama, Y. et al. (1988). Analysis of recurrent inhibitory circuit in rat thalamus: Neurophysiology of the thalamic recicular nucleus, *Prog Neurobiol.*, **32**, 77-102.

*Siegel, J.M. (2001). Remembering Nathaniel Kleitman, *Arch.Ital.Biol.* **139**, 11-17.

*Siegel, J.M. (2005). Clues to the functions of mammalian sleep, *Nature*, **437**, 1264-1271.

Smith, C.T. & Miskiman, D.E. (1975). Increases in paradoxical sleep as a result of amygdaloid stimulation, *Physiol Behav.*, **15**, 17-19.

Steininger, T.L., Wainer, B.H. et al. (1997). Serotonergic dorsal raphe nucleus projections to the cholinergic and noncholinergic neurons of the pedunculopontine tegmental region: a light and electron microscopic anterograde tracing and immunohistochemical study, *J Comp Neurol.*, **382**, 302-322.

Steininger, T.L., Alam, M.N. et al. (1999). Sleep-waking discharge of neurons in the posterior lateral hypothalamus of the albino rat, *Brain Res.*, **840**, 138-147.

Steininger, T.L., Gong, H. et al. (2001). Subregional organization of preoptic area/anterior hypothalamic projections to arousal-related monoaminergic cell groups, *J Comp Neurol.*, **429**, 638-653.

*Steriade, M. & Buzsaki, G. (1990). Parallel activation on the ascending cholinergic activation concept. In M. Steriade & D. Biesold (Eds.), *Brain Cholinergic Systems*, Oxford, pp.3-62.

Steriade, M., Nuñez, A. & Amzica, F. (1993). A novel slow (< 1 Hz) oscillation of neocortical neurons *in vivo*: depolarizing and hyperpolarizing components, *J Neurosci.*, **13**, 3252-3265.

*Steriade, M. (1996). Arousal: revisiting the reticular activating system, *Science*, **272**, 225-226.

*Steriade, M. (2005). Sleep, epilepsy and thalamic reticular inhibitory neurons, *Trends Neurosci.*, **28**, 317-324.

Sterman, M.B. & Clemente, C.D. (1962). Forebrain inhibitory mechanisms: sleep patterns induced by basal forebrain stimulation in the behaving cat, *Exp Neurol.*, **6**, 103-117.

Sterman, M.B., Lucas, E.A. & MacDonald, L.R. (1972). Periodicity within sleep and operant performance in the cat, *Brain Res.*, **38**, 327-341.

Strecker, R.E., Thakkar, M.M., et al., (1999). Behavioral state-related changes of extracellular serotonin concentration in the pedunculopontine tegmental nucleus: a microdialysis study in freely moving animals, *Sleep Res Online*, **2**, 21-27.

*Strecker, R.E., Morairty, S. et al. (2000). Adenosinergic modulation of basal forebrain and preoptic/anterior hypothalamic neuronal activity in the control of behavioral state, *Behav Brain Res.*, **115**, 183-204.

*Sulzer, D., Sonders, M.S. et al. (2005). Mechanisms of neurotransmitter release by amphetamines: a review, *Prog Neurobiol.*, **75**, 406-433.

Szentirmai, E., Kapás, L. & Krueger, J.M. (2007). Ghrelin microinjection into forebrain sites induces wakefulness and feeding in rats, *Am J Physiol Regul Integr Comp Physiol.*, **292**, 575-585R.

Szerb, J.C. (1965). Averaged evoked potentials and cholinergic synapses in the somatosensory cortex of the cat, *Electroencephalogr Clin Neurophysiol.*, **18**, 140-146.

Szymusiak, R. & McGinty, D. (1986a). Sleep suppression following kainic acid-induced lesions of the basal forebrain, *Exp Neurol.*, **94**, 598-614.

Szymusiak, R. & McGinty, D. (1986b). Sleep-related neuronal discharge in the basal forebrain of cats, *Brain Res.*, **370**, 82-92.

Szymusiak, R., Alam, N. et al. (1998). Sleep-waking discharge patterns of ventrolateral preoptic/anterior hypothalamic neurons in rats, *Brain Res.*, **803**, 178-188.

*Szymusiak, R., Alam, N. & McGinty, D. (2000). Discharge patterns of neurons in cholinergic regions of the basal forebrain during waking and sleep, *Behav Brain Res.*, **115**, 171-182.

*Szymusiak, R., Gvilia, I. & McGinty, D. (2007). Hypothalamic control of sleep, *Sleep Med.*, **8**, 291-301.

Takahashi, K., Lin, J.S. & Sakai, K. (2006). Neuronal activity of histaminergic tuberomammillary neurons during wake-sleep states in the mouse, *J Neurosci.*, **26**, 10292-10298.

Takahashi, Y., Kipnis, D.M. & Daughaday, W.H. (1968). Growth hormone secretion during sleep, *J Clin Invest*, **47**, 2079-2090.

Takakusaki, K., Shimoda, N. et al. (1994). Discharge properties of medullary reticulospinal neurons during postural changes induced by intrapontine injections of carbachol, atropine and serotonin, and their functional linkages to hindlimb motoneurons in cats, *Exp Brain Res.*, **99**, 361-374.

Takakusaki, K., Takahashi, K. et al. (2005). Orexinergic projections to the cat midbrain mediate alternation of emotional behavioural states from locomotion to cataplexy, *J Physiol.*, **568**, 1003-1020.

Thakkar, M., Portas, C. & McCarley, R.W. (1996). Chronic low-amplitude electrical stimulation of the laterodorsal tegmental nucleus of freely moving cats increases REM sleep, *Brain Res.*, **723**, 223-227.

Thakkar, M.M., Strecker, R.E. & McCarley, R.W. (1998). Behavioral state control through differential serotonergic inhibition in the mesopontine cholinergic nuclei: a simultaneous unit recording and microdialysis study, *J Neurosci.*, **18**, 5490-5497.

Thakkar, M.M., Ramesh, V. et al. (2001). Microdialysis perfusion of orexin-A in the basal forebrain increases wakefulness in freely behaving rats, *Arch Ital Biol.*, **139**, 313-328.

Tissot, R. (1959). Dualité du systée thalamique de projection diffuse. Antagonisme du système thalamique recrutant réiculaire ascendant 4, *Electroencep Clin Neurophysiol.*, **11**, 675-686.

Tobler, I. (1983). Effect of forced locomotion on the rest-activity cycle of the cockroach, *Behav Brain Res.*, **8**, 351-360.

Tobler, I. & Schwierin, B. (1996). Behavioural sleep in the giraffe (Giraffa camelopardalis) in a zoological garden, *J Sleep Res.*, **5**, 21-32.

*Tokizane, T. (1966). Studies on the paradoxical phase of sleep in the cat, *Prog Brain Res.*, **21**, 230-268.

Torii, S., Mitsumori, K. et al. (1973). The REM sleep-inducing action of a naturally occurring organic bromine compound in the encéphale isolé cat, *Psychopharmacologia*, **29**, 65-75.

Torterolo, P., Yamuy, J. et al. (2001). GABAergic neurons of the laterodorsal and pedunculopontine tegmental nuclei of the cat express c-fos during carbachol-induced active sleep, *Brain Res.*, **892**, 309-319.

Tulen, J.H., Dzoljic, M.R. et al. (1991). Sleeping with and without norepinephrine: effects of metoclopramide and D,L-threo-3,4-dihydro-xyphenylserine on sleep in dopamine beta-hydroxylase deficiency, *Sleep*, **14**, 32-38.

Ueno, R., Ishikawa, Y. et al. (1982). Prostaglandin D2 induces sleep when microinjected into the preoptic area of conscious rats, *Biochem Biophys Res Commun.*, **109**, 576-582.

Urade, Y., Kitahama, K. et al. (1993). Dominant expression of mRNA for prostaglandin D synthase in leptomeninges, choroid plexus and oligodendrocytes of the adult rat brain, *Proc Natl Acad Sci U S A.*, **90**, 9070-9074.

Urade, Y., Eguchi, N. et al. (2003). Sleep regulation in adenosine A2A receptor-deficient mice, *Neurology*, **61**, S94-S96.

*Van der Werf, Y.D., Witter, M.P. & Groenewegen, H.J. (2002). The intralaminar and midline nuclei of the thalamus. Anatomical and functional evidence for participation in processes of arousal and awareness, *Brain Res Rev.*, **39**, 107-140.

Van Twyver, H. & Allison, T. (1972). A polygraphic and behavioral study of sleep in the pigeon (Columba livia), *Exp Neurol.*, **35**, 138-153.

Vanderwolf, C.H. & Stewart, D.J. (1988). Thalamic control of neocortical activation: a critical re-evaluation, *Brain Res Bull.*, **20**, 529-538.

Vanini, G., Torterolo, P. et al. (2007). GABAergic processes in the mesencephalic tegmentum modulate the occurrence of active (rapid eye movement) sleep in guinea pigs, *Neuroscience*, **145**, 1157-1167.

Vanni-Mercier, G., Sakai, K. & Jouvet, M. (1984). Specific neurons for wakefulness in the posterior hypothalamus in the cat, *C R Acad Sci. III.*, **298**, 195-200.

Vanni-Mercier, G., Sakai, K. et al. (1989). Mapping of cholinoceptive brainstem structures responsible for the generation of paradoxical sleep in the cat, *Arch Ital Biol.*, **127**, 133-164.

Vanni-Mercier, G., Sakai, K. et al. (1991). Carbachol microinjections in the mediodorsal pontine tegmentum are unable to induce paradoxical sleep after caudal pontine and prebulbar transections in the cat, *Neurosci Lett.*, **130**, 41-45.

Vanni-Mercier, G., Pelisson, D. et al. (1994). Eye saccade dynamics during paradoxical sleep in the cat, *Eur J Neurosci.*, **6**, 1298-1306.

Vazquez, J. & Baghdoyan, H.A. (2001). Basal forebrain acetylcholine release during REM sleep is significantly greater than during waking, *Am J Physiol Regul Integr Comp Physiol.*, **280**, R598-601.

Verret, L., Leger, L. et al. (2005). Cholinergic and noncholinergic brainstem neurons expressing Fos after paradoxical (REM) sleep deprivation and recovery, *Eur J Neurosci.*, **21**, 2488-2504.

Verret, L., Fort, P. et al. (2006). Localization of the neurons active during paradoxical (REM) sleep and projecting to the locus coeruleus noradrenergic neurons in the rat, *J Comp Neurol.*, **495**, 573-586.

Villablanca, J. (1962). Electroencephalogram in the permanently isolated forebrain of the cat, *Science*, **138**, 44-46.

Villablanca, J.R. (1994). Role of diencephalon in sleep rebound, in *Fatal familial insomnia: inherited prion disease, sleep, and the thalamus* (eds. Guilleminault et al.), Raven Press, N.Y., pp143-159.

Vital-Durand, F. & Michel, F. (1969). Effects of sensory deafferentation on the wakefulness-sleep cycle, *J Physiol. (Paris)*, **61** Suppl 1, 186-188.

Vogel, G.W., Feng, P. & Kinney, G.G. (2000). Ontogeny of REM sleep in rats: possible implications for endogenous depression, *Physiol Behav.*, **68**, 453-461.

Vyazovskiy, V., Borbély, A.A. & Tobler, I. (2000). Unilateral vibrissae stimulation during waking induces interhemispheric EEG asymmetry during subsequent sleep in the rat, *J Sleep Res.*, **9**, 367-371.

Wagner, D., Salin-Pascual, R. et al. (2000). Distribution of hypocretin-containing neurons in the lateral hypothalamus and C-fos-immunoreactive neurons in the VLPO, *Sleep Res Online.*, **3**, 35-42.

Waldhauser, F., Weiszenbacher, G. et al. (1988). Alterations in nocturnal serum melatonin levels in humans with growth and aging, *J Clin Endocrinol Metab.*, **66**, 648-652.

Ware, J.C., Karacan, I. et al. (1984). Sleep-related electrodermal activity patterns in impotent patients, *Sleep*, **7**, 247-254.

Watanabe, T., Taguchi, Y. et al. (1983). Evidence for the presence of a histaminergic neurons system in the rat brain: an immunohistochemical analysis, *Neurosci Lett.*, **39**, 249-254.

Webster, H.H. & Jones, B.E. (1988). Neurotoxic lesions of the dorsolateral pontomesencephalic tegmentum-cholinergic cell area in the cat. II. Effects upon sleep-waking states, *Brain Res.*, **458**, 285-302.

*Weinert, D. (2000). Age-dependent changes of the circadian system, *Chronobiol Int.*, **17**,

261-283.

Welsh, D.K., Logothetis, D.E. et al. (1995). Individual neurons dissociated from rat suprachiasmatic nucleus express independently phased circadian firing rhythms, *Neuron*, **14**, 697-706.

Worden, F. & Livingstone, R. (1961). Brain stem reticular formation. In D. Sheer (Ed.), *Electrical Stimulation of the Brain*, Univ. Texax Press, Austin, pp.263-276.

Xi, M.C., Morales, F.R. & Chase, M.H. (1999a). A GABAergic pontine reticular system is involved in the control of wakefulness and sleep, *Sleep Res Online.*, **2**, 43-48.

Xi, M.C., Morales, F.R. & Chase, M.H. (1999b). Evidence that wakefulness and REM sleep are controlled by a GABAergic pontine mechanism, *J Neurophysiol.*, **82**, 2015-2019.

Xi, M.C., Morales, F.R. & Chase, M.H. (2001). Effects on sleep and wakefulness of the injection of hypocretin-1 (orexin-A) into the laterodorsal tegmental nucleus of the cat, *Brain Res.*, **901**, 259-264.

Xi, M.C., Morales, F.R. & Chase, M.H. (2004). Interactions between GABAergic and cholinergic processes in the nucleus pontis oralis: neuronal mechanisms controlling active (rapid eye movement) sleep and wakefulness, *J Neurosci.*, **24**, 10670-10678.

Yamamoto, K., Mamelak, A.N. et al. (1990a). A cholinoceptive desynchronized sleep induction zone in the anterodorsal pontine tegmentum: locus of the sensitive region, *Neuroscience*, **39**, 279-293.

Yamamoto, K., Mamelak, A.N. et al. (1990b). A cholinoceptive desynchronized sleep induction zone in the anterodorsal pontine tegmentum: spontaneous and drug-induced neuronal activity, *Neuroscience*, **39**, 295-304.

Yamanaka, A., Beuckmann, C.T. et al. (2003). Hypothalamic orexin neurons regulate arousal according to energy balance in mice, *Neuron*, **38**, 701-713.

Yamuy, J., Sampogna, S. et al. (1998). c-fos Expression in mesopontine noradrenergic and cholinergic neurons of the cat during carbachol-induced active sleep: a double-labeling study, *Sleep Res Online.*, **1**, 28-40.

Yoshida, Y., Fujiki, N. et al. (2001). Fluctuation of extracellular hypocretin-1 (orexin A) levels in the rat in relation to the light-dark cycle and sleep-wake activities, *Eur J Neurosci.*, **14**, 1075-1081.

*Zepelin, H. (1994). Mammalian sleep. In M. Kryger, T. Roth & W. Dement (Eds.), *Principles and Practice of Sleep Medicine (2nd edtion)*, W.B.Saunders Company, London, pp.69-80.

Zhang, B., Veasey, S.C. et al. (2005). Impaired rapid eye movement sleep in the Tg2576 APP murine model of Alzheimer's disease with injury to pedunculopontine cholinergic neurons, *Am J Pathol.*, **167**, 1361-1369.

Zhang, J.H., Sampogna, S. et al. (2005). Age-related changes in cholinergic neurons in the laterodorsal and the pedunculo-pontine tegmental nuclei of cats: a combined light and electron microscopic study, *Brain Res.*, **1052**, 47-55.

石森國臣（1909）．不眠動物ノ脳質中ニ証明シ得タル催眠性物質＝睡眠ノ真因，東京医学会雑誌，23，429-457.
伊藤　洋，牛島定信（1998）．睡眠・覚醒リズムと他の概日リズム（深部体温リズム，メラトニンリズム）との相互関係（「睡眠障害」），日本臨牀，56，312-317.
裏出良博（2000）．睡眠覚醒調節の分子機構，神経研究の進歩，44，883-890.
裏出良博（2006）．睡眠の液性調節と視床下部（「特集・夢と睡眠」），ブレイン・メディカル，18，11-17.
苧阪直行（1994）．注意と意識の心理学，苧阪直行，前田敏博，彦坂興秀『注意と意識』岩波書店，pp.2-52.
梶村尚史（2006）．睡眠中の脳のイメージング（「特集・夢と睡眠」），ブレイン・メディカル，18，67-72.
香山雪彦（1994）．睡眠・覚醒と中枢ノルアドレナリン作動性投射系，神経精神薬理，16，489-498.
辛島彰洋，片山統裕，中尾光之（2006）．レム睡眠中の海馬の機能（「特集・夢と睡眠」），ブレイン・メディカル，18，80-86.
北浜邦夫（1997）．睡眠中枢研究の過去現在未来，脳と精神の医学，8，103-109.
粂　和彦（2006）．昆虫の睡眠の研究，ミクロスコピア，3，106-109.
神山　潤（2006）．小児期，千葉　茂・本間研一編『サーカディアンリズム睡眠障害の臨床』新興医学出版，pp.82-103.
児玉　亨（2006）．レム睡眠中の筋弛緩の中枢機序（「特集・夢と睡眠」），ブレイン・メディカル，18，42-48.
小山純正，香山雪彦，酒井一弥（1998）．睡眠の神経生理学的機構（「睡眠障害」），日本臨牀，56，318-326.
小山純正（2006）．レム睡眠の中枢機序（「特集・夢と睡眠」），ブレイン・メディカル，18，33-41.
酒井一弥（1995）．睡眠と睡眠障害 逆説睡眠の中枢機構—最近の進歩，神経研究の進歩，39，1-56.
佐藤伸介（1998）．睡眠・覚醒調節因子と調節機構　アデノシン・アミノ酸，日本臨牀，56，296-301.
清水徹男（1998）．ナルコレプシー（「睡眠障害」），日本臨牀，56，376-381.
鈴木博之，内山　真（2006）．睡眠と記憶向上（「特集・夢と睡眠」），ブレイン・メディカル，18，73-79.
勢井宏義（2006）．レム睡眠と自律神経系（「特集・夢と睡眠」），ブレイン・メディカル，18，59-66.
瀬川昌也（1999）．幼児の眠りの調整，鳥居鎮夫編『睡眠環境学』朝倉書店，pp.110-122.
仙波和恵（2006）．前脳基底部覚醒機構と生体時計（「特集・夢と睡眠」），ブレイン・メディカル，18，18-24.
高草木薫（1997）．脚橋被蓋核と運動の制御，神経精神薬理，19，349-356.
時実利彦（1966）．概説，『脳の生理学』朝倉書店，pp.1-6.
西野精治（2006）．ナルコレプシーの中枢機構（「特集・夢と睡眠」），ブレイン・メディカル，

18, pp.49-58.
日高敏隆（2001）．動物の眠り　吉田集而編『眠りの文化論』平凡社，pp.22-27.
本多　裕，本多　真（1998）．特発性過眠症（「睡眠障害」），日本臨牀，**56**，371-375.
前田敏博（1994）．意識と脳幹機構，苧阪・前田・彦坂『注意と意識』岩波書店，pp.53-87.
松村人志（1997）．睡眠・覚醒の調節に関する脳内物質の役割，脳と精神の医学，**8**，1-10.
三島和夫，大川匡子（1998）．メラトニンの生体リズム調節作用（「睡眠障害」），日本臨牀，**56**，302-307.
宮本浩行，ヘンシュ貴雄（2006）．神経系の可塑性・発達と睡眠（「特集・夢と睡眠」），ブレイン・メディカル，**18**，87-93.
村上誠詳，森　憲作（2006）．睡眠・覚醒と視床・大脳皮質での感覚ゲーティング（「特集・夢と睡眠」），ブレイン・メディカル，**18**，25-32.
山本健一（1994）．睡眠の神経機序，治療学，**28**，951-957.

参考文献・総説

■ 英文の主要レビュー論文

さらに詳しい内容を知りたい読者のために，総説として発表された文献を以下に列挙しておく．

臨床をふくめて睡眠全体を網羅した総説に，Kryger, M., Roth, T. & Dement, W.（Eds.）(1994)．*Principles and Practice of Sleep Medicine*（*2nd edtion*），W. B. Saunders Company, London，および，Gottesmann, C.（2001）．The golden age of rapid eye movement sleep discoveries. 1. Lucretius-1964, *Prog Neurobiol.*, **65**, 211-287 がある．

レム睡眠の基礎については，Mallick, B. & Inoué, S.（Eds.）(2000)．*Rapid Eye Movement Sleep*, Narosa, New Delhi.

1972 年までの睡眠に関する文献は以下の，Moruzzi, G.（1972）．The sleep-waking cycle, *Ergeb Physiol.*, **64**, 1-165, および，Jouvet, M.（1972）．The role of monoamines and acetylcholine-containing neurons in the regulation of the sleep-waking cycle, *Ergeb Physiol.*, **64**, 166-307 に詳しい．

1960 年代までの睡眠に関する文献については Kleitman, N.（1939，再版 1963）*Sleep and Wakefulness* がもっとも詳細で 4337 論文を引用しているのでそちらを参照されたい．1913 年までは Piéron, H.（1913）．Le problème physiologique du sommeil.

そのほかに，現在 National Medical Library の提供する PubMed を利用すると，原著の要約を入手することができる．ホームページのアドレスは 2007 年現在で以下のとおりである．

http://www.ncbi.nlm.nih.gov/sites/entrez?db=pubmed

2009 年 1 月現在，sleep をキーワードとして PubMed で検索するとその結果は 95803 件にのぼる．睡眠研究はこの 5 年で急速に発展してきていて，現代社会に睡眠研究の重要性が認められつつある．

■ 日本語の解剖用語の参考文献

日本解剖学会監修・解剖学用語委員会編（2007)．『解剖学用語 改訂 13 版』．
山田英智・石川春律・広沢一成（1982)．『図解解剖学事典』医学書院．
佐野　豊（1999)．『神経科学形態学的基礎 Ⅰ・Ⅱ』金芳堂．
寺田春水・藤田恒夫（1981，1982)．『解剖実習の手引き』南山堂．

新見嘉兵衛（1981）．『神経解剖学』朝倉書店．
小川鼎三（1975）．『脳の解剖学』木村書店．
小池上春芳（1976）．『大脳辺縁系』中外医学社．
Kahle, W. 他（越智淳三訳）(1982)．『解剖学アトラス』文光堂．

■ 日本語の生理学・薬理学用語の参考文献

Ganong, W.F.（星 猛他訳）(2000)．『医科生理学展望』丸善．
問田直幹・内薗耕二（1977）．『新生理学』医学書院．
時実利彦編（1966）．『脳の生理学』朝倉書店．

■ 日本語の総説

石田直理雄・本間研一編（2008）．『時間生物学事典』朝倉書店．
井上昌次郎（1988）．『睡眠』化学同人．
北浜邦夫（2000）．『ヒトはなぜ、夢を見るのか』文藝春秋．
神山 潤（2005）．『子どもを伸ばす「眠り」の力』WAVE 出版．
鳥居鎮夫編（1984）．『睡眠の科学』朝倉書店．
鳥居鎮夫編（1999）．『睡眠環境学』朝倉書店．
新美良純・堀 忠雄（1974）．『睡眠・その生理心理学』培風館．
日本睡眠学会編（1994）．『睡眠学ハンドブック』朝倉書店．
日本睡眠学会編（2009）．『睡眠学』朝倉書店．
平井富雄・古閑永之助・久保田 競編（1971）．『睡眠』医学書院．
堀 忠雄編（2008）．『睡眠心理学』北大路書房．
山本健一（2000）．『意識と脳』サイエンス社．

索　　引

欧　文

ア　行

カ　行

サ　行

タ　行

著者略歴

北《きた》浜《はま》邦《くに》夫《お》

1944年　東京都に生まれる
1968年　東京大学文学部心理学科卒業．同大学院人文科学研究科を経て
1971年　フランス政府留学生として渡仏．リヨン大学医学部実験医学教室（Jouvet 教授）にて研究に従事
1976年　フランス国立医学衛生研究所 INSERM 研究員
1980年　フランス国立科学研究所 CNRS 研究員・神経科学部門・研究員を経て
現　在　同研究所リサーチ・ディレクター．リヨン大学理学部統合生理学研究室勤務
理学博士（仏）・医学博士（日）

主　著　『ヒトはなぜ，夢を見るのか』（文春新書，2000）
『睡眠と夢』（翻訳，ミッシェル・ジュヴェ著，紀伊國屋書店，1997）
『夢の城』（翻訳，ミッシェル・ジュヴェ著，紀伊國屋書店，1997）

脳と睡眠　　定価はカバーに表示

2009年2月25日　初版第1刷
2017年9月25日　第4刷

著　者　北　浜　邦　夫
発行者　朝　倉　誠　造
発行所　株式会社　朝　倉　書　店
東京都新宿区新小川町 6-29
郵便番号　162-8707
電　話　03(3260)0141
FAX　03(3260)0180
http://www.asakura.co.jp

〈検印省略〉

新日本印刷・渡辺製本

ISBN 978-4-254-10215-4 C 3040　　Printed in Japan